# 병원코디네이터

HOSPITAL COODINATOR

전형주 I 조옥희 I 신규옥

Preface

# 머리말

현대를 살아가는 모든 사람에게 건강한 삶을 가꾸는 것은 삶의 중요한 화두가 되었다. 최근 의료기관은 질적, 양적으로 빠르게 팽창되면서 고객의 서비스에 대한 욕구는 날로 증가하고 있는 추세이다. 의료서비스는 크게 본질적인 서비스와 부가적인 서비스로 나눌 수 있는데, 질병의 치료라는 본질적인 목적 이외에도 부가적인 서비스의 요인에 의하여 고객의 만족도가 크게 달라진다. 즉 병원은 고객을 위한 진료진행 절차, 진료의 환경, 직원의 감성응대, 시설이용의 편리함 등에 신경을 써야 하며 최상의 의료시설과 양질의 진료 서비스를 갖추어야 한다. 따라서 의료기관의 서비스에 특화된 전문 인력의 필요성이 증대되고 있으며 고객서비스를 효과적으로 수행하기 위하여 병원 코디네이터라는 역할은 새롭게 강조되고 있다. 삶에 대한 의식이 향상되고 건강에 대한 관심이 높아지고 있는 이 시대에 병원코디네이터라는 직업은 앞서가는 리더로서, 앞으로 그 활동 영역이 크게 확대 될 것으로 기대된다. 한편 역량과 열정을 가진 의료서비스 산업인력을 양성하고, 또 그들을 이끌어 줄 올바르고 정확한 교육의 지침이 필요한 시점이다.

현재의 의료서비스 환경은 고도로 전문화, 분업화 되어있고 의료서비스 인력은 기존의 치료의 개념을 넘어 고객관리, 전문상담, 병원마케팅까지 그 영역이 확대되고 있다. 국내의 병원코디네이터 제도가 도입된지 10년이라는 짧은 역사 속에서 의료기관의 역할이 확대되고 민간을 중심으로 병원코디네이터를 양성하는 전문 교육기관이 생겨났다. 또한 대학 내의 평생교육원이나 보건계열 관련 학과에서 병원코디네이터 교육이 확대되어가고 있는 추세이다. 필자는 이러한 시점에서 더욱 전문화되고 다양한 실무를 즉시 수행할 수 있는 병원코디네이터의 이론과 현장 실무서가 필요하다고 판단하였다.

이 책은 병원 코디네이터가 익혀야 하는 서비스의 이론 및 태도에 대한 실천적인 방법론으로써 병원에서 바로 실무능력이 가능하도록 현장에 관련된 내용을 충실하게 정리하였다. 즉 Part 1 『병원코디네이터의 이론』, Part 2 『서비스 실무』의 키워드를 각 분야별로 다루었다. Part 1에서는 병원코디네이터의 업무와 관련된 서비스 이론을 다루어 서비스를 효과적으로 관리할 수 있는 기본적인 응대전략을 포함하였으며, 각 장의 말미에 핵심요약과 연습문제를 수록하여 각 분야별 정리와 연습이 가능하도록 하였다. Part 2에서는 실무에 필요한 업무능력을 기르도록 피부과, 체형 및 비만클리닉, 성형외과, 가정의학과 및 건강기능식품, 한의원, 치과로 분류하여 현장에서 이루어지는 구체적 실천내용을 정리하였다.

필자는 본 교재로 공부하는 많은 사람들이 업무를 체계화 하고, 의료현장에서 요구되는 실무중심의 지식을 갖춘 전문적인 병원코디네이터가 되기를 바란다. 또한 이 책이 고객만족을 기대하는 보건의료분야의 관계자들에게 훌륭한 길라잡이의 서비스 경영을 위한 지침서가 되어서 병원의 발전에 보탬이 되기를 기대한다. 끝으로 필자가 원하는 책을 쓸 수 있도록 바쁜 상황에서도 지원을 해주신 전석환 원장님과 병원관계자 분들, 그리고 사진 등의 자료를 위하여 도움을 주신 많은 분들께 감사의 마음을 전한다. 또한 이 책이 나오기까지 탈고에서부터 편집과정까지 수고해주신 도서출판 구민사 조규백 대표님과 관계 직원분들께 깊은 감사를 드린다.

2015. 2.

저자 전형주 · 조옥희 · 신규옥

# 차례 contents

## Part 01 병원 코디네이터 이론

contents 차례

# Part 02 서비스 실무

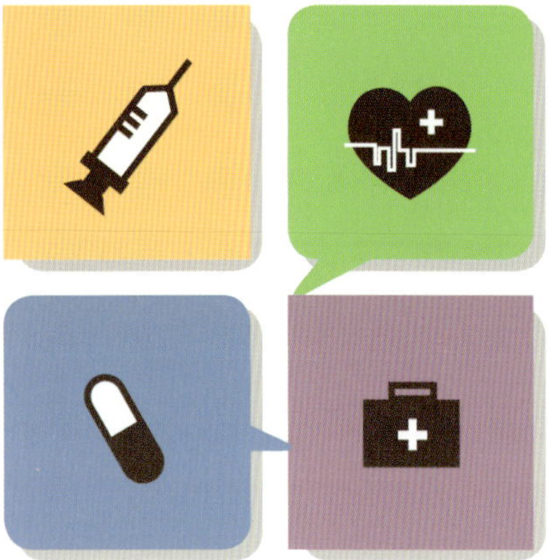

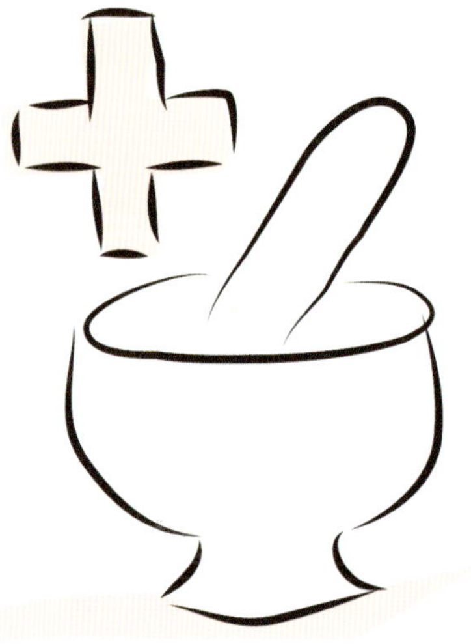

# Part 01 병원 코디네이터 이론

# Chapter 01 병원코디네이터 개론

## 1 병원코디네이터의 도입배경

중소병원의 양·질적 팽창과 의료기술의 상향 표준화 현상의 하나로 진료 및 의료기술 만큼 고객들의 서비스 부분이 병원의 큰 경쟁력으로 부각되고 있다. 고객들의 병원 서비스에 대한 욕구도 동반적으로 상승되어 이제 병원은 더 이상 질병만을 치료하는 기관이 아니다.

병원에도 전문서비스 개념이 도입되고 병원서비스 전담 인력이 필요하게 되었다. 이러한 의료환경의 변화를 통하여 병원코디네이터의 개념이 자리를 잡세 되있다.

국내에 병원코디네이터가 도입된 지 10년 정도로 1994년 미국의 선진의료서비스를 투어 하던 중 병원코디네이터라는 직종을 벤치마킹하여 우리나라 실정에 맞게 그리고 1차 의료 기관에 적합하도록 바꾸어 도입한 치과에서 시작되었다. 1997년 국내의 경기가 IMF로 인하여 침체되고 병·의원의 경영도 위기를 맞게 되면서 의료계에서는 경쟁력 강화의 한 방법으로 서비스에 초점을 둔 병원코디네이터의 필요성에 크게 관심을 갖기 시작하였다. 서비스 경쟁에서 우위를 결정하고 싶은 병·의원들은 의사와 간호사만으로 수요를 만족시키지 못한다는 결론을 내렸다. 2000년대 경영 비지니스 마케팅과 서비스 개념이 병원에 도입되어 병원코디네이터들의 수요가 증대되면서 고용 병원의 경쟁력과 환자만족의 경영을 펼치고 있다.

### (1) 의료기관의 변천과 코디네이터

의료 기관을 이용하는 고객들의 삶의 질 향상, 의식의 변화로 인하여 병원 중심의 서비스에서 고객 중심의 서비스로 패러다임이 변화하였으며, 매체의 발달로 인해 적극적인 마케팅과 고품질의 의료서비스가 아니고서는 고객을 유치하기가 어려운 실정이다.

병원경영 형태가 단독개원에서 공동개원으로, 비전문경영에서 전문경영으로, 병원의 브랜드화, 체인화 등으로 변화하면서, 특히 IMF 금융위기 이후 치열한 경쟁의 돌파구로 병원서비스 코디네이터는 없어서는 안 될 존재가 되었다. 그 후 병원서비스 코디네이터 민간자격시험이 생겨나고, 시설 교육원의 설립 및 관련학과가 신설되었다.

현재 병원코디네이터 제도는 빠르게 변화하고 있는 의료계의 현실과 고객의 의료서비스에 대한 기대치 상승으로 없어서는 안 될 중요한 존재로 부각되고 있다. 삶의 질 향상과 치열한 경쟁을 겪고 있는 경영의 환경 변화와 의료서비스에 대한 다양한 고객의 요구로 코디네이터가 전문화된 일부 병원에서는 병원경영의 성공 파트너로서 자리매김 하고 있다. 병원의 서비스 품질을 높이기 위해서는 단순한 친절운동에서 벗어나 더욱 포괄적이고 종합적인 기능을 수행하는 코디네이터 제도의 도입이 필수이다. 고객의 삶의 질과 의식이 향상되고 건강에 대한 관심이 높아지고 있는 이때 병원서비스 코디네이터는 앞서가는 서비스 리더로서, 적극적인 의료 마케터 및 병원 내 행동모델로 앞으로 그 영역이 확대 될 것이다.

## 2 병원코디네이터

### (1) 병원코디네이터의 정의

코디네이터의 사전적 의미처럼 총체적인 시각을 가지고 각 부서와 부서를 부드럽게 연결해주는 역할을 하는 서비스 매니저라고 할 수 있다. 병원의 중간 관리자로서, 환자들의 의료 서비스 욕구를 충족시키기 위해 병원에서 해야 할 일을 기획·관리·개선 업무를 담당하는 사람을 말한다. 이들은 의료서비스 전문가로서 병원의 분위기를 밝게 연출하고, 차별화된 서비스를 제공함으로써 병원 이미지를 홍보하여 환자가 편한 마음으로 병원을 찾을 수 있도록 한다. 또한, 고객 상담, 접수·수납 및 예약관리, 병원 마케팅, 직원교육 등의 업무도 맡는다.

**코디네이터(Coordinator)의 사전적 정의**

- 조정하다.
- 대등하게 하다.
- 동격으로 하다.
- 조화하여 움직이다.
- 통합하다.
- 동등하게 하다.
- 적절한 관계로 하다.

H O S P I T A L C O O R D I N A T O R

병원코디네이터는 병원과 고객 간의 불만을 해소하여 믿을 수 있는 신뢰의 관계를 유지하고 단순한 증상의 치료만이 아닌 환자의 마음까지도 위로받고 편히 출입할 수 있는 문턱 낮은 병원으로 변화시켜 환자로 하여금 다시 찾고 싶은 병원의 이미지를 갖게 하는데 주체적이고 창조적으로 기여하는 전문직종이다. 병원이미지를 개선하고 더 나아가 마케팅, 홍보, 기획, 관리 등 병원에서 발생하는 모든 상황을 조정 또는 조절하여 적절한 관계로 조화롭게 움직일 수 있도록 한다.

병원코디네이터란 종합해서 한 마디로 정의 내리자면 '의료 기관에서 고객 및 접점관리, 서비스 조직문화조성, 서비스 개선 활동과 경영지원활동을 통해서 병원의 고객만족을 실현하는 전문가'라 할 수 있겠다.

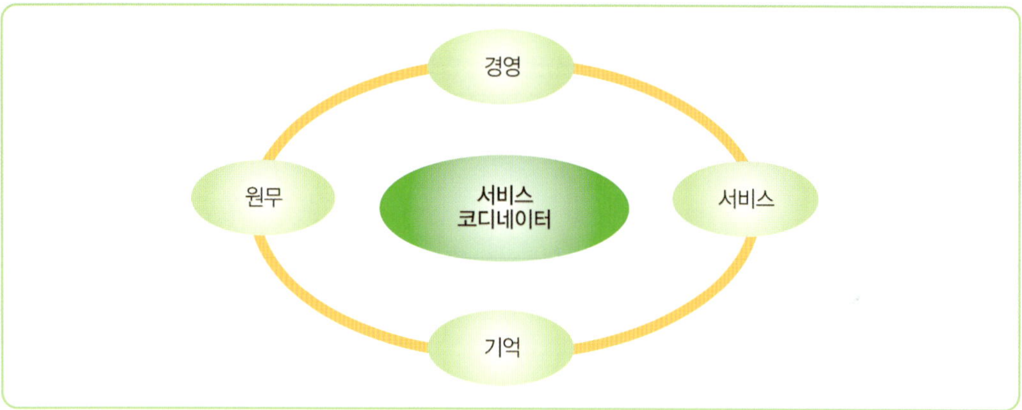


[그림 1-1] 서비스코디네이터

## (2) 병원코디네이터의 필요성

1990년대에 들어서 병원 병상수의 증가율이 매년 6% 이상을 유지하고 있지만 병상이용률은 감소하는 추세로 전환되고 있다. 21세기 병원경영의 경쟁력은 뛰어난 의술과 함께 그에 못지않은 고객 서비스에 있다. 병원코디네이터는 의료기관의 서비스 리더로서 고객과 병원간의 원만한 커뮤니케이션을 수행함으로써 많은 장점을 가져온다. 병원 개원 당시부터 코디네이터 제도를 도입하여 지속적으로 시행한 결과 올바르게 교육받은 코디네이터가 개원 1년 만에 진료약속 이행률과 진료상담 성공률 부분에서 시행 전후를 자체적으로 평가하여 얻은 결과는 다음 표 1-1과 같다.

[표 1-1] 병원코디네이터 도입 결과

| 구 분 | 시행 전 | 시행 후 |
|---|---|---|
| 진료약속 이행률 | 64% | 84% |
| 진료상담 성공률 | 51% | 77% |

이와 같이 의료기관서비스 리더로서 병원코디네이터는 환자와 병원의 교량적 역할자로서 상호간의 원만한 커뮤니케이션을 수행하며 다음과 같은 효과를 얻을 수 있다.

**병원코디네이터 도입의 효과**

- 소개 환자의 비율이 증가한다.
- 직원들 간의 갈등해소로 병원 이직률이 낮아진다.
- 병원홍보, 마케팅에 참여로 병원경영에 도움을 준다.
- 의사의 진료에 대한 집중력이 높아지고 수입이 증대된다.
- 대기시간 관리와 면밀한 상담 등을 통해 진료서비스에 대한 만족도가 높아진다.

HOSPITAL COORDINATOR

## 3 병원코디네이터의 역할

병원코디네이터(Hospital Secretary, Coordinator)는 병원 내에서 진료를 담당하는 의사와 간호사 그리고 병원 행정을 담당하는 원무 직원들의 중간에서 상호 조화롭게 일을 처리하는 역할을 한다.

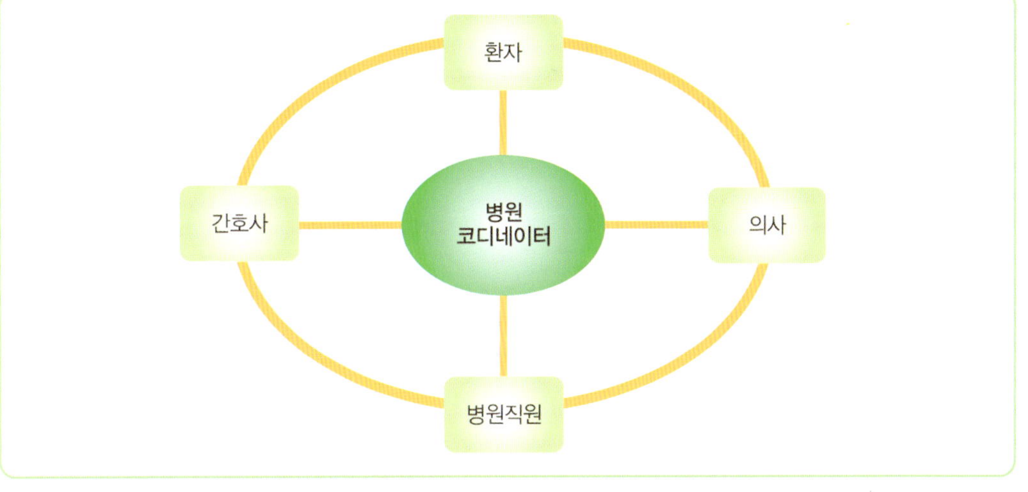


[그림 1-2] **병원코디네이터**

병원의 직원 수에 따라 소규모의 병원에서는 한 사람이 이 역할을 모두 담당하기도 하고, 대규모의 병원에서는 더 많은 인력이 투입되어 더 세분화된 역학을 담당하기도 한다.

병원코디네이터는 담당하는 업무의 성격에 따라 리셉션, 기획, 진료상담, 임상 코디네이터 등 그 역할이 다양해진다. 특히 의료시장 개방에 따라 외국어 실력과 서비스 능력을 겸비한 통역코디네이터의 필요성이 증가할 것으로 여겨진다.

### (1) 진료상담 및 특수클리닉 진행자

진료에 대한 상담과 구체적인 진료안내 서비스를 진행하고, 특수클리닉 등 비보험분야의 전문상담자로써 고객의 만족도를 높이고 병원 경영에 기여한다.

① 치료실과 검사실 등 진료환경 관리
② 클리닉 프로그램 안내 및 가격 협상
③ 클리닉별·증상별 진료 매뉴얼 작성
④ 초진환자 응대와 치료 방향 설정
⑤ 진료접수와 의료 및 편의시설 이용 안내
⑥ 검사결과 및 치료 경과 상담
⑦ 보험청구 및 보험관련 상담

[표 1-2] **병원코디네이터 서비스 3 요소**

| 의미 | 서비스 요소 | 내용 |
|---|---|---|
| 이론 | 서비스 지식<br>(Service Knowledge) | • 업무지식<br>• 고객에 대한 지식<br>• 사회 흐름에 대한 관심 |
| 기술 | 서비스 기술<br>(Service Skill) | • 고객관리 기술<br>• 대화술, 접근술<br>• 가능고객 발견 기술<br>• 상담 및 계약체결 기술 |
| 정신 | 서비스 태도<br>(Service Attitude) | • 계획 및 실행력<br>• 서비스 정신(Mind)<br>• 에티켓, 매너<br>• 문제해결 능력 |

### (2) 서비스리더

서비스 일선에서 고객의 Needs를 파악하고, 고객이 요구에 앞서 미리 준비하고 디자인한다.

① 원내 서비스 모니터링
② 리콜 / 해피콜 / 예약 관리
③ 사후관리 및 불만사항 처리
④ 전화 및 인터넷 게시판 상담
⑤ 접수 및 예약 프로그램 진행

⑥ 병원 내부 환경 점검 및 MOT관리
⑦ 상황에 따른 고객 응대 매뉴얼 작성

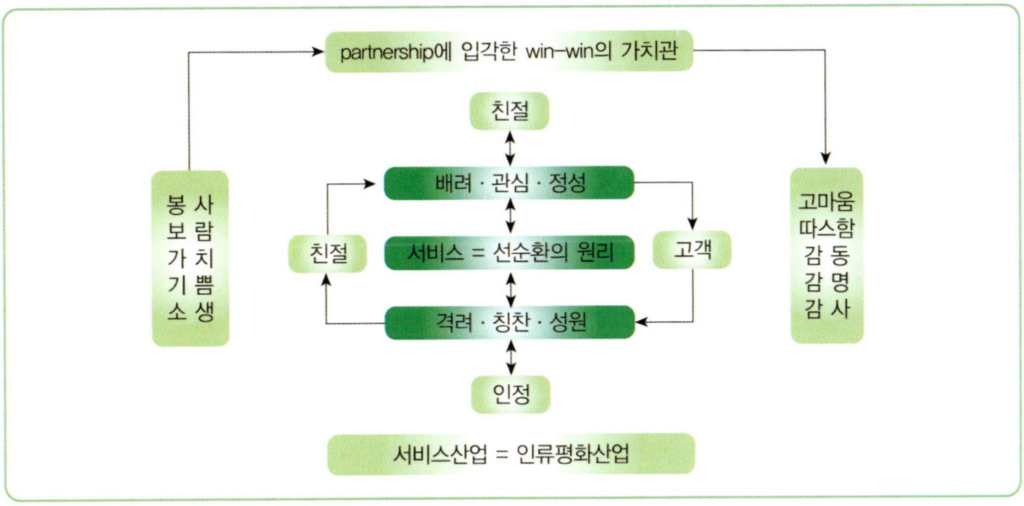


## (3) 원내 서비스 교육자

지속적인 서비스 교육과 점검을 통해 고객이 병원 내 어느 공간 어떤 직원을 만나도 한결같은 서비스를 받을 수 있도록 유지, 관리한다.

① 서비스 평가 및 지도
② 원내 서비스 모니터링
③ 서비스 교육, 신입직원 직무
④ 정기적인 교육과 외부교육 런칭
⑤ 교육 매뉴얼 및 상황별 서비스 매뉴얼 작성
⑥ 직원들의 용모 및 이미지 점검(복장, 인사, 청결 등)

## (4) 성공경영의 파트너

고객정보 제공 및 중간관리자로써 마케팅기획, 경영관리, 재무관리 등 경영 파트너 역할을 수행한다.

① 원내 외 홍보 관리
② 시설, 물자, 비품 등 재무 관리
③ SWOT분석을 통한 마케팅 기획
④ 각 파트별 업무 분배 및 근무시간 조정

⑤ 블로그, 카페, 홈페이지 등 인터넷 서비스 관리
⑥ 이탈 직원을 최소화하고 원활한 관계유지를 위한 인사관리

### (5) 병원코디네이터의 담당업무

① 병원 이미지의 홍보에 일익을 담당한다.
② 접수, 수납 및 병원의 약속 관리 담당, 인사 담당을 한다.
③ 환자와의 유대를 통하여 병원과 환자의 신뢰감을 구축한다.
④ 병원 홈페이지 관리와 직원 교육을 위한 세미나를 담당한다.
⑤ 환자와 병원간의 친밀함을 더하여 밝은 병원 분위기를 연출한다.
⑥ 병원의 중간관리자로 원내의 근무 분위기 조성과 차별화 된 서비스를 제공한다.
⑦ 병원 실내·외 환경 조성은 물론 환자로 하여금 편히 찾을 수 있는 병원 분위기를 조성한다.

## 4 병원코디네이터의 자질 및 업무

### (1) 병원코디네이터가 갖추어야 할 자질

#### 1) 서비스 마인드

서비스의 개념을 올바르게 잡고 근무에 임하는 것은 서비스직 종사자들에게는 매우 중요한 일이다. 서비스직에 종사하면서 서비스 마인드가 없거나 잘못된 생각을 가지고 일하는 것은 자신에게도 고객들에게도 위험하다. 서비스는 고객과 직원이 동등한 수평적 개념인 동반자로 이해해야 한다.

다만 근무를 하면서 업무흐름과 여러 가지 케이스에 대한 정보를 가지고 있고, 그러한 경험과 노하우를 고객보다 더 많이 알고 있으므로 이것을 직원으로서 알려주어야 할 의무를 가지고 있을 뿐이다. 그런데 알려주는 방법에도 여러 가지가 있을 수 있는데 그 중에서도 자신과 고객이 기분이 좋도록 효율적인 방법을 선택하는 것이 바로 고객 서비스인 것이다.

#### 2) 열정과 리더십

어떤 직업을 가지건 사람이 인생을 살아감에 있어 병원코디네이터 뿐 아니라 열정이 단연 성공의 첫째 전제 조건이다. 열정을 가지고 사는 자에게만 기회가 생기기 때문이다. 삶에서 열정을 빼고 그냥저냥 하루를 살아간다면 누가 그런 사람에게 매력을 느낄 것이며 기회를 제공하겠는가를 이해해야 한다.

갈림길에서 갈등하지 말고 무엇을 선택할 것인가 선택한 후에 어떻게 열심히 집중할 것인가를 생각하라. 그것이 바로 자신의 인생을 스스로 리드하는 셀프리더십인 것이다.

### 3) 전문 지식과 서비스 기술

열정과 서비스 마인드만으로는 고객에게 서비스를 전달할 수 없다. 그 분야에 대한 전문지식과 효율적이고 구체적인 서비스 기술을 가지고 있을 때 프로페셔널 병원코디네이터가 되는 것이다. 유능한 병원코디네이터는 병원서비스의 특성, 서비스 품질, 고객만족 요소, 서비스의 절차와 방법에 대한 전반적인 지식과 이를 바탕으로 실제 현장에서 활용할 수 있는 창의적인 지식을 쌓아 나가야 한다. 이를 위해서는 다양한 분야로 관심을 갖고 견문을 넓히는 것이 중요하다.

[표 1-3] 서비스 기술의 영역

| 영 역 | 의 미 |
|---|---|
| 운영능력 | 리더로서 일상적인 서비스를 운영하기 위하여 필요한 업무 및 서비스에 대한 전문 능력 |
| 창조능력 | 일상적이고 단순 반복적인 행위로는 고객을 만족시킬 수 없다는 판단 하에 지속적으로 고객만족 서비스를 새로 만들어내는 능력 |
| 인간관계 능력 | 인간과 인간 사이에 이뤄지는 서비스를 고객만족 서비스로 만들기 위한 인간관계 능력 |

병원코디네이터는 우선 자신의 면모를 표현하는 이미지 메이킹 스킬(Image Making Skill)을 갖추어야 한다. TPO 즉, 시간(Time), 장소(Place), 상황(Occasion)을 고려하여 자신을 적절히 표현하는 기술을 습득해야 한다.

인터넷 홈페이지나 고객의 소리 편지함을 통해 문서로 질의한 고객에게 간결하고도 정중하게 응대할 수 있는 문서작성 요령을 갖추어야 한다. 언어적인 기술뿐만 아니라, 직원교육을 위한 교안작성 능력, 교육일정을 계획하고 전달하기 위해서는 내부결재 서류와 부서별 업무 연락문서 작성, 교육 후 결과보고서 등의 작성 요령도 필요하다. 나아가 그밖에 서비스 개선을 위해 필요한 정보를 잘 정리해서 전달할 수 있는 프레젠테이션(presentation) 능력, 내부 고객을 지도하거나 회의를 원만하게 이끌어 가는 기술과 상담기술이 필요하다.

**T.P.O의 의미**

- Time(시간) : 시간 및 시기를 고려
- Place(장소) : 장소와 만나는 상대를 고려
- Occasion(상황) : 상황과 자신의 역할을 고려

## (2) 병원코디네이터의 성장 가능성 및 진출분야

병원코디네이터는 이미 미국을 비롯한 선진국에서는 보편화된 전문 직종으로 우리나라에서도 단지 의료 진료만 제공하면 되었던 권위적이었던 과거의 병원 문화에서 벗어난 양질의 병원 진료와 함께 환자 우선의 서비스를 제공하고자 하는 병원 경영과 새로운 병원의 문화를 이끌고 나갈 병원코디네이터는 단지 의료계뿐만 아니라 서비스 마케팅 시대의 모든 조직에서 필수 불가결한 전문 직종으로 성장해 나가고 있다.

현재 명함에 병원코디네이터라는 직함을 새기고 활동하는 대부분이 직원 10명 내외의 치과 및 성형외과, 의원, 한의원 등에서 고객 서비스 업무를 수행하고 있다. 종합병원에서는 규모가 규모인지라 한 두 명의 코디네이터로는 병원전체의 서비스 관리가 힘들기 때문에 별도의 부서에서 고객 서비스 업무를 총괄하거나 설령 코디네이터가 있더라도 직원교육 및 리셉션업무 정도만을 수행하고 있는 실정이다.

의료시장 개방에 맞추어 중국어나 영어, 일본어 등 외국어 실력을 등에 업고 일찌감치 해외로 진출하거나 국내 종합병원 등에서 외국인 전문상담가로 의료시장 곳곳에서 새로운 교두보를 열고 있는 사람도 점차 늘고 있다. 하지만, 병원코디네이터는 직업의 진정한 매력은 작금의 의료계가 바라는 유망직종이라는 점보다 미래 의료사회를 선도할 무한한 성장력에 있다고 할 수 있겠다.

병원코디네이터의 행보는 병원 안에서 뿐만 아니라, 병원 밖에서도 개원 초기 행정 및 고객서비스를 정착시켜주는 프리랜서 코디네이터나 병원코디네이터 경험을 바탕으로 의료서비스 전문 강사로 활동하는 강사들도 해마다 수를 더하고 있다.

## (3) 코디네이터의 업무

### 1) 서비스 리더로서의 코디네이터

고객의 편의를 위해 서비스 일선에서 고객의 Needs를 파악하고, 고객의 요구에 앞서 미리 준비하고 디자인하는 코디네이터

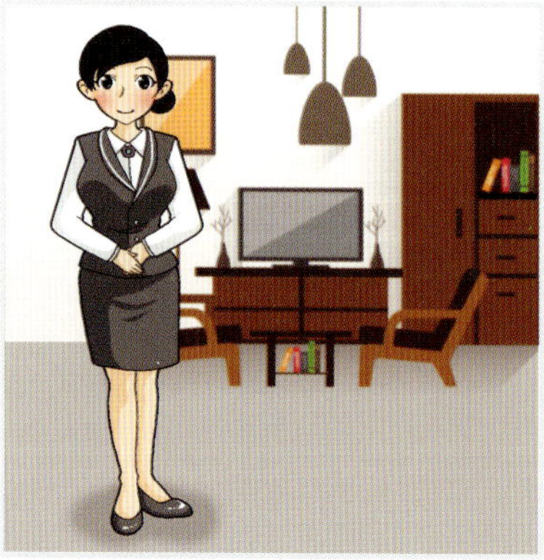

- 원내 서비스 모니터링
- 리콜 / 해피콜 / 예약 관리
- 사후관리 및 불만사항 처리
- 접수 및 예약 프로그램 진행
- 전화 및 인터넷 게시판 상담
- 상황에 따른 고객 응대 매뉴얼 작성
- 병원 내부 환경 점검 및 M.O.T 관리

## 1) 성공경영 <기획> 파트너로서의 코디네이터

의사결정에 필요한 고객정보 제공 및 중간관리자로서 마케팅기획, 경영관리, 재무관리 등 경영 파트너 역할을 수행하는 코디네이터

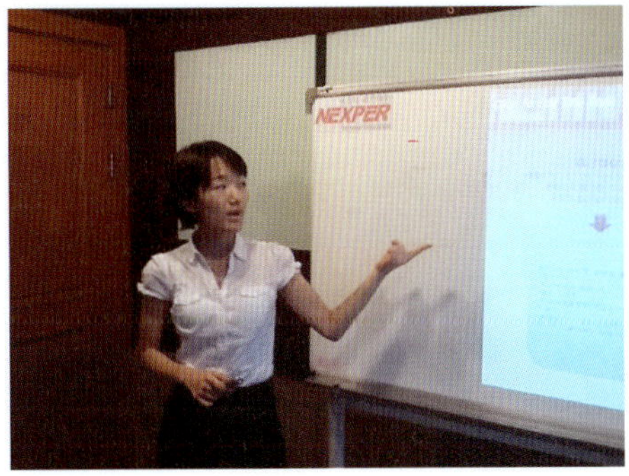


- 원내·외 홍보 관리
- 시설, 물자, 비품 등 재무 관리
- S.W.O.T 분석을 통한 마케팅 기획
- 각 파트별 업무 분배 및 근무시간 조정
- 홈페이지, 카페, Blog 등 인터넷서비스 관리
- 이탈 직원을 최소화하고 원활한 관계유지를 위한 인사관리

## 3) 트리트먼트 <진료상담> 코디네이터

병원의 주된 업무인 진료에 대한 상담과 구체적인 진료 안내서비스를 진행하고, 특수클리닉 등 비보험 분야의 전문상담자로서 고객의 만족도를 높이고 병원경영에 기여하는 것이 코디네이터

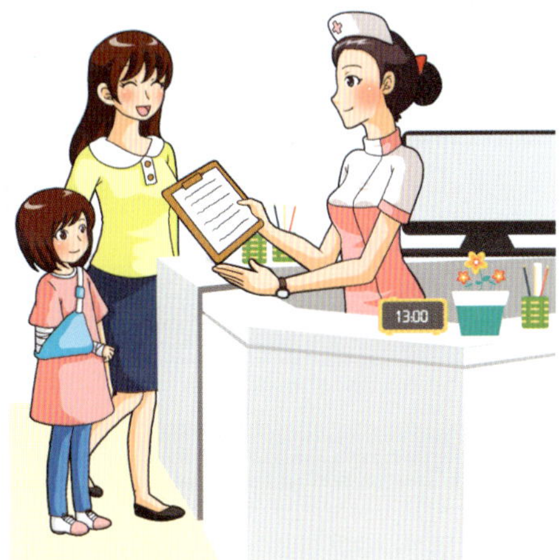


- 검사결과 및 치료 경과 상담
- 보험청구 및 보험관련 상담
- 클리닉 증상 진료 매뉴얼 작성
- 초진환자 응대와 치료 방향 설정
- 치료실과 검사실 등 진료환경 관리
- 클리닉 프로그램 안내 및 가격 협상
- 진료접수와 의료 및 편의시설 이용 안내

## 4) 서비스교육자로서의 코디네이터

전 직원에게 서비스마인드를 심어주고, 지속적인 서비스교육과 점검을 통해 고객이 병원 내 어느 공간 어떤 직원을 만나도 한결 같은 서비스를 받을 수 있도록 유지관리 하는 코디네이터

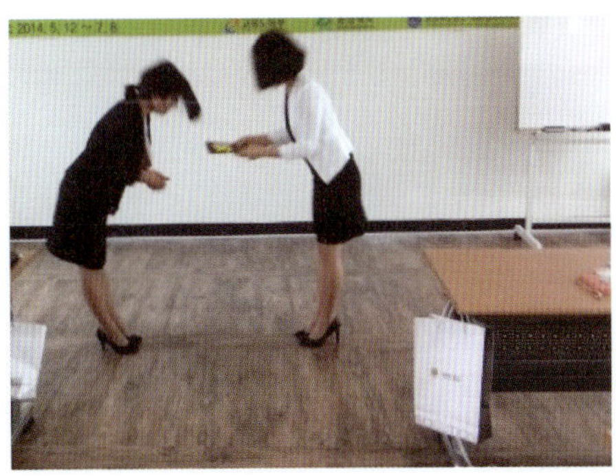

- 원내서비스 모니터링
- 서비스평가 및 지도
- 신입직원 직무, 서비스 교육

- 정기적인 교육과 외부교육 런칭
- 교육 매뉴얼 및 상황별 서비스 매뉴얼 작성
- 직원들의 용모 및 이미지 점검(복장, 인사, 청결 등)

## (4) 각 병원의 코디네이터의 역할

### 1) 한의원 코디네이터

① 리셉션 코디네이터 : 고객응대, 전화응대, 기본상담, 접수데스크와 대기실 환경정리
② 상담 코디네이터 : 치료비 및 예상 진료비 상담, 향후 진료 전반적인 상담
③ 진료 코디네이터 : 진료실 전체 환경과 진료실 내에서 이뤄지는 전반적인 과정 관리
④ 기획 코디네이터 : 내 · 외부 고객 분석을 통한 마케팅 · 기획 · 관리

### 2) 치과 코디네이터

① 고객관리
② 보험청구
③ 진료스케줄 관리
④ 병원 경영진단
⑤ 고객환영, 고객응대
⑥ 약속 고객 방문 여부를 사전 확인한다.

### 3) 피부과 코디네이터

① 업무 종류
② 의료보험청구
③ 프로모션 기획
④ 접수, 수납 ,고객응대
⑤ 직원 마케팅(각종 매체)
⑥ 전화상담, 고객치료 예약안내
⑦ 고객관리, 재무 · 회계 관리, 물품관리
⑧ 각 병변, 치료 단계별 상담 스크립트 작성

### 4) 비만클리닉

① 상담
② 고객응대

③ 예약관리
④ 고객유지관리
⑤ 관리(치료) 계획서
⑥ 직원 및 업체 관리

### 5) 성형 코디네이터

① 성형상담
② 고객응대기술
③ 고객의 심리이해
④ 관련 장비 교육
⑤ 관련 의료법 이해
⑥ 성형고객관계 관리 기법
⑦ 고객감동을 주기 위해 실행한다.

### 6) 의료관광 코디네이터

국내외 병원에 진료 및 치료 서비스를 받고자 하는 사람들에게 다양한 의료관광서비스를 제공하고 연계된 프로그램을 진행하는 전문가이다.

① 외국어 회화 능력
② 글로벌 비즈니스
③ 상황 대처 능력
④ 신뢰적인 이미지
⑤ 프리젠테이션 능력

진료 후 상태를 전화 또는 e-mail로 확인하고 본 국에서 사후 진료를 받을 수 있도록 적극적인 협조를 한다.

## (5) 코디네이터의 전망

현대 경쟁이 치열해진 의료업계 산업에서 코디네이터는 진료 병원의 문화를 일선에서 주도해 나가는 전문 인력으로서 병원을 방문한 환자에게 적극적인 서비스와 환자가 편안하게 진료를 받을 수 있도록 서비스를 제공함으로써 의료진들보다 환자와 처음 만나는 중요한 역할을 한다.

고객들의 코디네이터는 병원 내에서 중요한 위치로 인식되어 결혼 유무와 관계없이 활동할 수 있으므로 여성 전문 직종으로 각광받고 있다. 병원에도 여성을 위한 여성전용 클리닉, 의료컨설팅 업체, 실버타운, 병원서비스 강사 등 코디네이터로서 뿐만 아니라 다양한 취업의 문이 열려 있다.

### (6) 코디네이터의 분류

진료상담 코디네이터, 리셉션 코디네이터, 마케팅 코디네이터, 서비스 코디네이터, 재무기획 코디네이터 등이 있으며, 진료 상담 코디네이터는 주로 치과병원, 성형외과, 안과 등에서 활동하고 리셉션 코디네이터는 거의 모든 병원에서 활동한다. 마케팅 코디네이터는 병원을 찾는 고객의 응대와 병원의 내·외부 홍보 역할을 담당하기도 한다. 서비스 코디네이터는 병원에서 발생하는 서비스에 관계된 모든 일을 수행한다. 재무기획 코디네이터는 병원의 문제점을 파악하고 발전적인 병원문화 확립을 위한 연간 사업계획 수립과 담당 병원의 재무관리, 실행 및 관리, 세무관리, 보험의 관리까지 담당한다.

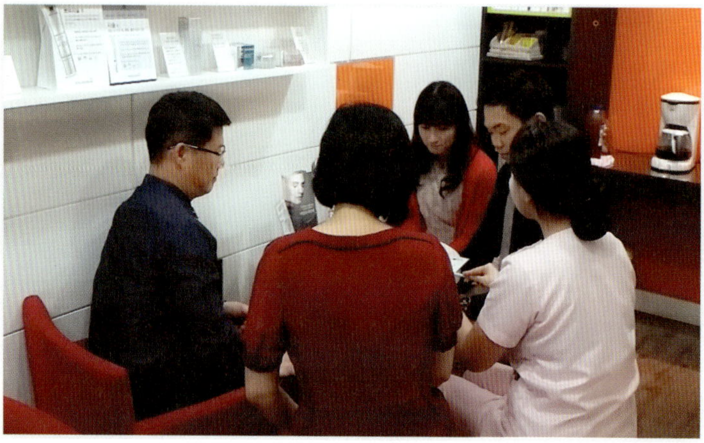

# 핵심요약

■ **병원코디네이터의 정의**

『의료 기관에서 고객 및 접점관리, 서비스 조직문화조성, 서비스 개선 활동과 경영지원 활동을 통해서 병원의 고객만족을 실현하는 전문가』라 할 수 있겠다.

■ **코디네이터의 사전적 정의**

- 조정하다.
- 통합하다.
- 대등하게 하다.
- 동등하게 하다.
- 동격으로 하다.
- 적절한 관계로 하다.
- 조화하여 움직이다.

■ **병원코디네이터의 직무역할**

- 진료상담 및 특수클리닉 진행자
- 서비스리더
- 원내 서비스 교육자
- 성공경영의 파트너

■ **병원코디네이터 서비스 3 요소**

| 서비스 요소 | 내 용 |
|---|---|
| 서비스 지식<br>(Service Knowledge) | • 업무지식<br>• 고객에 대한 지식<br>• 사회 흐름에 대한 관심 |
| 서비스 기술<br>(Service Skill) | • 고객관리 기술<br>• 대화술, 접근술<br>• 가능고객 발견 기술<br>• 상담 및 계약체결 기술 |
| 서비스 태도<br>(Service Attitude) | • 계획 및 실행력<br>• 서비스 정신 (Mind)<br>• 에티켓, 매너<br>• 문제해결 능력 |

### ▣ 병원코디네이터가 갖추어야 할 자질

- 서비스 마인드
- 열정과 리더십
- 전문 지식과 서비스 기술
- 자신의 면모를 표현하는 이미지 메이킹 스킬(Image Making Skill)
- TPO 시간(Time), 장소(Place), 상황(Occasion)을 고려하여 자신을 표현하는 기술

### ▣ 코디네이터의 분류

- 한의원 코디네이터
- 치과 코디네이터
- 피부과 코디네이터
- 비만클리닉
- 성형 고디네이터
- 의료관광 코디네이터

### ▣ 병원코디네이터 도입의 효과

- 소개환자의 비율이 증가한다.
- 직원들 간의 갈등해소로 병원 이직률이 낮아진다.
- 병원홍보, 마케팅에 참여로 병원경영에 도움을 준다.
- 의사의 진료에 대한 집중력이 높아지고 수입이 증대된다.
- 대기시간 관리와 면밀한 상담 등을 통해 진료서비스에 대한 만족도가 높아진다.

# 연습문제

## 객관식

**01** 다음 중 코디네이터의 용어의 정의로 가장 옳지 않은 것은?

① 동격, 차별화의 의미이다.
② 적절한 관계로 하다.
③ 조직에서 조정자 역할을 한다.
④ 대등하게 하다.

**02** 다음 병원코디네이터이 역할 분류로 바르게 묶여진 것은?

| | |
|---|---|
| ㉠ 기획 코디네이터 | ㉡ 리셉션 코디네이터 |
| ㉢ 진료 상담 코디네이터 | ㉣ 서비스 코디네이터 |

① ㉠
② ㉠, ㉡
③ ㉠, ㉡, ㉢
④ ㉠, ㉡, ㉢, ㉣

**03** 병원코디네이터로서 원무업무를 볼 때 접수등록에 해당되는 업무가 아닌 것은 무엇인가?

① 고객의 건강보험 급여 여부를 확인한다.
② 인적사항은 고객의 프라이버시이기 때문에 공개된 장소에서 받지 않는다.
③ 선택진료여부와 담당 의사 선택을 위한 정보를 제공한다.
④ 받으실 진료가 보험인지 성형목적으로 비보험인지를 확인한다.

**04** 코디네이터의 자질에서 성공이 가장 높은 %는 무엇에서 비롯된다고 했는가?

① 진실
② 인간관계
③ 품성
④ 태도

**05** 다음 중 병원코디네이터가 갖추어야 할 자질로 맞는 것은?

| | |
|---|---|
| ㉠ 서비스 마인드 | ㉡ 열정과 리더쉽 |
| ㉢ 전문지식과 서비스기술 | ㉣ TPO를 고려하여 자신을 표현하는 기술 |

① ㉠, ㉡, ㉢ ② ㉠, ㉡, ㉣
③ ㉡, ㉢, ㉣ ④ ㉠, ㉡, ㉢, ㉣

## TEST Q 주관식

**01** 병원코디네이터의 도입배경에 대해서 쓰시오.

**02** 코디네이터의 사전적 정의를 쓰시오.

**03** 병원코디네이터의 도입효과를 쓰시오.

**04** 병원코디네이터가 갖춰야 할 자질, 조건에 대해서 쓰시오.

**05** TPO에 대해서 쓰시오.

▶ 정답 및 해설_p.219

# Chapter 02 병원의 고객서비스 경영

## 1 의료기관의 변화

통계청 2002년 조사에 의하면 국민들이 가장 관심을 가지고 있는 분야는 건강 44%, 경제적인 능력 24.7% 로 비교해 보면 거의 배에 가깝다. 종합병원 이상의 대부분은 서비스 품질 향상과 고객만족을 위해 많은 노력을 기울이고 있으나, 의료서비스 이용자의 불만은 여전히 높은 수준을 유지하고 있다. 이러한 변화들은 의료분야에도 급속히 파급되어 의료서비스의 생산과 분배에 큰 영향을 미치고 있으며 미래에는 더욱 많은 변화를 가져오게 될 것이다. 의료 환경은 의료기관의 마케팅 목표 달성에 직·간접적으로 영향을 주고받는 개인 또는 조직체로 구성되는데, 의료 환경의 두드러진 변화로서 고객의 기대수준 향상, 전문병원 출현과 약진, 의료기관의 경쟁 심화, 고령화 시대 진입, 고객중심의 의료 등을 중심으로 살펴볼 수 있다.

병원이 많지 않고 의사가 귀했던 과거에는 비영리조직인 병원을 운영하는데 있어 굳이 일반 기업체에서 필요한 경영이라는 복잡한 의사결정을 하지 않아도 병원이 생존하는데 아무런 문제가 없었다. 그러나 의사인력의 배출증가, 의료기관의 개설증가는 의료의 양적 팽창이 원인으로 경쟁력 없는 병원은 도산할 수밖에 없는 상황에 도달 하였다. 병원경영 패턴이 공급자(의료기관)중심에서 수요자(고객)중심으로 바뀐 것이다. 그 외에도 근래의 병원의 경영환경에는 어떠한 변화가 있는지 알아본다.

### (1) 과업 환경의 변화

#### 1) 고객의 변화

병원이 가장 관심을 갖는 과업환경으로 고객을 말할 수 있다. 현대의 고객은 지속적으로 변화하고 있으며 고객의 눈높이에 맞추기 위하여 병원도 변화하지 않으면 안 된다. 교육수준이 높아지고 지적수준이 향상되면서 환자의 개념으로 진료와 서비스에 대하여 수동적인 존재에서 직접 참여하고 평가하는 적극적이고 능동적인 존재로 발전하였다.

① 빠른 정보수집

현대는 병원을 찾는 고객의 행동이 진료에 적극 참여하는 모습을 보이고 있다. 미디어의 발달로 인해 많은 정보와 유익한 정보를 쉽고 빠르게 접할 수 있게 되었다. 따라서 고객들의 판단과 행동에 많은 영향을 주게 되었다. 의료인들의 전문분야로 독립적인 영역이라 할 수 있던 의학지식은 과거와 달리 일반인들에게 쉽게 보급되면서 많은 부분이 보편화 되었다.

② 고객의 수준 향상

고객의 생활수준과 교육수준이 높아지면서 질적인 병원서비스에 대한 기대치가 높아졌다. 특히 선진화된 병원서비스를 직·간접적으로 접하게 된 고객들은 질병의 치료뿐 아니라 삶의 질을 높이기 위한 심미적 또는 예방차원의 고급 의료서비스를 요구하고 있다.

③ 인구의 변화

평균수명의 향상과 낮은 출산율은 이미 시작되었다. 65세 이상의 인구가 전체인구의 7% 이상일 때를 고령화 사회, 65세 이상의 인구가 전체인구의 14% 이상일 때를 고령사회, 65세 이상의 인구가 전체인구의 20% 이상일 때를 초 고령사회라 하는데 우리나라는 2001년에 이미 고령화 사회로 진입했고 2022년에는 고령사회, 2030년에는 초 고령사회가 될 것으로 예측하고 있다. 피터 드러커 박사는 'Next Society'에서 2030년이 되면 60세 이상의 인구가 50%를 근접하고, 평균수명은 100세에 이를 것이라 본다.

④ 소비자 의식 향상

고객의 생활 및 교육수준 향상과 함께 1960년대 이후 지속적으로 펼쳐진 소비자 운동에 힘입어 병원의 고객들은 소비자로서의 수준이 높아졌다. 그에 따라 소비행동을 적극적으로 하게 되었다. 더욱이 소비자보호원, 인터넷 게시판, 병원의 VOC(Voice of Customer)창구 등을 통한 소비자의 표현의 기회 확장으로 소비자(고객)로서의 의식이 향상되었다.

소득수준의 전반적 향상에 따라서 이용자들의 의료에 대한 높은 기대와 고급화 성향, 의학지식의 대중화와 권리 의식의 향상에 따른 의료 이용자들의 능동적인 역할 변화는 의료서비스에 있어서도 고객의 선택과 욕구가 중요한 요소로 받아들여지고 있다.

## 2) 의료시장의 경쟁 심화

의료 기관의 양적, 수적 증가로 인하여 의료기관 간의 경쟁이 더욱 심화되고 있고 의료기관 평가제의 시행으로 자극을 받고 있으며 이는 의료기관의 경영수지 악화로 이어지고 있다.

① 의료기관 평가제 시행

지난 2004년부터 보건복지부는 의료기관 평가제를 시행하고 있으며 해당 병원에 대해 정기평가와 수시평가를 실시하고 그 결과를 공표하고 있다. 2007년부터 시작한 2주기 평가(2007~2009)에서는 종합전문 요양기관과 500병상 이상 종합병원을 포함한 86개 대형병원을 대상으로 평가를 실시하고 결과를 발표했다. 대부분의 언론이 의료기관의 각 평가부문별 A(우수), B(양호), C(보통), D(미흡) 등급을 기준으로 1위부터 86위까지 비공식적인 순위까지 공개하면서 병원별 격차가 벌어졌다.

또한 복지부는 의료 기관평가 결과 상당수 병원들의 의료서비스 수준이 개선된 것으로 판단하고 2주기가 끝나는 2010년부터는 인증제로 전환하여 의료기관 평가방식을 전환할 계획을 밝혔다. 평가를 신청하는 병원을 대상으로 의료서비스 수준을 평가하고 적정 수준 도달 시에는 국가인증기관으로서의 인센티브를 주겠다는 것이다.

제도 자체의 갑론을박은 접어두고서라도 의료 기관이 의료서비스의 질 향상 활동에 확실한 계기와 동기를 부여하였다는 점과 제도가 점차 진화하여 확대 시행이 되고 있으므로 피할 수 없는 현재 상황을 직시하고 발 빠른 대책이 필요한 것이다.

② 의료사업 규모 팽창

최근에는 한의원이 비만전문, 아동전문 등으로 피부과가 모발이식전문, 아토피전문 등으로 전문 클리닉화 되고, 이미 개원해 진료를 하던 닥터들이 한데 모여 공동이름으로 전국 네트워크를 형성하고, 대형메디컬센터에 각 전공의가 모여 원스톱 메디컬투어가 가능하게 되었다. 대기업이 거대 자본과 경영기법을 발판으로 의료사업 분야에 진출을 하면서 의료시장의 판도가 많이 달라졌다. 따라서 기존의 병・의원들도 전문 클리닉화, 체인화, 그룹화, 초대형화 등을 통해 경쟁력 제고에 힘을 쏟고 있다.

## (2) 물리적 환경의 변화

병원의 물리적 환경이란 병원이 통제할 수 있는 환경요인들을 말하는데 대내의 홍보, 병원 시설, 인건비 등이 있다. 병원시설 환경은 외・내부 환경으로 구분하는데 외부 환경은 특히 신규고객을 끌어들이는데 있어 중요한 역할을 하고 있으며, 내부 환경은 외부고객과 내부고객의 만족과 직결한다.

외부 환경의 변화로는 병원서비스의 무형적인 특성으로 인해 고객들이 구매 전 서비스나 구매 후 만족을 평가하는데 가시적인 물리적 환경에 의존하는 경향이 크므로 좋은 병원 이미지를 만들기 위한 시설 투자가 많이 이루어지고 있다. 하지만 현재는 대부분의 병원들이 최고급 인테리어와 최첨단 장비들을 갖추고 있다는 점 또한 간과해선 안 된다.

## (3) 거시 환경의 변화

### 1) 정부 주도적 의료보장 정책

의약분업과 포괄수가제(DRG)실시, 의료보험 수가에 의한 진료 수가의 통제, 의료보호 등 의료보장 정책과 관련된 대부분이 정부의 통제를 받고 있다.

의료기관은 설정된 비용 내에서 효율적으로 진료하고 절감된 이익을 갖도록 설계되었으며 이 때 의료비의 절감은 의료의 질을 저하시키지 않는다는 전제하에서 합리화될 수 있다. 그러나 의료서비스를 하나의 묶음 단위로 관리함으로 인한 진료의 규격화나 의료의 다양성 저해, 의료 기관들의 비용절감 노력이 의료서비스 제공의 최소화로 이어질 경우의 의료의 질 저하 및 서비스 최소화 경향에 의한 환자와의 마찰, 신기술 개발과 임상연구 분야의 발전 장애 등이 문제로 대두되고 있는 상황으로 이는 모두 의료의 질과 관련이 크며, 이런 문제점은 고객 만족에도 커다란 영향을 미치게 되므로 병원의 대응책 마련이 필요하다.

### 2) 의료시장 개방

국내 의료계도 의료시장 개방에 대한 실질적인 대비가 불가피하다. 국내 의료기관간의 연계를 통한 비용절감, 공동 관리체계 구축 등 의료체계의 인프라 강화 등을 통한 경쟁력을 강화시키는 쪽으로 대응해야 할 것이다.

의료서비스 시장의 개방에 대해서는 GATS라고 불리는 WTO 회원국 간에 서비스 시장의 개방정도를 정한 약속, 즉 법에 의거하고 있다. WTO의 회원국인 우리나라도 GATS의 약속인 법을 준수할 의무가 있다. 국내 의료계에서는 특성화된 의료행위 제공과 의료서비스 공급체계화의 다양화를 추구해야 할 것이다. 현재 정부에서는 제주 특별자치도를 제정하여 개방이 현실화되었으며 내국인 영리법인 병원을 추진 중에 있고, 민간의료보험까지 도입이 된다면 소비자들의 고급 의료서비스에 대한 욕구는 더욱 높아질 것이다. 의료서비스 시장의 개방은 더 이상 선택의 문제가 아니라 피해갈 수 없는 숙명이라고 볼 수 있다. 필요한 것은 시장개방에 대응하기 위한 준비에 착수하는 일이다.

### 3) 기술 환경의 변화

의료산업에서의 새로운 상품 · 기술의 개발은 가히 눈이 부시다 해도 과언이 아닐 만큼 큰 변화 속에 있다. 생명공학기술의 발달, 의료신기술의 개발, 의약품 · 의료기기의 발달, 원격의료, E-Health 등 IT첨단기술의 개발 등이 그것이다. 이러한 첨단의료기술은 고가일 뿐만 아니라 장비의 사용가능 기간이 짧은 관계로 지속적으로 병원에 도입하여야 하기 때문에 병원경영의 원가상승 요인으로 작용할 뿐만 아니라 의료장비의 효율성 저하라는 다른 문제를 야기하고 있다.

## (4) 국 내

### 1) 의사 인력의 증가와 병 · 의원의 증가

42개로 증가된 의과대학에서 배출되는 의사 인력의 증가와 종합병원, 및 한방의원 등 병, 의원의 증가로 의료서비스의 공급 과잉되고 있다.

### 2) 병원 유형의 다양화

① 질병 치료 접근 방법의 다양화 : 원격진료, 한 · 양방 공존진료

② 의료 장비의 첨단화 : 진단 및 치료 장비의 첨단화, 영상 전달 시스템 발달
③ 병원 형태의 다양화 : 클리닉 전문 병원, 개방형 병원, 프랜차이즈 네트워크 병원

#### 3) 의료 분쟁의 증가

① 분쟁 보상제도의 미흡
② 과잉 반응과 과잉 진료에 따른 분쟁의 증가
③ 의료 행위자가 입증해야 하는 무과실 입증의 원칙

### (5) 국 제

의료 시장 개방과 국제화로 선진의료 상품과 외국의 의료 기관이 국내에 진출

① 인천 경제특구 외국인 병원 설립, 제약 및 선진 의료기기 등 의료 설비 국내시장 석권, 국내 의료기관의 해외 진출과 의료 상품 제공
② 나라한방병원, 예치과 그룹, 고운세상피부과 등

### (6) 의료 서비스 패러다임의 변화

#### 1) 경쟁개념의 변화

의료 서비스는 진료라는 한 상품과 그 상품을 구매하는 고객인 환자라는 개념이 정착되었고, 의료 서비스의 개념이 치료 목적에서 건강 보호, 복리 수준 향상의 일환으로 변화되었다. 의료 서비스의 상업주의화 극대화에 따른 경쟁력 확보를 위해 상업주의화 경쟁개념의 홍보, 마케팅이 병원 경영의 필수 요건으로 정착되고 있는 실정이다. 평생 고객 화를 목적으로 한 전략적인 환자 관리 및 접객 서비스 교육에 대한 중요성 인식이 점점 확산 되어 의료 서비스도 소비자 주권을 반영한 고객 지향의 경쟁 개념으로 정착되어가고 있다.

#### 2) 의료 환경의 기능적 변화

① 의료 보험의 확대
ⓐ 사회보장적 의료 보험의 한계 노출
ⓑ 변형된 사회의료 보장의 등장
② 의료 기관의 역할 변화
ⓐ 대학 병원, 종합 병원의 기능 변화
ⓑ 보건소의 역할 증대, 지자체 설립 병원의 기능 확충

③ 예방적 의료의 확충
ⓐ 건장 증진 개념의 도입
ⓑ 인구 노령화에 대한 대책
ⓒ 제 3 의료 등장

## (7) 의료 환경 변화 대응 전략

### 1) 고객 로열티 경영의 도입

최근 조사 결과에 따르면 고객 만족과 이익 창출 또는 매출과의 상관관계가 높지 않으며, 고객 만족이 경영성과로 바로 연결되지 않고 고객 충성도를 통해 연결된다는 것을 알게 되었다. 신규 환자를 늘리는 것보다 기존의 환자를 더 잘 관리하라는 말이 바로 고객 로열티 경영의 시작이며, 고객의 로열티를 높이기 위해 홍보와 마케팅을 하는 것보다 기존환자에 대한 서비스 및 그들의 욕구에 더욱 관심을 가져서 고객성도를 높이기 위한 고객 로열티 경영을 해야 한다. 고객 만족도 보다 더 직접적으로 경영성과에 영향을 미치는 고객 충성도 고객로열티 경영은 고객 만족 경영, 고객 중심 경영의 기존 개념에 기존 고객의 유지가 보다 더 중요하다는 것이다. 현재 우리나라 병원은 고객 로열티를 높이기 위한 마케팅보다 신규 고객 확대를 위한 마케팅 및 프로모션을 주로 행하다보니, 기존 고객에게 주어지는 혜택은 관심에서 조금씩 벗어나게 된다. 현행 고객 로열티 경영에서 고려되어져야 하는 점들로는 고객들의 중요 관심사 및 문제나, 병원 이용의 편리성과 직원과 환자 사이의 상호 원활한 의사소통을 들 수 있으며, 정보 통신 도구 등을 이용한 환자 지향 예약 시스템 및 환자 관리 프로그램을 도입과 활용을 들 수 있다.

### 2) 서비스 경영의 도입

① 병원서비스의 특징 : 복합적인 병원서비스 어느 한 서비스에서 불만요인이 발생할 경우 나머지 전제 서비스에 좋지 않은 결과를 미쳐 병원 불만 고객의 70%에 이른다는 연구 결과가 있다.
ⓐ 무형적(진료)
ⓑ 환자와 직원과의 접촉
ⓒ 서비스는 행위, 과정, 그 결과인 성과
ⓓ 비분리성 : 생산과 소비가 동시에 발생한다.
ⓔ 소멸성 : 판매되지 않은 서비스는 사라지다.
ⓕ 이질성 : 모든 서비스는 서로 달라서 표준화가 어렵다.
② 해결 방안
ⓐ 병원에 대한 깊은 신뢰감 쌓기(유지관리, 사후관리 등)
ⓑ 병원이란 공적인 만남에서 개인적 유대까지 쌓을 수 있도록 고객 감동의 정성

ⓒ 정확하고 상세한 고객의 정보관리(신상명세 외에 좀 더 자세한 개인 정보를 가지고 있으므로 가까운 관계 유지에 도움이 된다.)

## 2 고객만족 경영

### (1) 고객의 개념

일반적으로 고객이란 사전적 정의는 "상점 따위에 물건을 사러 오는 사람"이라고 한다. 이는 고객을 단순히 영업의 대상이 되는 사람으로 또는 생산의 결과를 소유하는 사람으로 결론을 내리기에는 너무나 부족함이 많은 표현으로 생각된다. 이제는 고객의 개념이 단순히 소비의 주체가 아니라 생산의 시작과 과정에 참여하고 결과에 대해 평가하며 개선을 요구하는 동반자적 자리를 차지하고 있다. 고객은 손님이란 용어로 표현되고 있으며, 많은 실무자들은 학자들과는 달리 개념 정의에 있어 은유적인 표현을 사용하면서 가치개입적인 정의를 시도하는 경향이 많다.

[표 2-1] **고객의 개념 정의**

| 은유적 표현 | | |
|---|---|---|
| 고객은 | "신(神)"이다. | 일본의 소니社 |
| | "왕"이다. | 피터트리거(Peter Trigger) |
| | "외국인"이다. | 토마스 피터스(Thomas Peters) |
| | "아내"이다. | 데이비드 오글비(David Mackenzie Ogilvy) |

표 2-1과 같은 정의에서 고객은 조직에서 도구적인 가치를 갖는 것이 아니라 목적으로서의 가치를 갖고 있다고 할 수 있다.

환자의 개념에서 병원 환경과 경영의 변화로 인하여 기업 경영의 장점들이 접근되면서 환자의 개념도 진료의 대상에서 진료를 제공할 수 있도록 기회를 제공해 주는 고객으로 개념이 변해가는 실정이다.

진료를 받기 위해 병원을 찾는 사람은 물론 이와 관련된 보호자 그리고 병원과 거래하는 모든 거래처, 병원을 방문하는 사람 등 진료 및 서비스를 제공하는 직원들까지도 고객으로 인식되고 있다. 즉, 의료기관의 고객 정의는 다음과 같다.

**의료기관의 고객 정의**

고객이란 의료기관에서 일반적으로 제공하는 진료와 서비스를 이용하는 사람과 앞으로 이용할 가능성이 있는 사람이라고 정의할 수 있다.

HOSPITAL COORDINATOR

수요와 공급에 따른 서비스의 이념, 경제적 관점 그리고 의료서비스 관점에서 의료의 개념은 표 2-2와 같다.

[표 2-2] 수요와 공급에 따른 고객의 개념

| 구 분 | 의료서비스 관점 | 서비스의 이념 | 경제적 관점 |
|---|---|---|---|
| 수요 > 공급 | 병자 | 일반적 | 피라미드 하층 |
| 수요 < 공급 | 고객 | 고객만족 서비스 | 역피라미드 상층 |
| 수요 = 공급 | 환자 | 단순한 서비스 | 고객은 소비자 |

## (2) 고객만족경영

### 1) 고객만족의 정의

고객만족이란 고객이 재화나 서비스를 구매하려고 사용할 때 제공받은 제품이나 서비스가 고객의 욕구 및 기대를 최대한 충족하는 것을 의미한다. 고객만족은 신뢰감을 구축하는 중요한 요소이며 이러한 고객만족은 제품과 서비스에 대한 연속적인 소비를 유도하여 제품이나 서비스 제공자로 하여금 매출증가를 꾀하게 한다. 고객만족의 요소는 [표 2-3]과 같다.

[표 2-3] 고객만족(CS) 요소

| 구분 / 요소 | Hardware적 CS요소 | Software적 CS요소 | Humanitary적 CS요소 |
|---|---|---|---|
| | 고객이 직접적으로 접하는 물질적인 요소 | 고객과 직·간접적으로 접하는 무형의 요소 | 무료진료, 사회적 공헌 정도, 명성, 병원정보 등 |
| | 병원시설, 진료장비, 진료환경, 주차장, 부대시설 등 | 제품 및 서비스를 제공하는 제공자, 즉 직원들과 접하면서 느끼게 되는 요소 | 직원태도, 복장, 말투, 친절, 처리절차, 전화응대 등 |

의료인의 특성은 의료인이 서비스에 임하는 자세이며, 다른 의료인의 서비스 성격과 차별화를 시켜주는 요인이 된다. 또한 의료인은 상품의 일부가 되어 의료인의 특성과 서비스의 성격이 강하게 나타날 때, 소비자를 유인하고 만족시켜주는 힘이 되는 것이다.

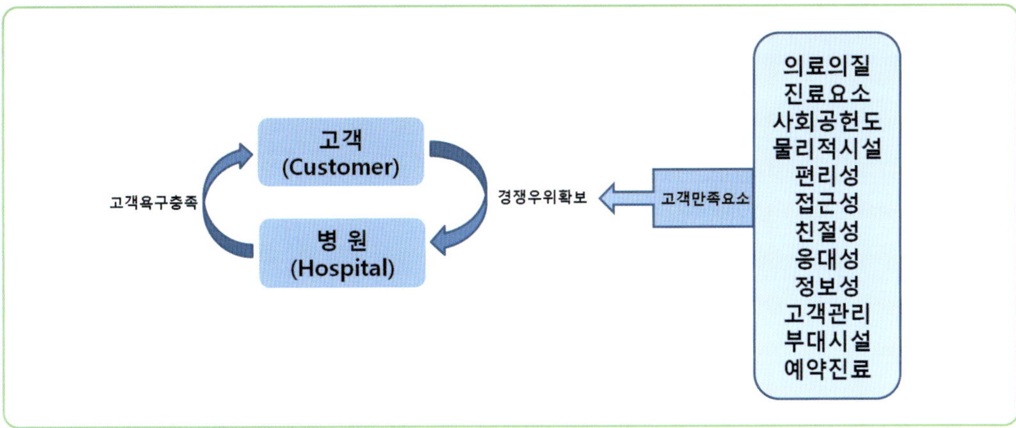


[그림 2-1] 고객만족요소에 의한 고객과 병원 관계도

### 2) 병원의 고객만족경영 전략

보다 우수한 품질의 상품이 경쟁에서 이긴다는 것은 그릇된 생각이 되고 있다. 물론 우수한 품질의 상품이 시장에서 승리하는 것이 진실임에 틀림없지만 상품의 품질이 『상품 자체의 질』에 국한되는 것은 아니다. 그 상품을 제공하는 기업이나 사람의 태도 등에 따라서 구매가 결정되는 것이다.

이른바 상품에 대한 전반적인 인간적인 서비스, 즉 서비스 질이 오늘날의 품질이다. 고객은 가격이 저렴하고 품질이 우수하다고 하여 그 상품을 구매하는 것이 아니다. 보통 기술은 대등하여 상품의 품질에서는 그다지 차이가 없다. 서비스 질에 따라서 반복구매가 이루어진다.

서비스의 편익을 소비자에게 어떻게 전달하느냐가 서비스의 질을 결정한다. 그래서 서비스 질 위주의 경영전략이 우선하게 되었다. 소비자로 하여금 자사의 서비스 질에 대한 평가를 높게 하기 위해서는 가치경영이 필요하다.

서비스에 대하여 고객으로 하여금 가치를 인식하도록 하는 것이 가치경영이요, 품질경영이다. 소비자가 구매하는 것은 상품 그 자체가 아니라 그것이 지니는 편익이다. 그것을 사용함으로써 얻을 수 있는 편리성과 혜택이 있기에 구매하는 것이다. 이러한 서비스 질 위주의 경영전략을 추구할 때, 그 기업은 고객에게 만족을 주고 감동을 준다. 고객만족 내지 고객감동이 효율적으로 이루어지기 위해서는 체계적인 질경영이 필요하다. 기업문화를 형성하는 과정으로 고객만족을 실현할 때 가치경영이 이루어진다. 체계적인 품질경영이란 고객만족 실천이 기업문화 속에 구현될 수 있도록 하는 것이다.

### 3) 병원 고객만족 경영을 위한 10가지 방법

① 고객이 원하는 것을 바로 알아라!

고객을 만족시키는 주요 요소들을 조사해 보면, 의사와의 의사소통, 그리고 병원 직원의 예의바름, 따뜻함, 그리고 친절함일 것이다. 의료기관은 이러한 요소들을 강화하기 위하여 자원과 시간을 배분하고, 어떻게 고객의 만족을 향상시키는지를 정확히 알아야 한다. 즉, 고객 서비스를 위해 의사와 직원이 훈련을 받아야 한다는 것이다.

② 고객을 직접 참여시켜라!

고객 스스로 서비스에 참여하게 하는 것은 서비스 경험의 질과 가치를 더하는 데 큰 도움을 준다. 예를 들어, 미국의 탈장전문병원인 숄다이스 병원(Shouldice Hospital)은 환자의 편안함, 편의, 건강 상태에 중점을 두었다. 그래서 식사는 오직 식당에서만 먹고, 병실 안에 일부러 전화나 TV를 두지 않음으로써 환자의 운동을 장려했다. 또한 수술을 위한 피부 면도도 환자가 직접 하게 했고, 수술방에 갈 때에 직접 걸어가게 했다.

이러한 시스템의 운영은 환자의 적극적인 참여를 유도했고, 환자들은 큰 만족감을 표시했다. 숄다이스 병원은 낮은 비용으로 더 높은 질적 서비스를 제공했다는 점에서 더욱 돋보이는 사례이다.

③ 고객 중심의 문화를 발전시켜라!

병원의 직원들은 고객이 중요하다는 것을 알고, 이를 행동에 옮겨야 한다. 실례로, 어느 병원의 직원은 노인 환자가 땅콩버터 셰이크를 먹고 싶어 하는 것을 알게 되었다. 그 병원은 외부로부터 음식물을 반입하는 것이 금지되어 있었다. 이 직원은 고심 끝에 직접 환자에게 셰이크를 만들어 주었다. 이 이야기를 들은 원장은 고객만족상을 이 직원에게 수여했다. 이는 이 의료기관의 모든 직원들이 환자 만족을 위해 애쓰는 문화를 만들어 가는 데 중요한 역할을 했다.

④ 고객 중심의 직원을 채용하고 훈련시켜라!

환자를 대하는 데 있어 능숙하고 마음이 따뜻한 직원들을 발견하고, 채용하며, 훈련시켜야 한다.

⑤ 직원들에게 동기를 부여하라!

고객은 잘 훈련 받았고 좋은 의사소통 기술을 지닌 직원을 기대한다. 고객에게 제공하는 의료기술이 훌륭하다고 할지라도 직원들이 고객에게 무례하게 군다면 고객은 결코 만족하지 못한다. 새로운 패러다임에서는 경영자를 비롯한 관리자들이 고객만족을 기준으로 포상을 하여야 한다. 행복한 직원과 행복한 고객의 관계에 대한 연구에 의하면, 직원이 즐거우면 고객도 즐거워한다는 것이다.

⑥ 연속적인 고객서비스 체제를 만들라!

과거에 의료 기관들은 환자보다 각 부서의 목표에만 초점을 맞추었다. 예를 들어, 미국의 세인트병원(Saints Hospital)의 낮 병동에서는 통원수술(day surgery)의 경우, 예전에는 속옷은 없는 상태로 가운 하나만을 걸치고서 반나절 이상을 보내야만 했다. 환자들은 불편했지만 하는 수 없이 병원의 방침에 따라야 했다.

그러나 현재 이 병원은 환자들이 속옷을 입고 수술실에 직접 걸어가서, 정맥혈관 주입 시에 피를 뽑고, 짧은 회복시간을 보내는 것으로 바뀌었다. 환자들은 이전에 비해 더 높은 수준의 만족감을 누리고 있다.

⑦ 대기시간에는 오락을 제공하라!

고객이 서비스를 받기 위해 기다리지 않도록 해야 한다. 만약 피치 못할 사정으로 인해 환자가 기다리게 된다면, 그 시간 동안 환자에게 만족감을 안겨주고, 이후 임상결과를 최상으로 만들어야 한다. 대기실에 있는 환자들이 편안하고 안락한 의자에 앉아 음악과 컴퓨터, 잡지 등 오락적인 요소를 이용함으로써 대기시간을 즐겁게 느끼도록 해야 한다.

⑧ 매력적인 환경을 만들라!

병원은 환자가 기대하는 환경을 창출할 수 있어야 한다. 미국 디즈니랜드의 테마별 놀이동산은 각각의 테마에 맞는 인테리어를 하고, 직원들도 그에 어울리는 복장을 갖추고 있다. 이러한 환경을 통해 고객은 자신이 어디에 있으며, 그곳의 특성은 무엇인지 인식한다. 밝고 유쾌한 환경은 환자의 불안감, 혼란, 스트레스의 감정을 최소화할 수 있다.

미국 앨라배마 주에 있는 브룩우드 병원(Brookwood Hospital)의 산과 병동에서는 환자의 가족과 친구들을 위한 소파와 아늑한 조명으로 집과 같은 환경을 만들어 큰 호평을 받고 있다.

⑨ 서비스를 평가하라!

평가를 할 수 있어야 관리도 가능하다. 서비스 산업에서 평가가 중요한 데에는 크게 세 가지 이유가 있다. 첫째, 서비스는 생산되는 순간에 소비되는 눈에 보이지 않는 존재라는 점이고 둘째, 서비스는 각각의 고객에 의해서 평가된다는 점, 셋째로 고객에게 무엇이 중요한지를 알고 이를 관리하는 것이 서비스 산업의 존립에 중요한 영향을 끼친다는 것이다.

예를 들어, 미국의 외래 암 전문기관인 사링크(Salink)는 환자의 경과 및 치료 기록을 꼼꼼하게 검토하여 다양한 치료 방법을 개발하고 있다. 이를 통해 사링크 병원은 더 나은 임상결과뿐 아니라 환자의 만족, 비용절감을 얻을 수 있었다.

⑩ 서비스의 질을 계속 향상시켜라!

서비스에 성공했다고 해서 끝이 아니다. 우리 병원이 항상 좋은 서비스를 제공한다는 것을 인식시키기 위해서는 서비스의 질과 가치를 지속적으로 향상시켜야 한다. 오늘날 많은 환자들이 편리하지도, 편안하지도 않은 대형병원을 이용하고 있다. 이 때 만약 그 근처의 중소병원이 규모는 작지만 마치 호텔과 같은 편안함과 특화된 전문 의료기술을 제공한다면 어떨까? 틀림없이 환자들의 마음은 중소병원으로 옮겨질 가능성이 높다.

**병원 고객만족 경영을 위한 10가지 방법**

- 고객 중심의 직원을 채용하고 훈련시킨다.
- 연속적인 고객서비스 체제를 만든다.
- 고객 중심의 문화를 발전시킨다.
- 직원들에게 동기를 부여한다.
- 서비스를 평가한다.
- 고객이 원하는 것을 바로 알아야 한다.
- 서비스의 질을 계속 향상시킨다.
- 대기시간에는 오락을 제공한다.
- 매력적인 환경을 만든다.

서비스 질 위주의 경영전략을 추구할 그 기업은 고객에게 만족을 주고 감동을 준다. 고객만족 내지 고객감동이 효율적으로 이루어지기 위해서는 체계적인 품질경영이 필요하다. 기업문화를 형성하는 과정으로 고객 만족을 실현할 때 가치경영이 이루어진다.

### 3) 고객만족의 인식차이

의료기관이 환자에게 만족을 주기 위해서는 고객이 최소한으로 기대하는 수준 이상의 서비스를 제공해야 하는 것이다. 일반적으로 고객들은 의료서비스를 받고자 할 때 정수준의 기대가치(expected value)를 가지며, 서비스를 받고 나면 실제가치(actual value)를 경험한다. 이 실제 가치와 기대가치의 비교를 통하여 고객만족과 고객 불만족이 형성된다.

의료 기관에서 진료를 받은 서비스에 대한 고객의 인식(지각)을 지각가치(perceived value)라고 한다면 지각가치는 실제 가치에서 기대가치를 뺀 것이다.

| 지각가치 = 실제가치 − 기대가치 |
|---|

고객만족의 정도는 지각가치의 수준과 기대가치 간의 함수라고 정의할 수 있으며, 만약 지각된 수준이 기대 수준에 미치지 못하면 고객은 불만족하게 된다. 반면에 지각된 수준이 기대에 일치하면 고객은 만족하고 기대수준을 초과하면 만족도가 높아진다. 지각가치와 기대가치의 비교에 의한 고객만족의 인식의 차이는 다음과 같다.

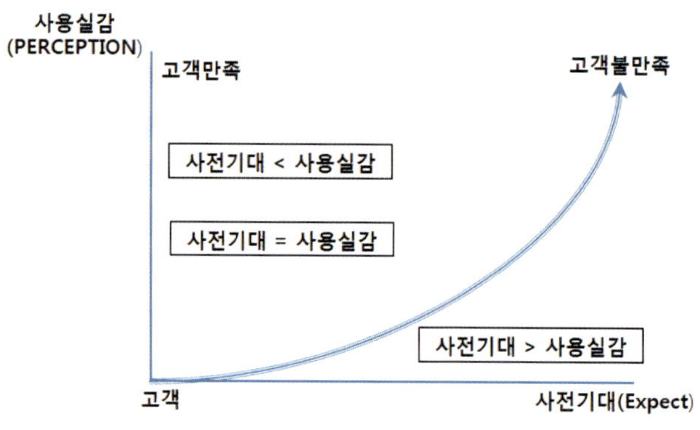


[그림 2-2] 고객만족의 인식차이

**고객만족 인식차이의 의미**

- 지각가치 < 기대가치 → 고객 불만족(이용중지)
- 지각가치 = 기대가치 → 고객 만족(계속이용)
- 지각가치 > 기대가치 → 고객 감동(재이용)
- 지각가치 > 기대가치 → 고객 감격(재이용)

HOSPITAL COORDINATOR

고객만족은 서비스에 대한 고객의 기대가치가 어느 정도인가에 따라 고객만족의 여부가 결정된다. 고객만족 수준에 따라 고객이 지속적인 관계를 가지고 서비스를 재이용할 수도 있고 이용을 중지하거나 이탈하는 경우가 발생할 수도 있기 때문에 고객만족을 향상시키려는 노력은 시장점유율이나 수익과 직결되는 핵심적인 경영전략이라고 할 수 있다.

고객만족이 기대수준과 지각된 수준의 차이에 의해 결정된다고 할 때 고객의 만족·불만족을 파악한다는 것은 현재 고객이 받은 서비스 결과에 대해 지각된 수준과 기대 수준의 차이를 분석함으로써 가능하다. 이와 같은 노력들이 구체적으로 실행되기 위해서는 고객의 기대수준이나 지각된 수준을 결정하는 요인에 대한 이해가 필요하다.

제공되는 서비스별로 고객이 지각하는 서비스 수준과 기대하는 서비스 수준 사이의 차이(Gap)를 발생시키는 요인은 다음과 같다.

| 지각서비스 수준과 기대서비스 수준 사이의 차이 | |
|---|---|
| 차이 1 | 공급자가 고객의 욕구나 기대를 파악하지 못했을 때 발생 |
| 차이 2 | 공급자가 고객의 기대를 파악했다고 하더라도 고객의 기대를 실현시킬 수 있는 서비스 내용을 계획하지 못했을 때 발생 |
| 차이 3 | 제공하고자 했던 서비스가 전달과정에서 제대로 수행되지 못했을 때 발생 |
| 차이 4 | 고객의 기대와 지각 수준의 차이 |

고객이 지각하는 수준과 관련된 요인들은 주로 조직내부에 속하는 문제들이다. 병원이 고객에게 서비스를 제공하는 과정은 다음과 같이 3단계를 거친다.

| 병원의 고객 서비스 제공 3단계 | |
|---|---|
| 단계 1 | 공급자가 고객의 요구를 이해하고 판단하는 단계 |
| 단계 2 | 공급자가 고객에게 제공하려는 서비스 내용을 계획하는 단계 |
| 단계 3 | 계획된 서비스를 제공하는 단계 |

고객만족을 위해 의료서비스에 대한 기대수준에 영향을 주는 3가지 요인은 다음과 같다.

| 병원의 고객 서비스 제공 3단계 | |
|---|---|
| 단계 1 | 친구나 가족친지들과 같은 다른 사람들의 의견이 기대를 형성하는데 영향을 주는 구전효과이다. |
| 단계 2 | 개인의 특성으로서 개인의 성격, 가치관, 인생경험 등에 따라 기대수준이 달라질 수 있다. |
| 단계 3 | 유사한 상황에 대한 자기의 경험이 기대를 형성하는데 중요한 역할을 한다. |

# 3 병원서비스의 특징

## (1) 서비스의 이해

서비스를 용어로 정의하기란 쉬운 일이 아니다. 사회가 그만큼 복잡하고 다양해지고 있기 때문이다. 서비스라고 하면 흔히 생각하는 것이 식당・호텔・백화점 같이 고객을 접대하는 사람에게서 받는 제한된 접객방법 즉 친절・봉사・상대방의 부탁을 들어주는 정도나 공짜의 개념으로 생각한다. 그러나 요즘 말하는 서비스는 이보다 더 확대된 개념이다. 영어로 표현하면 몸으로 봉사하고 대신 힘든 일을 해주는 서비스 이외에 접대하는 마음, 기술적 정신적 측면이 강조된 hospitality를 포함하는 의미로 사용되고 있다.

서비스에 대한 학자들의 정의를 종합해 보면 "서비스는 무형으로서 사람들의 욕구를 충족시켜 주기 위해 인간 또는 설비와의 상호작용을 통해 제공되는 것"으로 정의할 수 있다. 서비스는 소비자가 요구하는 효용인 만족이나 편익을 제공하는 것이다. 따라서 서비스는 그것을 제공하는 사람 또는 설비와의 상호작용으로 이해해야 하는 것이다.

### 1) 서비스의 4대 특징

서비스는 어떤 점에서 독특하기에 유형 제품과 달리 취급되어져야만 하는가? 서비스는 제품과 비교할 때 어느 정도로 또 어떻게 다른가? 이 문제에 관해 오랜 시간동안 많은 사람들이 연구를 거듭했으며, 그 결과 오늘날 서비스만의 독특힌 개성을 찾아냈는데, 이러한 특징을 크게 4가지로 분류하면 이질성, 무형적, 소멸성 그리고 동시성으로 요약할 수 있다.

① 이질성(Heterogeneity)

ⓐ 서비스는 비표준적이며 고도로 가변적이다.

ⓑ 서비스 제공자와 고객에 따라 서비스가 다르다.

ⓒ 서비스 생산과 분배 과정에 사람이 개입하기 때문에 유형 제품처럼 동질적일 수가 없다.

② 무형적(Intangibility)

ⓐ 서비스를 제공받기 전에는 맛볼 수도 냄새를 맡을 수도 또 소리를 들을 수도 없다.

ⓑ 서비스는 실체를 보거나 만질 수 없다.

ⓒ 서비스의 가치를 파악하거나 평가하기가 어렵다.

③ 소멸성(Perishability)

ⓐ 서비스는 소멸하기 때문에 수송이 불가능하다.

ⓑ 서비스는 재고 형태로 보존할 수 없다.

ⓒ 고객에게 전달되는 동시에 소멸한다.

④ 동시성(Inseparability)

ⓐ 서비스는 생산과 소비가 동시에 일어난다.

ⓑ 생산과 동시에 소비되기 때문에 소비자의 서비스 생산 과정 참여가 빈번히 일어난다.

ⓒ 유형제품의 경우 거래와 함께 소유권의 이전이 일어나지만, 서비스의 경우 누리거나 즐길 뿐 가질 수는 없다.

**서비스 곱셈의 법칙**

- 100 + 1 = 101, 100 − 1 = 99
- 100 × 100 × 0 = 0
- 100명 중 1명의 사람 혹은 한 접점에서 잘못을 범하면 그 서비스는 0이 된다.

H O S P I T A L   C O O R D I N A T O R

## (2) 서비스의 확장된 특성

서비스의 4대 특징을 좀 더 세분화 해 보면 다음과 같은 12개의 특징으로 볼 수 있다. 모든 서비스가 이러한 특징 전부를 갖고 있는 것은 아니지만 어느 정도의 범위에서 이러한 서비스의 특징을 보이고 있다.

### 1) 서비스 기업은 노동 집약형 산업이다.

사람들은 서비스 산업을 자본 집약형이라기보다는 노동 집약적 산업이라고 생각하고 있다. 그런 면도 있지만 언제나 그런 것은 아니다.

### 2) 품질은 서비스 수행 과정상의 통제로 제한된다.

서비스의 경우 서비스 생산자에 의해 문제점이 해결되기 전에 서비스가 전달되어 버린다.

### 3) 서비스의 질에 대한 판단은 극히 주관적이다.

의사의 치료, 교수의 강의 그리고 식당 종업원의 접대와 같이 지극히 주관적일 수밖에 없는 것들의 적합성 혹은 효과성은 어떻게 측정해야 하는지 등 서비스의 측정이 쉽진 않지만 다양한 방법들을 통해 이루어지고 있으며, 서비스 평가의 개발도 활발히 이루어지고 있다.

### 4) 서비스는 대량 생산이 불가능하다.

고객들의 서비스에 대한 요구 사항이 천차만별이기 때문에 서비스의 대량 생산은 불가능하며 동시에 대량 생산된 서비스는 그 존재가치가 없다.

### 5) 서비스는 수행 시 고도의 주관적 판단이 필요하다.

서비스는 다양한 고객의 요구 사항을 충족시켜 주기 위해서 개별 서비스 제공자 혹은 종업원들은 자신의 개인적, 주관적 판단에 따라 서비스 수준을 정하고 수행하여야 한다.

### 6) 서비스는 소멸한다.

서비스는 시간의 흐름과 함께 소멸된다. 특정 날짜의 비행기 좌석, 영화관, 호텔 객실 등은 그 특정 시간에 사용하지 않으면 사라져 버린다.

### 7) 서비스는 가변적이며 비표준적인 산출물을 생산한다.

주말에 경기장을 직접 찾은 관중들이 재미와 흥분을 기대하는 프로축구, 농구, 야구의 경우, 경기 당일 선수들의 컨디션, 구장 상태, 심판의 경기 운영 그리고 상대팀의 대응 등에 따라 재미있을 수도 그렇지 않을 수도 있다. 즉 프로축구, 농구, 야구라는 스포츠 서비스는 지극히 가변적이며 동시에 표순적 재미, 표준적 흥미 등과 같은 표준 설정이 불가능하며 무의미하다.

### 8) 서비스는 무형적 산출물을 생산한다.

변호사가 정식으로 사건을 수임 받아 수행하기 전에 행하는 인권상담이나 법률자문은 전형적인 무형적 서비스이다. 변호사는 단지 자신의 법률적 지식이나 경험을 기초로 조언하고 상담해 줄 뿐 그 어떤 유형적 재화를 제공하지는 않는다. 교사의 경우, 수업 중에 시청각 교재를 사용하여 학습효과를 높일 수는 있지만 근본적으로 무형의 지식을 생산하고 전달한다. 이에 반해 주유소는 세차, 엔진 무료점검 등의 무형적 서비스와 휘발유, 경유 등의 유형적 재화의 혼합체를 제공한다.

### 9) 서비스 수행과정에 고도의 고객 접촉이 일어난다.

서비스를 생산하고 분배하는 전 과정을 통하여 지속적으로 고객과의 접촉이 일어나는데, 접촉의 정도는 서비스의 유형에 따라 달라진다.

### 10) 서비스 전달 과정에 고객이 참여한다.

시중은행에서는 은행원과 접촉하지 않고 고객이 직접 카드를 이용하여 입·출금함으로써 은행 서비스 전달 과정에 참여한다. 하지만 이러한 고객의 서비스 참여의 정도는 특정 서비스의 종류나 특징에 따라 달라진다.

### 11) 서비스는 기술이 고객에게 직접 판매된다.

이·미용, 보일러 설치, 인테리어 시공, 가전제품 수리 등의 경우 소비자들은 기술자 혹은 전문가의 기능, 즉 기술 그 자체를 구매하게 된다.

#### 12) 서비스는 분산된 시설물이 고객 주위에 존재하고 있다.

일반적으로 서비스 업체는 소비자 가까이에 위치해야 하고, 반대로 제조업체는 원재료 산지 등에 입지해야만 한다고 여겨졌기 때문이다. 그 결과 서비스 업체는 소규모로 세분화되어 지리적으로 고객 주위에 포진하게 되었고, 제조업체는 고객과 어느 정도의 거리를 두고 위치하게 된 것이다.

## 4 의료기관 조직의 구성

### (1) 병원조직의 개념

전문적 인력과 시설을 가진 병원은 복잡한 조직으로서 주민들에게 의료서비스를 제공하기 위해서 환자를 맞이하게 되고 인력, 재료, 시설 등이 제공되어 전환과정으로서 공식, 비공식의 진료 및 관리업무들이 투입요소들을 적절히 혼합 배정하여 최종적으로 산출물로서 환자들에게 건강을 부여하게 된다.

이런 병원 조직은 거의 사람에게 직접 간접으로 편익을 주는 의료연구 및 교육기관으로 발전해왔으며, 오늘날 병원조직은 지역의 보건위생의 중심적 역할을 담당하여 사회조직 가운데 중요한 영역을 차지하고 있다.

병원의 구성원은 전문 업무 구분이 명확하면서도 다양한 집단이다. 우선 직종이 다양하고 연령, 배경, 교육수준이 다양하며, 여성인력의 비중이 크다. 병원은 가장 다양하고 복잡한 전문 인력으로 구성된 노동집약적인 조직체이면서 직종간의 갈등이 많이 나타나는 조직이기도 하다.

#### 1) 병원조직의 특성

병원조직은 어떤 조직체보다도 가장 다양하고 복잡한 인력들로 구성된 노동집약적인 조직체이므로 병원은 전문 의료 인력과 그 보조 인력을 각각 일정한 행동규범에 따라 업무를 분담하여 환자를 효과적으로 진료해야 한다. 따라서 병원조직은 유기체로서 합리적이며, 효율적으로 운용되기 위해서는 각 구성원간의 유기적인 결합시스템이 필요하다. 이와 같은 결합을 바로 조직구조라고 한다.

조직이란 어떤 부류에 속한 인간이 목표달성을 위해서 형성된 수직 · 수평의 구조적인 형태에서 변화가 이루어진 후 각 부문마다 서로의 독립된 업무를 담당하면서 전체적으로 통일된 기능을 유지해 나가는 것이다. 그러나 조직을 설명하는 데에는 인간이라는 변수 없이는 완전히 이해될 수 없다. 즉, 조직은 인간이 목적을 위해 인간간의 심리적, 감정적, 이성적인 상호작용을 거듭하기 때문이다. 병원은 각기 다른 전문가들이 모여 하나의 완성을 이루는 종합예술의 장과 같은 곳이다. 병원을 오케스트라 또는 연극, 영화에 비유하는 것은 병원의 조직구성원이 가진 전문성과 개별성 때문이라 하겠다.

병원은 종적, 횡적 인간관계가 다른 직장에 비하여 복잡하고 진료팀, 진료지원팀, 진료 상담팀, 원무 관리팀, 기타부서 등 조직이 다양한 만큼 서로간의 협조가 절실하다.

병원은 복잡한 전환과정을 거쳐 서비스를 생산한다. 우수한 품질의 진료행위를 위해서는 여러 부서의 전문적인 협력과 지원이 유기적으로 제공됨으로써 가능하다. 그리고 또 다른 특징으로 다른 산업과 비교하여 경영자의 권위나 재량권이 매우 적다. 병원의 주요 구성원은 의사, 간호사, 영양사, 의료기사, 사회복지사 등 전문직업인들이다.

각기 이들은 조직 내에서 여러 경영상의 문제를 일으키는데, 비 숙련자와 전문직업인 또는 그 혼합적 특성을 지닌 구성원들이 함께 존재하므로 단일한 명령계통으로는 관리체계가 구성되기 어렵다. 시설, 인력, 물자관리의 복잡성, 관리정보의 다양성, 직종간 의사소통의 어려움 등으로 인한 갈등요소의 다양성에 비해 갈등 관리기전이 취약하다.

이러한 이유들로 인해 의사와 영양사, 간호사와 의료직, 관리직과 의료직, 내부고객과 외부고객 간에 발생할 수 있는 다양한 갈등을 해소, 조정하고 연결해 줄 수 있는 병원서비스 코디네이터의 필요성이 커지고 있는 것이다.

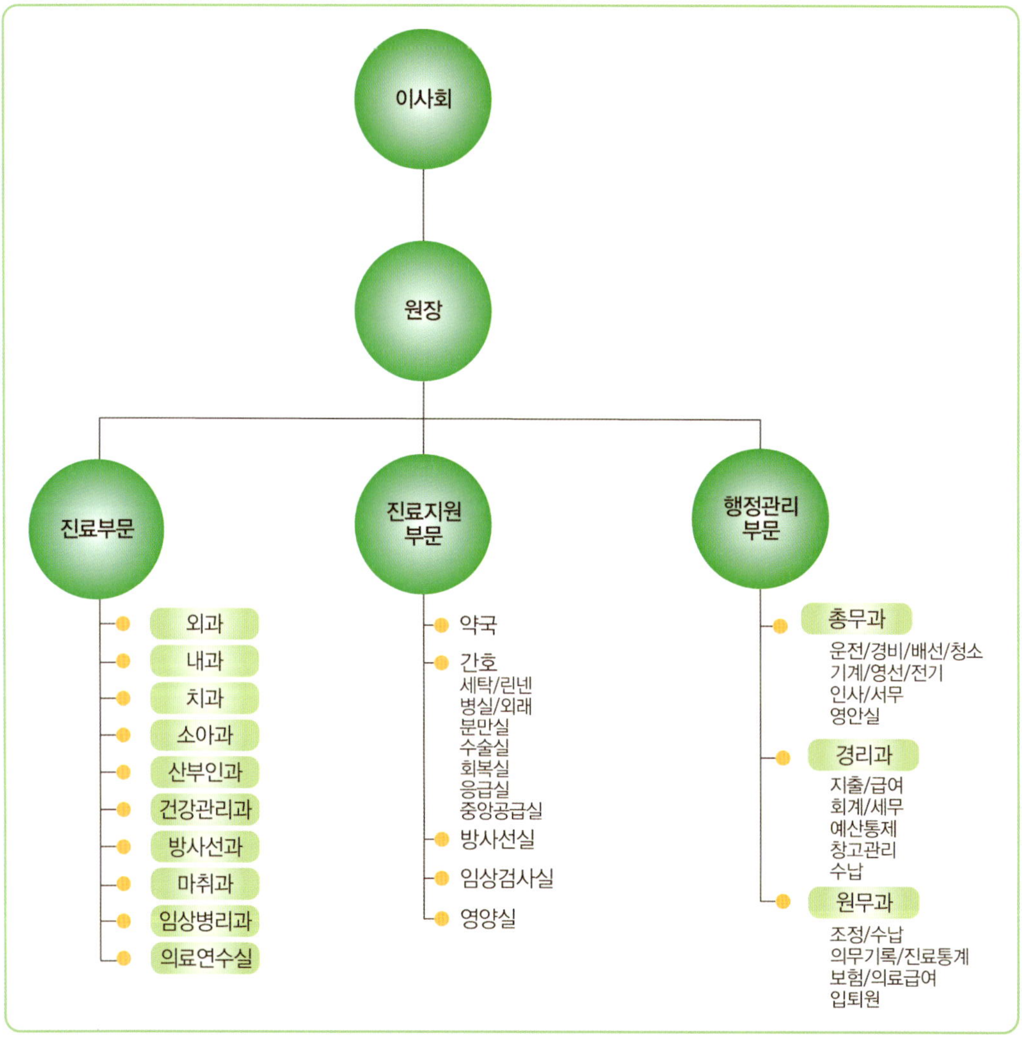

## (2) 의료기관의 종류

의료기관의 종류를 살펴보면 다음과 같다.

### 1) 의원과 치과의원, 한의원 [1차 병원]

진료에 지장이 없는 시설을 갖춘 의료 기관을 말한다. 입원이 아닌 진료 위주이다.

### 2) 병원, 치과병원, 한방 병원 [2차 병원]

의사, 치과의사, 한의사가 각각 그 의료를 행하는 곳으로서 입원 환자 30명 이상을 수용할 수 있는 시설을 갖추고 입원 환자의 의료를 행할 목적으로 개설한다. 다만 치과 병원은 입원 환자 시설의 제한을 받지 않는다.

### 3) 요양병원 [2차 병원]

의사 또는 한의사가 그 의료를 행하는 곳으로 요양 환자 30명 이상 수용 시설과 장기요양과 입원 환자를 행할 목적으로 개설한다.

### 4) 종합병원 [3차 병원]

의사 및 치과의사가 의료를 행하는 곳으로서 주로 입원 환자에 대하여 의료를 행할 목적으로 개설하는 의료기관이다. 입원환자 100명 이상 수용할 수 있는 시설을 갖추어야 한다. 내과, 외과, 소아청소년과, 산부인과, 영상의학과, 마취통증의학과, 진단학과, 병리과, 정신과, 치과 등 9개 과목의 진료를 포함해야 한다.

## (3) 병원조직의 구성요소

### 1) 목 적

병원조직의 목적은 병원의 사회적 역할과 경영 목적을 조직구성원의 노력과 자원의 조직화를 통해 가장 효율적이고 효과적으로 달성하는 것이다. 즉, 조직화 과정을 통해서 조직의 유효성을 최대화하고 아울러 다양한 이해관계 집단의 요구를 조화롭게 수용하는 것이다.

**병원조직의 목적**

- 의료제공자(직원)에게 직업생활의 질을 보장해야 한다.
- 의료이용자(환자)에게 양질의 의료를 가급적 저렴하게 제공한다.
- 병원설립자(경영주)에게 설립 목적의 달성과 투입자본의 안정성을 보장한다.
- 지역사회(국가)에 의학발전, 의료인 공급, 의료제도 개선 등 사회조직 구성의 일원으로서 임무 수행을 해야 한다.

HOSPITAL COORDINATOR

### 2) 업 무

주된 업무는 환자의 진단 및 치료이다. 근래는 의학교육, 연구와 공중보건 기능도 병원의 기본 기능으로 인식되고 있다. 진료, 교육, 연구와 공중보건가능을 수행하는 업무와 기본 기능을 수행하는데 부가되거나 필요한 제반 업무내용이 병원조직의 업무이다.

### 3) 구성원

직능별로 진료, 행정사무, 기능, 기타인력으로 구성되어 있다.

### 4) 구 조

수평적으로는 업무 내용에 따라 분업화 되고, 수직적으로는 관리 통제기능에 따라 분업화된 직능에 의해 형성된다. 형성된 조직구조는 공식적으로는 조직기구표에 나타나지만 각 업무간의 관계는 여러 가지 유형으로 복잡하게 작용한다.

# 핵심요약

### ▣ 의료 환경의 변화

고객의 기대수준 향상, 전문병원 출현과 약진, 의료기관의 경쟁 심화, 고령화 시대 진입, 고객중심의 의료가 있으며 병원경영 패턴이 공급자(의료기관) 중심에서 수요자(고객)중심으로 바뀐 것이다.

### ▣ 의료 서비스 패러다임의 변화

경쟁 개념 및 의료 환경의 기능적 변화가 있다.

### ▣ 병원서비스의 특징

- 무형적(진료)
- 환자와 직원과의 접촉
- 서비스는 행위, 과정, 그 결과인 성과
- 비분리성 : 생산과 소비가 동시에 발생한다.
- 소멸성 : 판매되지 않은 서비스는 사라진다.
- 이질성 : 모든 서비스는 서로 달라서 표준화가 어렵다.

### ▣ 고객만족의 정의

고객만족이란 고객이 재화나 서비스를 구매하려고 사용할 때 제공받은 제품이나 서비스가 고객의 욕구 및 기대를 최대한 충족하는 것을 의미한다.

### ▣ 고객만족 요소

| 구분 / 요소 | Hardware적 CS요소 | Software적 CS요소 | Humanitary적 CS요소 |
|---|---|---|---|
| | 고객이 직접적으로 접하는 물질적인 요소 | 고객과 직·간접적으로 접하는 무형의 요소 | 무료진료, 사회적 공헌 정도, 명성, 병원정보 등 |
| | 병원시설, 진료장비, 진료환경, 주차장, 부대시설 등 | 제품 및 서비스를 제공하는 제공자, 즉 직원들과 접하면서 느끼게 되는 요소 | 직원태도, 복장, 말투, 친절, 처리절차, 전화응대 등 |

### ▣ 병원 고객만족 경영을 위한 10가지 방법

① 고객이 원하는 것을 바로 알아라!

② 고객을 직접 참여시켜라!

③ 고객 중심의 문화를 발전시켜라!

④ 고객 중심의 직원을 채용하고 훈련시켜라!

⑤ 직원들에게 동기를 부여하라!

⑥ 연속적인 고객서비스 체제를 만들라!

⑦ 대기시간에는 오락을 제공하라!

⑧ 매력적인 환경을 만들라!

⑨ 서비스를 평가하라!

⑩ 서비스의 질을 계속 향상시켜라!

■ **의료기관의 종류**

- 1차 병원 : 의원과 치과의원, 한의원
- 2차 병원 : 병원, 치과병원, 한방 병원, 요양병원
- 3차 병원 : 종합병원 : 의사 및 치과의사가 의료를 행하는 곳으로서 주로 입원 환자에 대하여 의료를 행할 목적으로 개설하는 의료기관이다. 입원환자 100명 이상 수용할 수 있는 시설을 갖추어야 한다. 내과, 외과, 소아청소년과, 산부인과, 영상의학과, 마취통증의학과, 진단학과, 병리과, 정신과, 치과 등 9개 과목의 진료를 포함해야 한다.

# 연습문제

## 객관식

**01** 다음 중 병원 서비스의 4대 특징 중 이질성으로 옳지 않은 것은?

① 서비스는 비표준적이며 고도로 가변적이다.
② 서비스는 제공자와 고객에 따라 가변적이다.
③ 서비스는 표준적이다.
④ 서비스는 가치를 파악하거나 평가하기가 어렵다.

**02** 병원조직은 각기 다른 전문성으로 인하여 복잡한 이유가 있다. 다음에서 문제점에 대한 설명이 아닌 것은?

① 병원조직이 추구해야 하는 목적에 상위성이 내포되어 있어 명확한 조직 목적의 설정이 가능하다.
② 조직 내의 구성원 개인과 하부조직단위의 목적이 다양하다.
③ 병원조직이 산출해 내는 서비스의 진정한 척도를 표출하기 어렵다.
④ 병원조직은 대부분 업무과정에서 구성원은 이원적 계층에서 지휘를 동시에 받는다.

**03** 의료기관의 경영형태 특성이 아닌 것은?

① 고도로 자본집약적이다.
② 다양한 사업 목적을 가진 조직체이다.
③ 복잡한 전환과정을 거쳐 서비스를 생산하는 기업체이다.
④ 생산된 서비스의 품질관리나 업적평가가 용이한 조직체이다.

**04** 고객만족의 인식차이로 옳은 것은?

① 지각가치 > 기대가치 → 고객불만족
② 지각가치 = 기대가치 → 고객만족
③ 지각가치 > 기대가치 → 고객만족
④ 지각가치 < 기대가치 → 고객감동

**05** 다음 중 의료기관의 직능별로 올바르게 짝지어진 것은?

① 기능 인력 : 간호조무사, 운전, 조리
② 진료 인력 : 의사, 간호조무사, 영양사
③ 사무 인력 : 관리자, 사무보조원, 의료기사
④ 기타전문 인력 : 의공학자, 법학자, 비서, 영안

## TEST Q 객관식

**01** 고객 만족의 요소를 자세히 쓰시오.

**02** 병원 서비스의 4대 특징을 쓰시오.

**03** 병원 조직의 목적을 쓰시오.

**04** 고객 만족의 정의를 쓰시오.

**05** 의료기관의 종류를 쓰시오.

▶ 정답 및 해설 _ p.219

Chapter 03

# 병원코디네이터의 이미지 관리

이미지는 선천적인 이미지와 후천적 이미지로 나눌 수 있다. 자신의 이미지는 내적인 이미지와 외적인 이미지가 상대방의 인식에 따라 나타난다. 병원코디네이터의 이미지는 곧 병원의 이미지가 된다. 병원 서비스에 대한 고객의 평가는 '병원 이미지'에 의해 좌우되므로 코디네이터는 자신의 가치를 높이고 좋은 병원 이미지를 만들어내기 위해 끊임없이 이미지를 관리해야 한다. 이미지를 파악하는 데에는 긴 시간이 필요하지 않지만 좋은 이미지를 완성하는 데에는 보다 체계적인 과정과 노력을 거쳐야 한다.

이미지를 관리하는 것은 선천적인 이미지 중에서 장점을 더욱 부각시키고 단점이라고 생각되는 것 가운데서도 장점화 할 수 있는 것은 장점으로 만들고, 그렇지 않은 것은 가급적 노출되지 않도록 하여 전체적인 이미지를 상승시키는 것이다. 자신의 이미지에 만족하지 못하는 사람은 대부분 평상시 이러한 노력을 하지 않아 자신의 이미지를 충분히 표현하지 못했기 때문이다.

## 1 이미지 관리의 형성요소

(1) Develop yourself : 자신을 개발하라.

지신을 파악한 후, 장점은 부각시키고, 단점을 보완하도록 한다.

(2) Know yourself : 자신을 알라.

자신이 가지고 있는 내 · 외적 장점과 단점들을 올바르게 파악한다.

(3) Marker yourself : 자신을 말하라.

여러 가지 방법을 통하여 자신을 상대방에게 알리도록 하라.

(4) Package yourself : 자신을 포장하라

자신의 장점을 잘 드러날 수 있도록 가꾸라.

(5) Be yourself : 자신에게 진실하라.

왜곡되거나 거짓된 것이 아닌, 있는 그대로의 자신을 가꾸어 알리도록 하라.

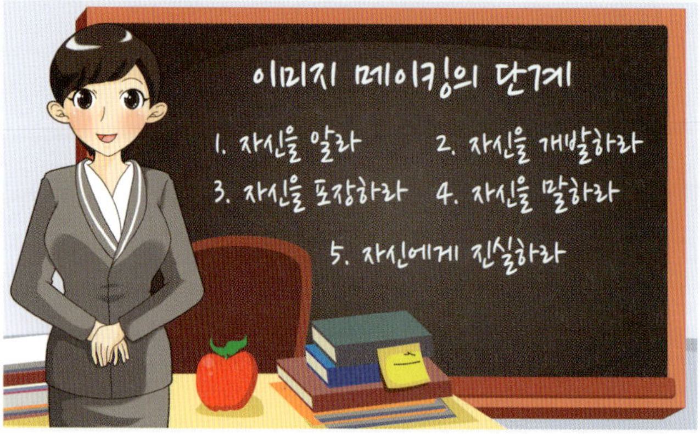
이미지 메이킹의 단계
1. 자신을 알라
2. 자신을 개발하라
3. 자신을 포장하라
4. 자신을 말하라
5. 자신에게 진실하라

## 2 이미지 관리의 이해

코디네이터의 이미지는 고객의 입장에서 바로 병원의 이미지가 된다. 현대는 이미지를 팔고 사는 시대라고 해도 과언이 아니다. 자신의 이미지를 어떻게 창출하느냐에 있어서 자신의 상품가치가 달라지고 있는 현실이다.

병원 서비스에 대한 고객의 평가는 병원이미지에 의해 좌우되므로 코디네이터는 자신의 가치를 높이고, 병원 이미지를 제고시키는데 끊임없이 이미지를 창출하여 관리하는데 노력해야 한다.

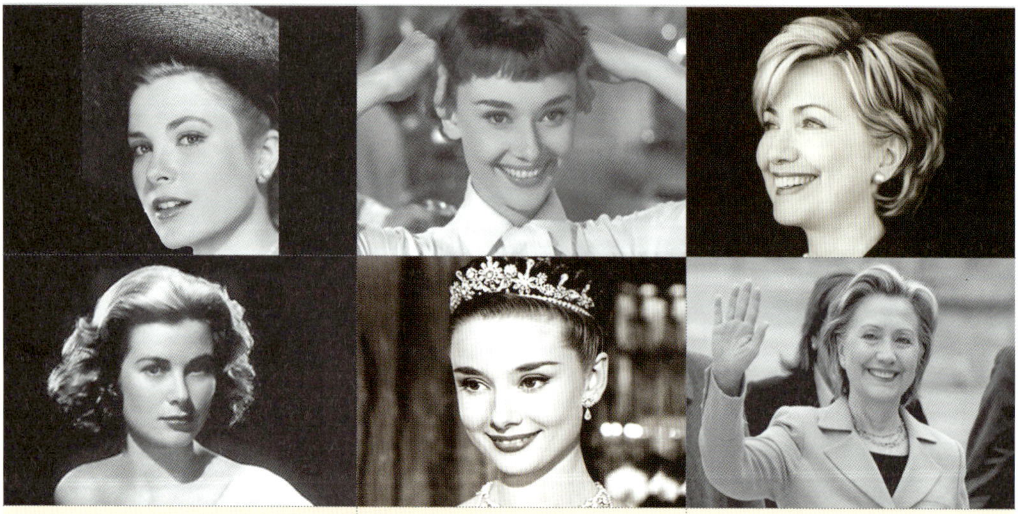

| 그레이스 켈리 | 오드리 햅번 | 힐러리 클린턴 |
|---|---|---|

이미지 메이킹의 사례

### (1) 이미지의 개념

사전적 의미로는 형태나 모양, 느낌, 영상, 관념 등을 의미하며 우리말 사전에는 상, 영상, 심상으로 해석하는데 일반적으로 개인이 어떠한 대상에 대하여 갖는 심상으로 정의한다. 타인에게 자신의 이미지를 언제 어디서든 주어진 상황에 맞게 재고시켜주고, 자신의 능력을 최대한 발휘할 수 있도록 해주며, 나아가 자신의 내적인 잠재력도 나타낼 수 있도록 만들어 주는 것이다.

이미지는 상, 표상, 심상 등의 다양한 뜻을 지니고 있다. 이는 가시적 형태나 율동 등의 대상으로부터 느끼는 분위기, 감각, 연상 등 총체적인 개념으로 표현될 수 있으며, 인간의 지각 활동에 의해 형성된다.

인간은 자극을 받아들여서 뇌 속의 이미지들과 결합과정을 거쳐 새로운 의미를 가지게 되는 과정을 지각(知覺)화 과정이라고 하는데 이때 부여된 의미를 이미지라고 한다. 즉, 이미지란 지각화 과정인 "자극 - 지각 - 인지 - 태도 - 반응"을 통한 주관적이고도 선택적인 외부상황의 재 표현이다. 이와 같은 이미지의 종류에는 다음과 같은 것들이 있다.

**이미지의 종류**

- 내가 나 자신에 대해 갖고 있는 이미지
- 다른 사람이 나에 대해 갖고 있는 이미지
- 내가 다른 사람에 대해 갖고 있는 이미지
- 다른 사람이 그 자신에 대해 갖고 있는 이미지
- 내가 생각하기에 다른 사람이 내게 갖고 있는 이미지
- 다른 사람이 내가 그에 대해 갖고 있다고 생각하는 이미지

HOSPITAL COORDINATOR

이미지 시대에 살고 있는 우리는 자신의 삶을 성공적으로 이끌기 위해 이미지 관리에 조금 더 신중을 기해야만 한다. 이것은 나의 진가를 세상에 알리기 위해 보다 성공적인 삶을 위해 꼭 필요한 작업이며, 성공에 도달하기 위한 가장 빠른 지름길이다. 이미지는 타고나는 것이 아니라 자신이 보여주고 싶은 이미지를 스스로 만들어가야 한다. 이미지란 실상과 허상, 균형과 조화이다. 즉, 외형의 모습과 마음가짐, 매너가 조화를 잘 이루었을 때 가장 성공적인 이미지를 창출해 낼 수 있다.

고객의 입장에서 코디네이터의 이미지는 곧 병원의 이미지가 된다. 병원서비스에 대한 고객의 평가는 "병원 이미지"에 의해 좌우되므로 코디네이터는 자신의 가치를 높이고 병원의 이미지를 제고시키기 위해 끊임없이 이미지를 관리해야 한다.

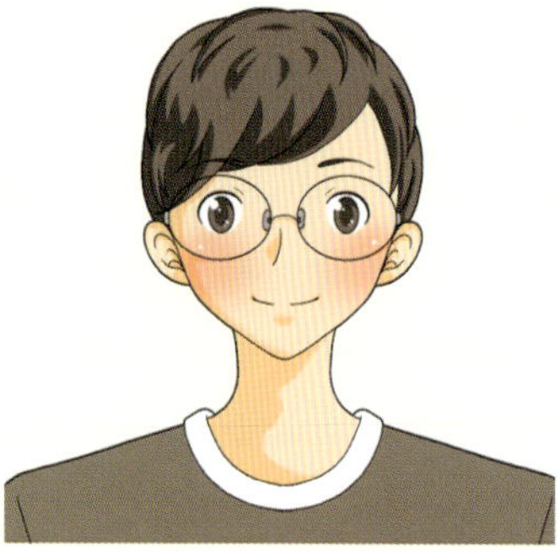

부드러운 이미지

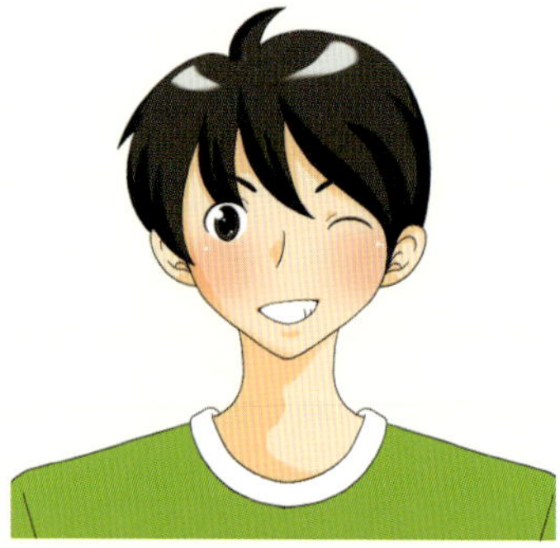

재치 있는 이미지

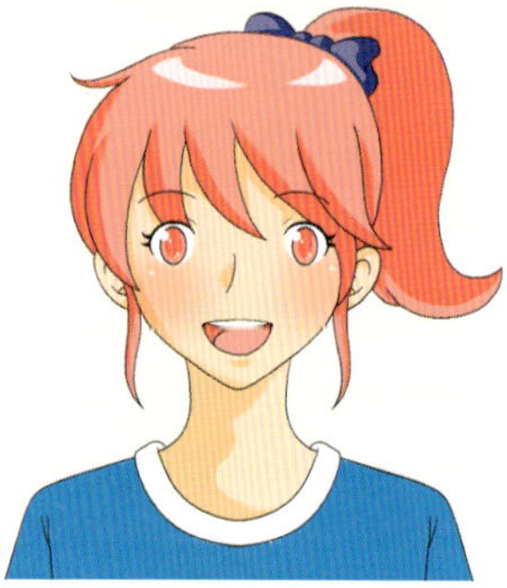

발랄한 이미지

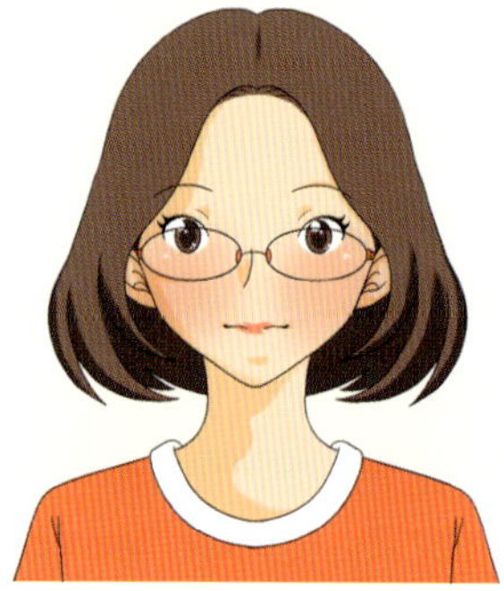

이지적인 이미지

이미지는 다른 사람들의 거울에 비친 모습으로 소극적으로 이해할 수 있지만 보다 적극적으로 다른 사람들에게 의도적으로 보여준 모습이 될 수도 있다. 여기서 기억해야 할 부분은 자신이 의식하지 못한 상태에서 방치된 모습으로 보였든, 의도적으로 잘 짜인 좋은 모습으로 보였든, "이미지"는 다른 사람들에 의해 판단된다.

### 이미지메이킹의 십계명

1. 자신에게 진실하라.
2. 자신을 사랑하라.
3. 자신의 시간을 낭비하지 마라.
4. 옷을 사기 전에 계획을 세워라.
5. 비전을 가져라.
6. 주의 깊게 들어라.
7. 생각하기 전에 말하지 마라.
8. 자신의 이미지를 항상 생각하고 성스럽게 지켜라.
9. 상사, 동료, 부하를 공경하라.
10. 첫인상에 승부를 걸어라.

HOSPITAL COORDINATOR

### (2) 자신의 이미지

자신의 이미지를 어떻게 창출하느냐에 따라서 자신의 상품가치가 달라지고 있는 현실이다. 또한 빠른 정보 전달로 인하여 사람들 간의 커뮤니케이션도 가속화되어 있는 지금 우리가 어떤 위치에 있든 어떤 상황이든 순간적인 이미지의 전달이 얼마나 큰 위력을 발휘하는 가를 알고 자신을 자신이 원하는 이미지로 창출하여 자신이 목표로 하는 삶을 살아갈 수 있도록 해야 한다. 자신의 이미지를 나타내는 유형에는 다음과 같이 네 가지 유형이 있다.

**자신의 이미지를 나타내는 유형**

- 첫인상은 좋았으나, 볼수록 나빠지는 형
- 첫인상은 나빴으나, 볼수록 좋아지는 형
- 첫인상도 나빴고, 볼수록 더 나빠지는 형
- 첫인상도 좋았고, 볼수록 좋아지는 형

HOSPITAL COORDINATOR

Gorden Allport는 사람들은 만난 지 30초 동안에 처음 만난 상대의 성별, 나이, 성격, 직업, 깔끔함, 신뢰감, 성실성 등 을 어느 정도 평가할 수 있다고 하였다. 나아가 천만분의 일초 안에 이미지가 결정된다고 하는 학자도 있다.

**첫 인상은 사람의 뇌에서 가장 오래 기억된다.**

미국의 사회심리학자 솔로몬 에시는 “어떤 사람에 대해 일단 첫인상이 형성되면 후에 들어오는 정보에 대해 좀처럼 귀를 기울이지 않는다. 첫 인상은 나중에 들어오는 정보를 해석하는 기준이 된다.”고 여러 실험 결과를 발표했다.

HOSPITAL COORDINATOR

실제로 다양한 직업 가운데 병원에서 일하고 있는 의료종사자의 이미지를 상상한다면 아마도 대부분의 사람들은 흰 가운에 청진기를 목에 두른 의사나 나이팅게일과 같은 간호사를 연상하게 될 것이다.

### (3) 이미지 형성

이미지의 형성은 사람들이 인식한 결과로 나타나며, 캘리포니아 대학(UCLA)의 심리학 교수인 앨버트 메라비안(Albert Mehrabian)은 사람이 다른 사람을 어떻게 인지하는지에 대하여 실험을 하였다. 인간관계에서 이미지가 결정되는 인식을 할 때 첫인상은 시각적 효과 55%, 청각적 효과 38%, 대화의 내용 7% 활용한다고 분석했다. 이와 같은 결과에서 알 수 있듯 그의 주장에 따르면, 병원에서 코디네이터의 이미지에는 눈에 보이는 시각(visual), 즉 표정, 옷차림, 자세와 동작 등이 55%, 음성(Vocal)이나 말투 등이 38%, 대화 내용, 단어자체 등이 7% 정도 영향을 미치는 것이다. 따라서 이미지는 처음 대면하는 순간 상대방인 고객이 첫 이미지를 결정하는데, 눈에 보이는 외모, 표정, 자세와 동작에 의해 결정됨을 알 수 있다.

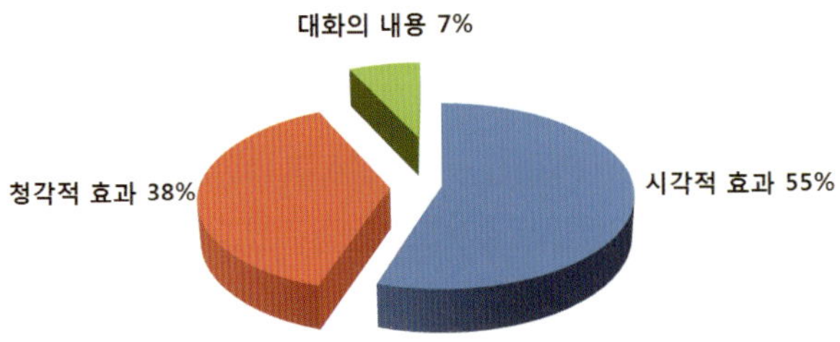


[그림 3-1] 메라비안 법칙의 이미지 효과

이미지는 내적 이미지인 인성(personality)과 외적 이미지인 외모(appearance)로 사람들에게 보여지는 것에 다른 사람들의 인식이 더해져서 만들어진다. 이와 같이 사람의 이미지를 형성하는 요소에는 내적 이미지인 인성과 외적 이미지인 외모가 중요하며, 그 의미는 다음 표 3-1과 같다.

코디네이터는 외적 이미지 외에도 내적 이미지를 잘 갖추어야 한다. 좋은 이미지를 형성하는 내적 이미지 요인에는 모든 사람을 똑같이 귀하게 여기는 인간 존중사상, 정성을 다하는 마음, 인간과 자신이 맡은 일에 대한 깊은 관심, 성실성을 바탕으로 하는 신뢰감, 겸손함 등으로 상대방을 배려하는 마음 등이 있다.

[표 3-1] 이미지 형성의 의미

| 구 분 | 의 미 | 동의어 |
|---|---|---|
| 내적 이미지 | 가치관, 신념, 이상, 지적 수준을 반영하는 오랜 기간 동안 노력에 의해 표현되는 내면적인 요소 | 이차적 이미지<br>선척적 이미지 |
| 외적 이미지 | 표정, 용모, 복장, 메이크업, 태도 자세, 직업, 말씨 등에 의해 표현되는 외형적 요소 | 일차적 이미지<br>후천적 이미지 |

그리고 호감을 주는 외적 이미지 요인에는 따뜻함이 느껴지는 눈길, 자연스럽게 긴장된 입 꼬리, 안정된 시선, 건강하고 반듯한 자세, 청결한 외모, 때와 장소, 상황에 알맞은 품위 있는 옷차림, 온화한 말씨 등을 들 수 있다.

선천적 이미지의 단점은 후천적인 노력으로 극복할 수 있으며, 장점은 후천적 이미지 요소로 부각될 수 있다. 즉, 이미지를 관리한다는 것은 선천적 이미지 중에서 장점을 더욱 살리고, 단점은 장점으로 만들 수 있는 부단한 노력을 통해서 자신의 전체적인 이미지를 상승시키는 것이 필요하다.

**이미지 형성**

내적 이미지 + 외적 이미지 + 상대방 인식

HOSPITAL COORDINATOR

이미지 형성은 동일한 대상에 대해서도 사람은 저마다 다른 이미지를 가지게 되는데, 이는 사람마다 생활가치(life value), 경험(experience), 그리고 욕구(need) 등이 다르기 때문이다.

## (4) 이미지의 관리

병원코디네이터는 의료서비스 전문가로 이미지를 어떻게 관리할 것인가는 자신의 개성과 능력, 교양, 직업적 지위를 충분히 활용하여 프로 직업인의 이미지를 표현할 수 있어야 한다. 서비스 전문가는 개인적 이미지와 직업인의 이미지를 조화롭게 표현하는 것을 의미한다.

코디네이터가 개인적 이미지를 잘 표현했다고 하더라도 직업인으로서 이미지 표현 관리를 잘하지 못했다면 이미지 관리에 실패한 것이다.

이미지의 성격은 크게 독자성, 공통성, 가변성 등이 있으며, 현재 수행되고 있는 각종 조사나 이미지의 기본적 성격을 활용하고 파악된 기업이나 상품에 대한 인지도의 측면에서 이미지를 가장 가치가 높은 방향으로의 이해를 추구하려 하고 있기 때문에 이미지 관리가 중요하다.

이미지를 관리할 때는 바로 다른 사람들의 눈높이를 잘 고려해야 하는데, 코디네이터의 이미지를 평가하는 다른 사람들은 병원의 고객이다. 병원의 고객이 코디네이터에게 기대하는 것은 편안하고 친절하며 신뢰감을 주는 서비스이다. 따라서 코디네이터는 고객에게 호감을 주면서도 안심시키는 편안하고 친절하며, 신뢰감을 주는 이미지를 창조해야 하는 것이다.

코디네이터는 전문가로서 자신의 삶의 가치와 목표, 고객의 요구, 병원의 비전에 맞게 자신의 이미지를 좀 더 체계적으로 관리해야 한다. 고객의 요구, 병원의 비전에 맞게 자신의 이미지를 좀 더 체계적으로 관리해야 한다.

이미지 관리 과정은 다음과 같이 4단계로 이해할 수 있다.

| 이미지 관리 과정 | |
|---|---|
| 1단계 | 자신의 이미지 점검 단계 |
| 2단계 | 이미지 콘셉트 결정 단계 |
| 3단계 | 좋은 이미지 형성 단계 |
| 4단계 | 이미지 내면화 및 관리 단계 |

## (5) 이미지메이킹의 필요성

### 1) 실제적 자기 이미지(Practical self - Image)

현재 생활에 스스로가 실제로 가지고 있는 자신의 이미지를 말한다.

### 2) 자기 이미지(Self - Image)

이미지를 자신의 머릿속에 떠올릴 때 특징적으로 나타나는 현상과 느낌을 말한다.

### 3) 상품 표현적 자기 이미지

자신의 이미지를 마케팅에 응용한 것으로 상품을 통하여 표현하고자 하는 이미지를 말한다.

### 4) 이상적 자기이미지(Ideal Self - Image)

스스로가 추구하고자 하는 자신의 모습을 말한다.

### 5) 면경 자기 이미지(Looking Glass Self - Image)

타인에게 보여지는 이미지의 자신 또는 타인에게 표현하고자 하는 이미지이다.

### 6) 상황적 자기 이미지

개인의 특정한 상황에서 타인이 자신에 대하여 가져주기를 바라는 이미지를 말한다.

## (6) Color와 이미지

### 1) Color 이미지 진단

① 이미지 메이킹과 color

ⓐ 색채의 느낌 : 몇 가지 색을 동시에 보고 있을 때가 대부분이다. 이때 색이 서로 영향을 주어 한 색만 보고 있을 경우와는 다르게 보인다. 그 대표적인 현상이 대비 현상이다.

ⓑ 색의 대비현상 : 2가지 이상의 색을 동시에 보거나 연속해 볼 때 생기는 현상으로 이때 보여진 색이 서로 영향을 주어 저마다 색의 특성을 더 강조하는 경향이 생긴다. 색에는 색상, 명도, 채도의 3가지의 속성이 있다.

ⓒ 색채에 대한 주관적 연상 : 색채는 어떤 색이든 그것을 바라보는 사람의 개별적인 견해를 따라 그 특질이 양반될 수도 있다. 각 개인마다 색채를 자기 자신과 연관시키는 방법이 다르므로 색채에 대한 반응이 다르기 때문이다.

ⓓ 색채의 역할 : 외적으로 판단할 때 미치는 색채의 영향과 미적효과에 관한 것으로 크게 나눠진다. 외적 판단요소로는 온도감, 무게, 크기, 거리 등의 판단에 미치는 색채의 영향이 있으며 미적효과에 의한 판단요소로는 색채에 대한 개인적 기호, 조화, 감정효과 등을 들 수 있다.

- 온도감의 색채 : 색채를 보았을 때 따뜻하거나 차갑게 느끼는 것은, 대체적으로 색상과 관련된다. 따뜻하게 느껴지는 색상은 빨강, 주황, 노랑, 자주색 등이고 차갑게 느껴지는 색상은

녹색, 파랑, 남색 등이다.

- **무게의 판단 및 색채** : 무게의 판단에 가장 영향을 주는 색의 속성은 명도이다. 밝은 색(명도가 높은 색)은 가볍게, 어두운 색(명도가 낮은 색)은 무겁게 느껴진다. 동시에 명도가 높은 색은 경쾌감을, 낮은 색은 중후감을 느끼게 된다.
- **크기의 판단 및 색채** : 크기의 판단에서 색채의 효과는 무게의 판단만큼 명확하지는 않으나 역시 명도의 영향이 강하다고 할 수 있다. 대체로 같은 크기라도 밝은 색 쪽이 커 보이고 어두운 색 쪽이 작아 보인다.
- **거리 판단 및 색채** : 2가지 색채가 있을 때 같은 거리에 있으면서도 서로 다른 거리에 있는 듯 보이는 경우가 있다. 밝기가 높은 색 또는 명도가 높은 색, 난색계에 속하는 색깔이 가깝게 보인다.

ⓔ **색채의 선호도** : 색채의 선호도 에는 개인차가 크다. 조사 결과에 의하면 좋아하는 색상을 순위별로 보면, 파랑, 빨강, 녹색, 보라, 귤색, 노랑 순으로 나타났다. 파랑·빨강계통의 색은 비교적 좋아하는 색인 경우가 많다.

ⓕ **색채의 조화** : 2가지 이상의 색채가 인접해 있을 경우 그 배열, 구성에 따라 보는 사람으로 하여금 유쾌한 감정을 느끼게 하는 것을 말한다. 색채의 조화는 배색하는 경우를 고려해야 한다. 개인의 관심, 경험, 훈련을 통해 배색감각이 좋아진다.

### ② 이미지 메이킹과 컨설팅

사람의 인상을 결정짓는 여러 가지 요소들이 모두 이미지 컨설팅의 대상이 된다. 이미지 컨설턴트(Image Consultant)라는 직업이 있다. 이들의 역할을 간단히 표현하면 고객의 이미지를 교정해주는 것이라고 할 수 있다. 이미지 컨설턴트들이 중요시하는 부분 중의 하나가 컬러이다.

컬러 이미지 메이킹은 우선 첫 인상이 좋아야한다. 처음 사람을 만났을 때 그 사람을 평가하는 데는 불과 7~15초 밖에 걸리지 않는다. 그만큼 순식간에 첫인상이 결정된다는 말이다.

### ③ 색채 이미지 커뮤니케이션

색채는 이미지 커뮤니케이션에서 가장 중요한 요소 중의 하나로 처음 만나는 사람의 이미지를 의상이 풍기는 "컬러 이미지"로 판단하는 경우가 많기 때문에 매우 중요하다.

개인의 기호에 따라 색채의 평가가 다를 수 있기 때문에 대상자의 기호 색과 기호색에 영향을 미치는 요인들, 즉 문화적 배경, 생활환경, 교육수준, 심미안, 개성 등에 대한 이해가 필요하다.

### ④ 매력 있는 컬러 연출

사람은 개인마다 타고난 고유색을 가지고 있다. 신체색상 역시 따뜻한 색과 차가운 색으로 구분되어 있다, 따뜻한 피부색은 기본적으로 노란빛을 지니며 차가운 색은 희고 붉으며 푸른빛을 가지고 있다.

신체색상은 피부색소로 이루어지는데, 즉 멜라닌(갈색), 헤모글로빈(붉은색), 카로틴(노란색)의 분포에 따라 기본적으로 봄, 여름, 가을, 겨울의 4가지 타입으로 구분한다. 대부분 비슷한 모발 색을 가지고 있다 해도 각각 차이가 있으며 사람들에게는 각각 어울리는 색이 분명히 존재한다.

ⓐ 색의 이해

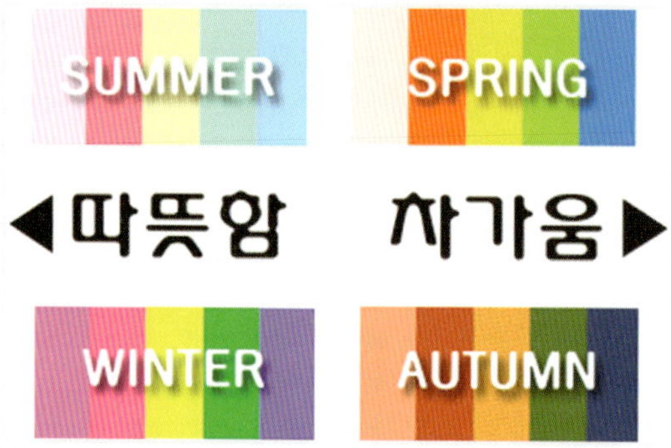


ⓑ Warm과 Cool 컬러

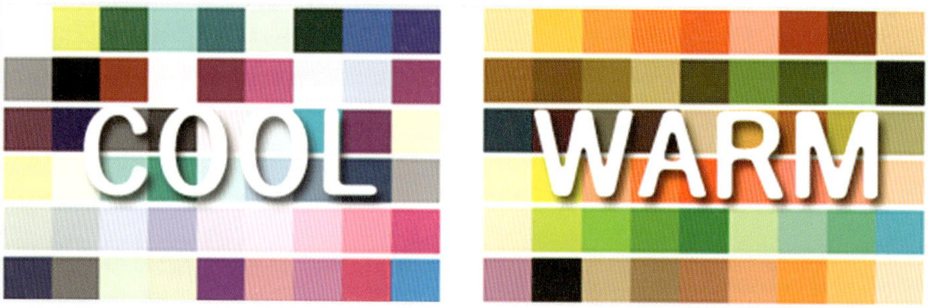


- 여름과 겨울에 해당
- 모던하고 깔끔한 이미지
- 푸른색을 기본바탕으로 함

- 봄과 가을에 해당
- 풍요롭고 생동감 있는 이미지
- 노란색을 바탕으로 함

ⓒ Warm Tone

- 피부색 : 노르스름한 피부에 붉은 빛 또는 갈색 빛이 돌고 햇볕에 잘 타는 피부
- 머리카락 색 : 황갈색, 짙은 갈색
- 어울리는 색상 : 기본 색상에 노란색이 가미된 색 또는 노란색이 섞인 파스텔 톤

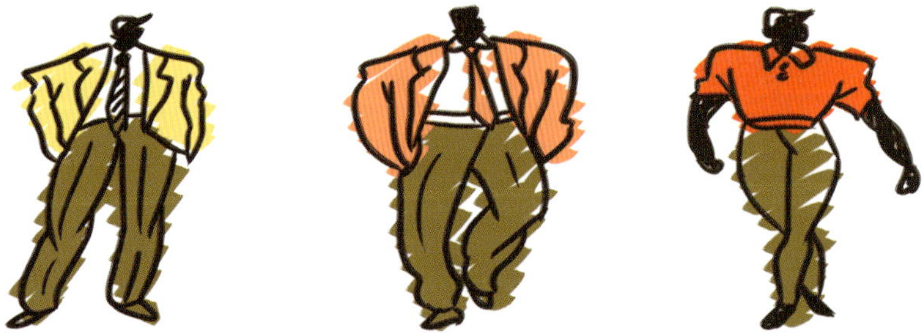

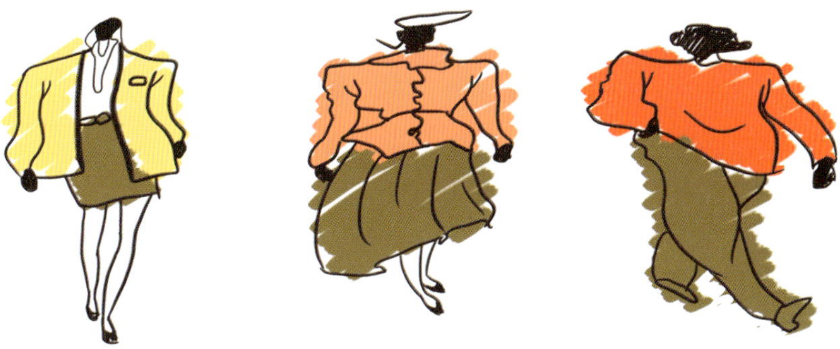

ⓓ Cool Tone

- 피부색 : 노르스름, 붉은, 갈색 피부에 흰빛 또는 푸른빛이 감도는 피부햇볕에 잘 타지 않고 붉어지는 피부
- 머리카락 색 : 푸른빛이 감도는 짙은 갈색, 검정색
- 어울리는 색상 : 기본 색상에 파란색이 가미된 색 또는 파란색이 섞인 파스텔 톤

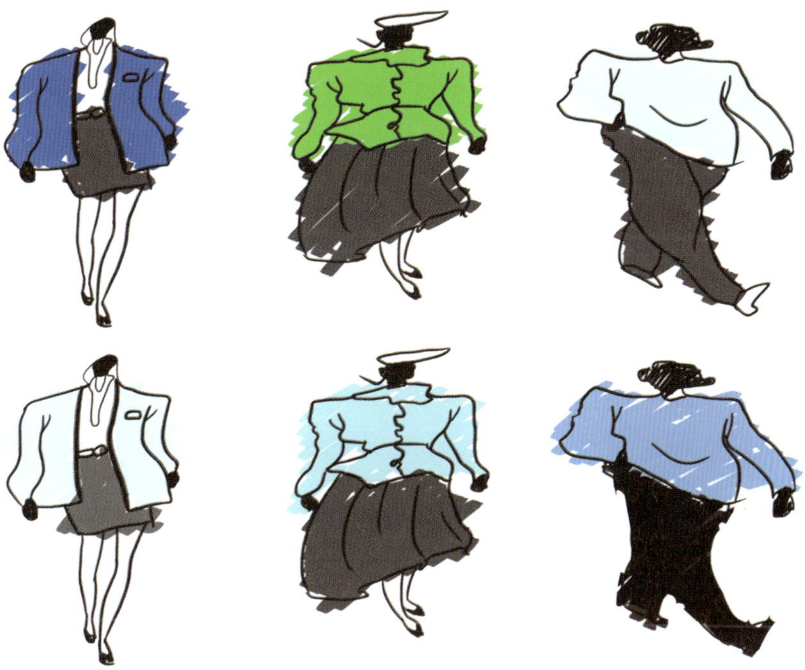

# 3 이미지 관리 실제

## (1) 이미지 메이킹의 개요

이미지 메이킹은 잘생긴 사람, 멋있는 사람, 커리어우먼을 연출하는 특별한 인상 형성 기법이 아니다. 누구나 가지고 있는 '자기 모습'을 상대에게 멋있게, 개성 있게 연출하는 좋은 인상 만들기 방법이다.

우리가 일상 속에 보여 지는 이미지는 우리 스스로에게 바라는 이미지와는 많은 거리가 있음을 발견하게 된다. 성공적인 이미지 메이킹은 스스로 공감하는 자신의 이미지를 좋은 방향으로 이끌고, 그런 이미지가 타인의 객관적인 평가에 의해서도 인정받아가는 과정이므로 지금 이 순간에도 당신은 이미지를 투사하고 있고, 그 이미지를 통해 타인은 스스로의 창에 비춰진 당신의 모습에 대한 이미지를 결정하게 된다.

이미지는 타인이 보고 느낀 모습이다. 따라서 사람에 따라 긍정적이거나, 부정적일 수 있고, 또한 실제보다 과장된 모습일 수노, 비하된 모습일 수도 있다. 이처럼 지극히 주관적인 개개인의 생각 속에 존재하는 어쩌면 허상에 불과할지도 모르는 우리의 이미지가 우리의 현실, 나아가서 우리의 인생까지 좌우할 수 있는 힘을 지니고 있다.

의료종사자의 이미지 메이킹은 고객의 입장에서 보면 병원의 이미지가 된다. 의료서비스에 대한 고객의 평가는 병원이미지에 의해 좌우되므로 의료종사자는 자신의 가치를 높이고 병원의 이미지를 제고시키기 위해 지속적으로 이미지를 관리해야 한다. 결국 이미지 창출에 있어 "무엇을 보여줄까?" 만큼이나 중요한 것이 "어떻게 보여줄까?" 인지가 중요하다. 이는 각자의 본질을 가장 잘 나타내고자 하는 것으로 결국 추한 것을 덮어서 겉만 보기 좋게 포장하자는 것이 아니며, 따라서 각자의 안에 내재된 숨은 아름다움과 잠재된 능력을 개발하여 최상의 모습을 나타내 보이고, 가장 훌륭한 매너로 행동함으로서 자신의 진가를 보여 주는 것이다.

| 이미지메이킹의 5단계 | |
|---|---|
| 1단계 | 자신을 알라 |
| 2단계 | 자신을 개발하라 |
| 3단계 | 자신을 포장하라 |
| 4단계 | 자신을 말하라 |
| 5단계 | 자신에게 진실하라 |

### (2) 표 정

얼굴은 사람의 신체가운데 가장 표현력 있고 눈에 띄는 부분이다. 이 표정은 상대에게 호감을 "주느냐?, 못주느냐?"의 중요한 요소이다. 얼굴에는 무려 80여 개의 근육이 있어 7,000가지의 표정을 만들 수 있다고 한다. 성실감과 신뢰감을 느낄 수 있게 하는 사람들이 코디네이터이다. 무엇보다 여러 가지 두려움을 안고 병원을 방문하는 사람들이 병원코디네이터에게 기대하는 기본 이미지라 할 수 있겠다. 사람을 만나다 보면 한 번 만나면 두 번 만나고 싶고, 많은 이야기를 같이 하고 싶은 사람이 있다. 그래서 병원 문을 열고 들어섰을 때 처음 마주하는 병원코디네이터의 표정이 중요한 이유인 것이다.

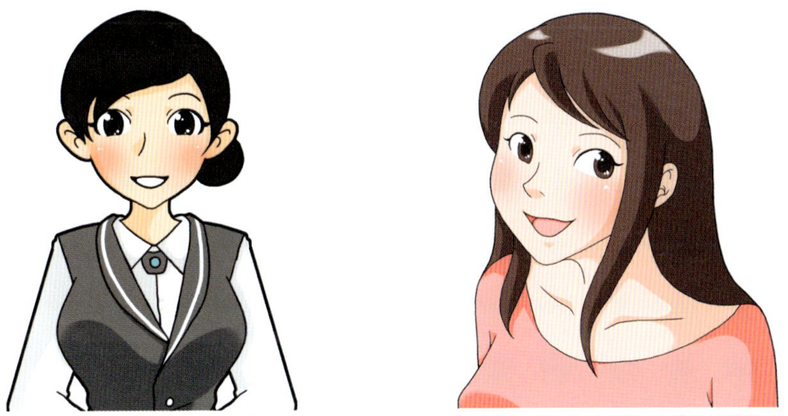

- 상대방의 표정은 나의 책임이다.
- 밝은 표정은 인간관계의 기본이다.
- 표정은 첫인상, 이미지를 결정짓는다.
- 마음을 아름답게 하면 얼굴은 저절로 밝아진다.
- 첫인상이 좋아야 그 이후의 대면이 호감 있게 이루어진다.

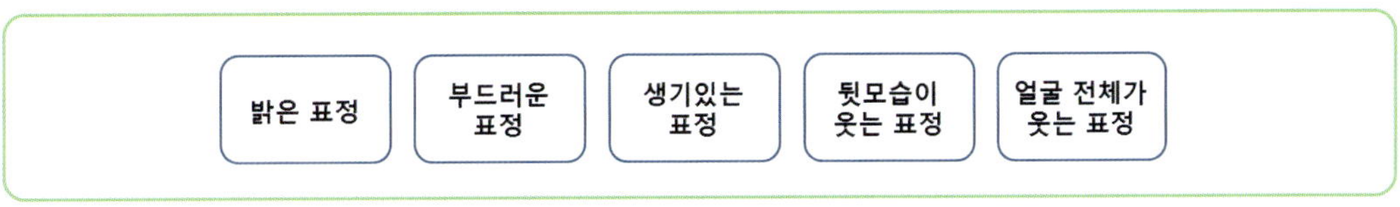


[그림 3-2] 표정 연출의 5가지 원칙

**좋은 표정 만들기**

링컨은 "40대가 되면 사람은 자기 얼굴에 책임을 져야한다"고 했다. 이 말은 인생을 살면서 모든 희로애락이 얼굴 표정으로 모두 드러난다는 뜻이다. 즉, 표정은 한순간에 결정되는 것이 아니며 오랜 시간에 걸쳐 노력하며 자연스럽게 배어나오도록 해야 한다는 것이다.

- 평소 거울을 자주 보는 습관을 기른다.
- 얼굴 근육 훈련과 표정 훈련을 지속적으로 한다.
- 밝고 좋은 생각과 마음의 여유를 가지려는 노력을 기울인다.
- 근육 훈련만으로 표정이 자연스럽게 밝아지는 데는 한계가 있다는 점을 명심한다.

HOSPITAL COORDINATOR

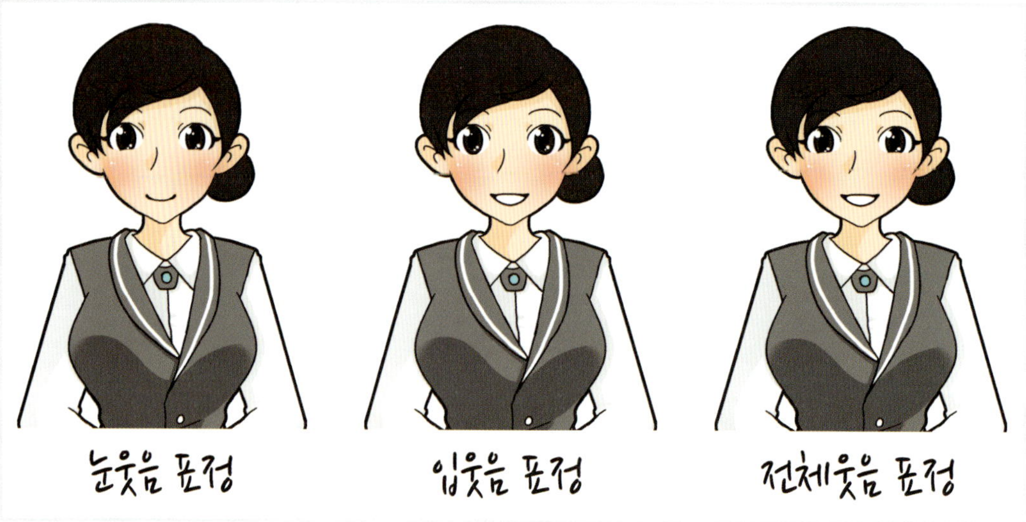


## (3) 시 선

동양에서는 눈을 너무 빤히 바라볼 경우 도전적인 느낌을 받고 상대방이 위압감을 느끼는 경우도 있고, 서양에서 눈을 바라보며 이야기 하는 것은 신뢰를 갖고 이야기 한다는 의미를 가진다. 따라서 상대방과의 대화 중 시선처리는 매우 중요하다.

### 1) 온화한 시선

대다수의 사람들은 사람을 처음 만났을 때 눈을 본다고 한다. 눈은 마음의 거울이고, 그 사람의 정신을 말한다고 구전되고 있다. 시선에는 분위기가 있으며, 진지하고 성의 있는 시선은 사람을 기분 좋게 한다.

상대방에게 관심을 기울이고 받아들일 자세가 되어 있다는 것을 느끼게 하기 때문이다. 온화한 표정을 만드는 시선에는 다음과 같다.

- 가급적 고객과 눈높이를 맞출 것
- 시선과 몸의 방향을 항상 같이 움직인다.
- 위로 치켜뜨거나 아래위로 훑어보는 시선은 옳지 못하다.
- 자연스럽고 부드러운 시선으로 상대의 눈언저리(eye zone)를 본다.

### 2) 비호감 시선

ⓐ 아래로 내리뜨는 시선
ⓑ 위아래로 흘겨보는 시선
ⓒ 한곳만 응시하는 시선
ⓓ 곁눈질 하는 시선
ⓔ 위로 치뜨는 시선

## (4) 자연스러운 웃음

미소는 친절 봉사의 표시이며, 서비스 정신의 원천이다. 따라서 진정한 마음에서 우러나오는 미소야말로 병원을 찾은 고객에게 좋은 인상을 주는 것은 물론이고, 고객은 편안한 마음으로 쉼터를 제공받을 수 있을 것이다. 미소는 기뻐서 소리를 내는 것은 아니며, 웃음과 분명히 구분된다. 자연스러운 스마일은 형식적이거나 가식적이지 않는 진실이며, 시끄럽거나 소란스럽지 않는 조용한 웃음이다. 따라서 절대적인 자기감정과의 연결이 되어야 한다.

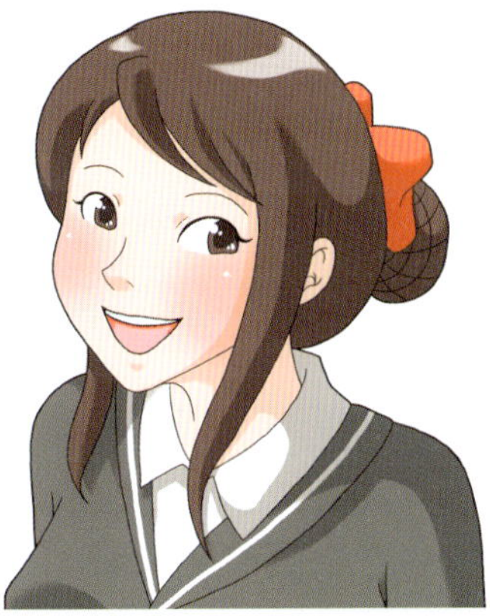

방긋 웃고 환자를 대한다는 것은 무언중에 나는 당신에게 절대적인 호의를 가지며, 언제라도 당신을 맞이할 준비가 되어 있음을 뜻한다. 코디네이터는 고객의 요구를 만족시켜야 하며, 이 만족은 미소로써 시작이 되어야 한다. 미소가 있는 병원은 고객의 영원한 추억이 될 것이며, 우리가 바라는 최고의 병원이 될 것이다.

서비스 인의 최고의 매너는 바로 스마일(미소)를 잘하는 능력이라고 해고 과언이 아니다. 일찍이 상술을 발달시켰던 중국인들은 "웃는 얼굴이 아니면 가게 문을 열지 마라"고 말했을 정도이다.

서비스 인 이라면 즐거워서 웃는 것이 아니라 스스로를 즐겁게 하기 위해서 달관한 듯 웃을 수 있는 여유를 터득해야 한다.

[표 3-2] 웃음의 효과

| 효 과 | 의 미 |
|---|---|
| 감정이입 | 웃음은 자신의 기분만 좋아지는 것이 아니라, 그를 상대하는 고객의 기분까지 즐겁게 해준다. |
| 건강증진 | 웃음이 건강에 좋다는 것은 스탠퍼드 대학의 윌리엄 프라이 교수를 비롯하여 여러 학자, 의사들의 공통된 견해다. |
| 실적 향상 | 서비스 인의 웃음은 영업실적을 증대시킨다. |
| 마인드 컨트롤 | 일부러라도 웃다 보면, 저절로 기분이 좋아지는 게 웃음이다. |
| 신바람 | 웃음은 수많은 고객을 상대하는 고달픈 상황에서도 그것을 극복할 수 있는 활력을 불어넣어 준다. |
| 호 감 | 웃음은 자신의 외모와 인상을 좋게 해주어 고객으로 하여금 호감과 친밀감을 느끼게 한다. |

### (5) 용모와 복장

일반적으로 상대방의 사전 정보나 선입견 없이 사람을 만나게 된다면 우선 그 사람이 입고 있는 옷차림에 제일 먼저 시선이 가게 된다. 그리고 그 옷이 잘 어울리는지 격식에 어긋나지는 않는지를 살피고 나아가 옷 입은 사람의 개성이 잘 나타나는지의 여부를 논할 것이다. 따라서 옷은 무성의 언어(nonverbal language)로서 한 사회 내에서 살아가는 한 개인의 사회적 지위, 직업, 역할, 자신감, 지능, 동조성, 개성 그리고 기타성격 특징에 대한 인상을 다른 사람들에게 전달해 준다. 나아가 옷차림의 특징적 행동이 유행(fashion)으로 표현될 때, 행동은 규칙적이고 예측할 수 있는 그 시대의 문화 양식을 반영하기도 하는 것이다.

용모는 단지 외적인 느낌만을 전하는 것이 아니라 사실 개인의 내면적 성향 및 소양을 표현하는 수단이다. 표정만큼 중요한 것은 용모와 복장이다. 외모로 사람을 판단하는 것이 꼭, 옳은 것은 아니지만 명심해야 한다. 고객들은 당신을 외모로만 판단한다는 사실을 인식해야 한다.

사람들의 옷차림에서 우리는 그의 신분과 직업을 어느 정도 예측 할 수 있다. 그 사람의 행위에 의해서 알 수도 있지만 옷차림에 의해서 즉각적으로 판단이 가능한 것이다. 옷차림이 사람의 외적인 면과 함께 내적인 자아도 직접적으로 표현하고 있음을 알 수 있다 즉, 사회 속에서 개인의 역할 및 지위에 대한 단서를 제공하고 또 올바르게 지각되도록 도움을 주는 것이다. 따라서 스스로를 표현하는데 있어 좀 더 나은 자신을 정확하게 알릴 수가 있고, 개인의 감춰진 감정을 상대방에게 전달할 수도 있는 것이다.

복장과 용모의 중요성은 다음과 같다.

**복장과 용모의 중요성**

- 바른 몸가짐은 바른 행동의 기본이다.
- 겉으로 보이는 용모도 인격의 일부분이다.
- 용모는 직업의식의 적극적 표현이다.
- 단정한 몸차림은 상대방에게 신뢰를 주고, 좋은 대인관계의 바탕이 되며, 일의 성과에도 영향을 준다.
- 때와 장소에 맞는 몸가짐은 자신을 소중히 할뿐만 아니라 자신의 삶을 풍요롭게 한다.

HOSPITAL COORDINATOR

- 손톱은 2~3mm 이내로 둥글게 자른다.
- 붙이는 속눈썹은 금물, 마스카라는 아주 가볍게 한다.
- 액세서리는 한번에 2개 이상, 최대 3개는 넘지 않는다.
- 머리카락이 얼굴을 가리거나 눈을 가리지 않도록 조심한다.
- 지나치게 화려한 머리핀, 너무 요란한 색의 머리염색은 피한다.
- 식사 후에는 반드시 양치질을 한다. (가글도 함께 하면 좋다.)
- 청결하게 관리하고 매니큐어는 투명색이나 아예 하지 않는다.
- 근무 전 반드시 입 냄새 제거 등을 하고 구강 상태를 점검한다.
- 귀고리는 귀에 부착되는 형태가 지나치게 크거나 늘어지는 것은 피한다.
- 진하고 요란한 화장은 피하고 따뜻한 느낌을 주는 색으로 자연스럽게 한다.

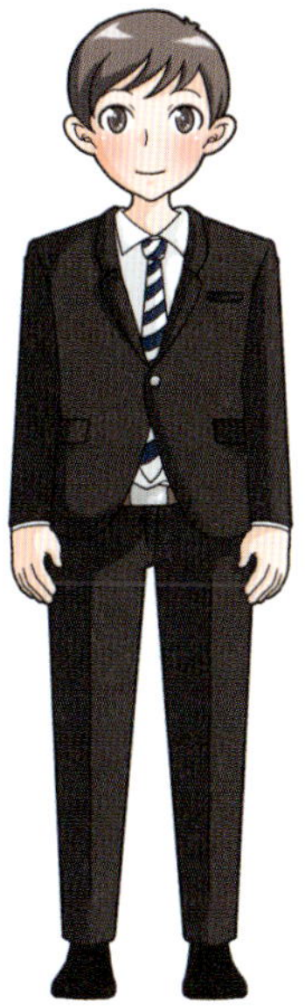

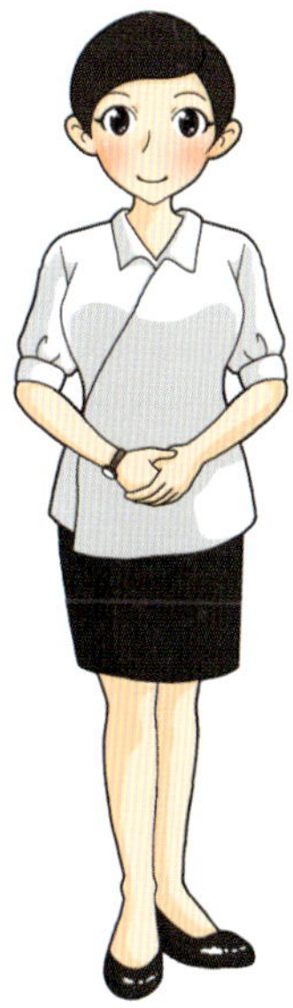

| 상대방에게 불쾌감을 주는 몸가짐 | |
|---|---|
| 남 성 | 여 성 |
| • 비뚤어진 넥타이<br>• 충혈된 눈<br>• 덥수룩한 수염<br>• 길게 자란 코털<br>• 잠잔 흔적이 남은 머리<br>• 지저분한 손톱 | • 눈을 가린 긴 머리<br>• 긴 손톱, 화려한 매니큐어<br>• 야하고 화려한 화장<br>• 진한 검정색 또는 무늬 있는 스타킹<br>• 요란한 머리 모양<br>• 화려한 액세서리 |

복장은 그 자체가 갖고 있는 표현력, 즉 상징성이 있어야 한다. 옷은 "제 2의 피부"이며, 입는 사람의 됨됨이를 나타낸다. 그러나 여기서 옷이 지닌 자체 특성이나 기능을 무시한 채로 입게 된다면 옷의 표현력 즉, 옷의 생명력은 사라질 것이다. 따라서 옷을 착용할 때는 반드시 그 옷이 가지고 있는 자체의 표현력과 생명력이 입는 사람과 조화를 이루어야만 한다.

복장은 본인 자신과 가장 잘 어울리는 옷을 입었을 때, 우리는 그에게 옷을 잘 입는 사람이라고 칭찬할 수 있고, 착용한 옷은 비로소 제 기능을 다하게 되는 것이다. 따라서 옷이 나타내는 상징성과 생명력을 잘 이해하고 옷을 입는다면 더 멋지고 세련된 옷차림을 할 수 있는 것이다.

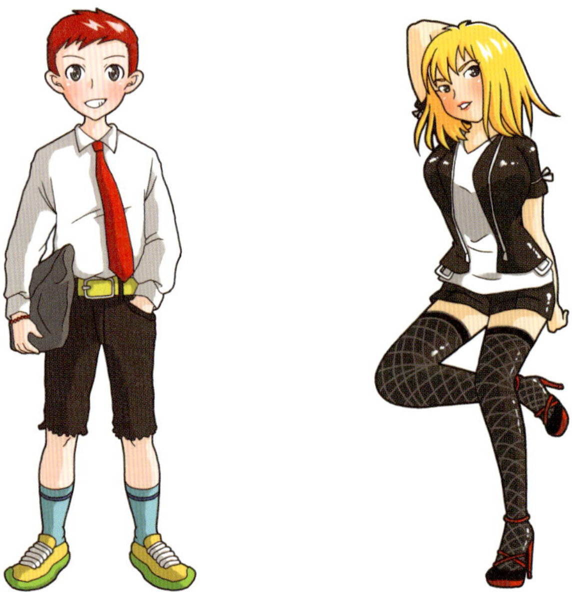

▣ 남성의 용모와 복장

| 구 분 | 내 용 |
|---|---|
| 두 발 | • 항상 세발하여 청결을 유지하고, 단정히 빗는다.<br>• 옆머리는 귀를 덮지 않고, 뒷머리는 와이셔츠 깃을 덮지 않도록 한다.<br>• 지나치게 유행을 따르는 머리형은 삼간다. |
| 얼 굴 | • 매일 면도하여 수염이 길지 않도록 한다.<br>• 길게 자란 코털은 깨끗하게 정리하여 지저분하게 보이지 않도록 한다.<br>• 미소를 잃지 않고 밝은 모습으로 고객을 응대한다. |
| 양 복 | • 감색, 검정색 계통의 양복을 입는다.<br>• 콤비차림은 가급적 피한다.<br>• 명찰, 배지 증을 패용한다.<br>• 바지의 주름은 늘 한 줄로 세우도록 한다.<br>• 바지의 길이는 구두 위에 가볍게 닿을 정도로 유지한다. |
| 와이셔츠 | • 백색 계통이 무난하다.<br>• 칼라 뒷부분은 양복 상의보다 1cm 정도 보이게 한다.<br>• 손목은 양복 소매로부터 1~1.5cm 정도 보이게 한다. |
| 넥타이 | • 목 언저리까지 꼭 여미도록 한다.<br>• 양복과 조화되는 것을 착용한다.<br>• 얼룩, 구김이 없도록 한다.<br>• 혁대에 닿게 맞추어 적당한 길이로 맨다. |
| 구 두 | • 색상은 검은색 계열로 한다.<br>• 캐주얼화는 피한다.<br>• 매일 닦아 신고 뒤축을 구부려 신지 않는다.<br>• 슬리퍼를 착용하지 않는다. |

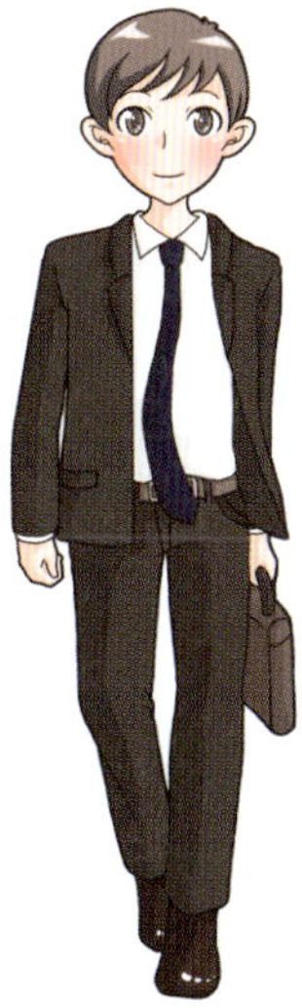

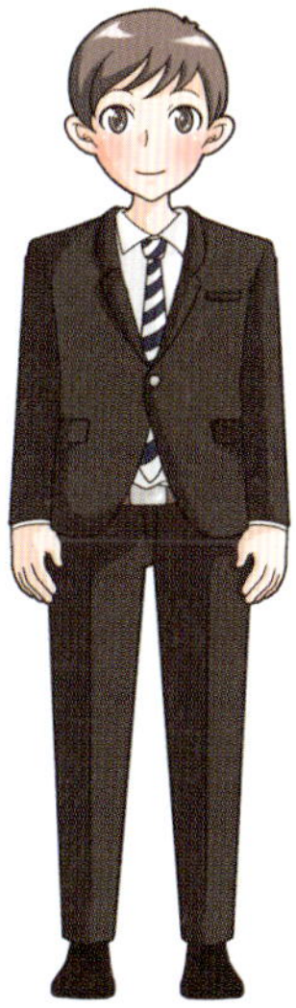

▣ 여성의 용모와 복장

| 구 분 | 내 용 |
|---|---|
| 두 발 | • 항상 단정하고 깨끗함을 유지한다.<br>• 리본을 사용한 화려한 장식은 피한다.<br>• 지나친 파마, 요란한 머리 모양, 빨간색 염색을 피한다.<br>• 앞머리나 옆머리가 흘러내리지 않게 하고, 특히 눈을 가리지 않도록 한다. |
| 얼 굴 | • 귀걸이는 가급적 피한다.<br>• 눈 화장은 자연스럽게 한다.<br>• 립스틱은 튀지 않는 색상을 선택한다.<br>• 화장은 엷게 하고 청결한 느낌을 주도록 한다. |
| 유니폼 | • 소매를 걷는 것은 피하고 명찰은 바르게 한다.<br>• 블라우스 속이 들여다보이지 않도록 신경을 쓴다.<br>• 사무실이 안정감이 있도록 통일된 유니폼을 착용한다. |
| 스타킹 | • 피부색에 가까운 색을 착용한다.<br>• 원색이나 무늬가 요란한 것은 피한다.<br>• 올이 빠지거나 늘어진 것의 착용 여부를 늘 확인한다.<br>• 여분의 스타킹을 반드시 준비한다. |
| 손 톱 | • 매니큐어가 벗겨져 있지 않도록 신경을 쓴다.<br>• 청결하게 유지하며 매니큐어 색은 엷은 색으로 한다. |
| 구 두 | • 흑색이 좋다.<br>• 굽은 높지 않는 것으로 신기에 편리한 것을 신는다.<br>• 슬리퍼를 착용하지 않는다. |

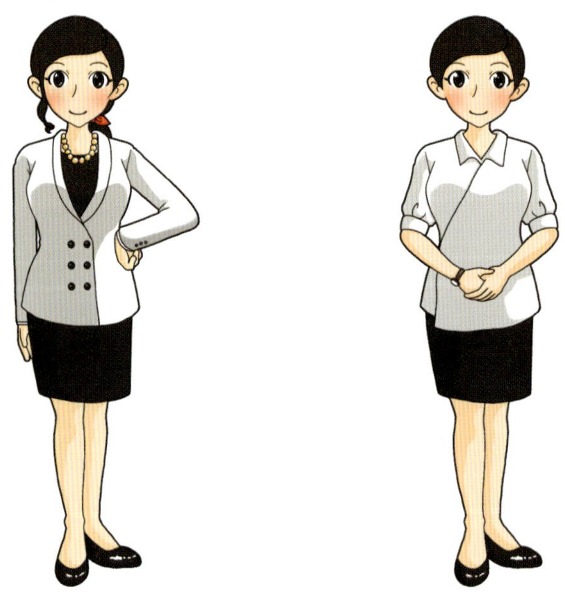

## 호감도 자가 체크

체크일자 : 부 서 : 성 명 :

| ■ 항상 그렇다 : 10점<br>■ 때때로 그렇다 : 5점<br>■ 전혀 그렇지 않다 : 0점 | 점수(100) | | |
|---|---|---|---|
| | 10 | 5 | 0 |
| 1. 청결함을 주는 복장을 염두에 두고 있는가? | | | |
| 2. 바른 자세는 바른 정신을 나타냄을 염두에 두고 있는가? | | | |
| 3. 인사는 중요하다는 인식을 갖고 있는가? | | | |
| 4. 인사에 이어 +@(small talk)도 준비하는가? | | | |
| 5. 대화 시 시선과 몸의 방향이 상대를 향해 두고 있는가? | | | |
| 6. 항상 미소 짓는 표정을 유지하고 있는가? | | | |
| 7. 칭찬이나 위로의 말은 늘 머릿속에 정리되어 있는가? | | | |
| 8. 편지, 전화, 이메일 등 고마운 분과 마음이 통하는 일을 실행하는가? | | | |
| 9. 상대를 위한 일을 할 때 적절한 판단으로 빠르게 처리해드리고 있는가? | | | |
| 10. 좋지 못한 태도나 말투를 파악하고 수정해 나가고 있는가? | | | |

• 당신의 점수는 :

## 인사 자가 체크

체크일자 : 부 서 : 성 명 :

| ■ 항상 그렇다 : 10점<br>■ 때때로 그렇다 : 5점<br>■ 전혀 그렇지 않다 : 0점 | 점수(100) | | |
|---|---|---|---|
| | 10 | 5 | 0 |
| 1. 아침 출근시 "안녕하십니까."하고 동료에게 밝게 말을 걸고 있는가? | | | |
| 2. 고객이 스쳐지나 갈 때 미소 지우며 인사하거나 미소 띤 얼굴을 하고 있는가? | | | |
| 3. 사람 사이를 지나갈 때 "실례하겠습니다."라고 말을 하는가? | | | |
| 4. 엘리베이터에서 내릴 때 다른 사람에게 "먼저 내리겠습니다."라고 곧 말할 수 있는가? | | | |
| 5. 상대방에게 사소한 것이라도 도움을 받았을 때 "감사합니다."라고 곧 말할 수 있는가? | | | |
| 6. 오래 기다리신 분께 "오래 기다리셨습니다."라고 표현하고 있는가? | | | |
| 7. 누군가가 불렀을 때 상냥하게 "예"라고 대답할 수 있는가? | | | |
| 8. 부서 이동 시 "다녀오겠습니다. 다녀왔습니다. 다녀오십시오. 잘 다녀오셨습니까?"라고 명랑하게 인사하고 있는가? | | | |
| 9. 고객 불만, 불평 시 "죄송합니다."라고 솔직하게 말할 수 있는가? | | | |
| 10. 맞장구 대화법을 잘 실천하고 있는가?<br>(아~ 그러시군요. 예~ 이러하다는 말씀이시죠) | | | |

• 당신의 점수는 :

# 4 규범적 자세와 태도

업무를 수행함에 있어서 올바른 자세는 업무의 효율 향상과 좋은 이미지 형성에 큰 도움을 준다. 약간의 자각과 주의를 기울인다면, 자세의 교정은 가능해진다. 몇 가지 다음의 주의점을 참고로 자신의 자세를 체크해 보는 것이 좋다. 처음엔 번거로운 듯해도 그 사이 몸은 익숙해진다. 좋은 이미지 만들기의 첫 걸음인 자세와 태도는 행동예절의 기본이다. 바른 자세와 동작은 그 사람의 기품에 영향을 주며 상대방에게는 안정되고 정숙한 느낌을 준다. 우리를 괴롭히는 질병 가운데 많은 부분은 좋지 않은 자세에서 비롯되므로 항상 바르고 편안한 자세를 가지도록 주의해야 한다. 좋은 자세와 동작은 고객으로 하여금 코디네이터에 대한 믿음과 신뢰는 물론 병원에 대한 신뢰도 향상에 매우 훌륭한 역할을 한다. 이 모든 것이 좋은 이미지 만들기의 첫 걸음인 것이다.

- 등줄기를 곧게 편다.
- 손가락은 가지런히 붙인다.
- 상대방을 편안히 바라본다.
- 보폭은 너무 크지 않게 하고 소리가 나지 않게 걷는다.
- 시작보다 마무리 동작을 천천히 하면 더 예의 바르게 보인다.
- 신발은 비교적 소리가 나지 않는 것을 선택하고 끌지 않아야 하며 팔자걸음이나 안짱걸음은 주의해서 걷는다.

좋은 자세는 마음의 표현이다. 자세가 좋은 사람은 상대방에게 호감을 주고 신뢰감을 줄 뿐 아니라 근무 중의 올바른 자세는 업무의 능률 향상에도 큰 도움이 된다. 한 가지만 잘한다고 해서 이미지가 좋아지는 것이 아니라 나열한 모두가 조화롭게 이루어질 때 좋은 이미지가 완성될 수 있는 것이다. 하지만 무엇보다 중요한 이미지메이킹의 요소는 병원 내에서 비쳐지는 자신의 내면, 외면의 관리로 본다. 직장인으로서의 기본을 지켜 진정한 내면의 아름다운 이미지를 만들어 나가야하겠다.

## (1) 바른 자세와 동작의 기본

### 1) 선 자세

- 표정을 밝게 하고, 시선은 상대의 미간을 바라본다.
- 어깨는 힘을 빼고 허리와 가슴을 펴서 일직선이 되게 한다.
- 여성은 오른손이 남성은 왼손이 위가 되도록 앞으로 모은다.
- 발꿈치는 붙이고 발끝은 30~60도 각도로 V자 모양으로 벌린다.

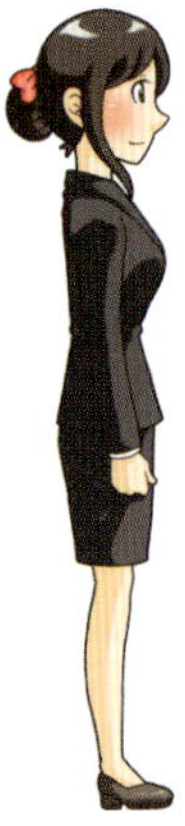

서는 자세

### 2) 걷는 자세

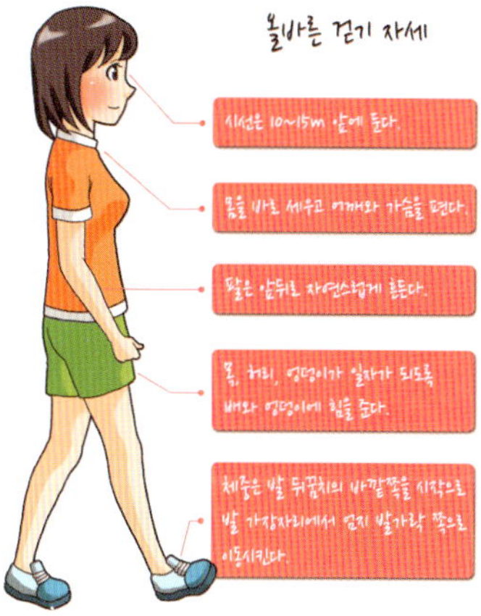


- 등을 펴고 어깨의 힘을 뺀다.
- 십일자 모양의 직선으로 걷는다.
- 밝은 표정으로 활기차게 걷는다.
- 무릎을 곧게 펴고 배에 힘을 준다.
- 발끝 – 발바닥 – 발뒤꿈치 순서로 닿게 한다.
- 턱을 당기고 시선은 전방 5~6m 앞을 주시한다.
- 손은 가볍게 주먹을 쥐고 팔은 적당히 흔들어 준다.

### 3) 앉는 자세

- 남성은 양손을 무릎 위에 나란히 놓고 다리는 약간 벌리고 앉는다.
- 등과 등받이 사이는 주먹 하나가 들어갈 정도로 간격을 두고 앉는다.
- 여성은 두 손을 무릎 위에 놓고 다리와 무릎을 붙이고 직각으로 세운다.
- 앉은 상태에서 고객이 오면 즉시 자리에서 일어나 눈을 맞추며 인사한다.

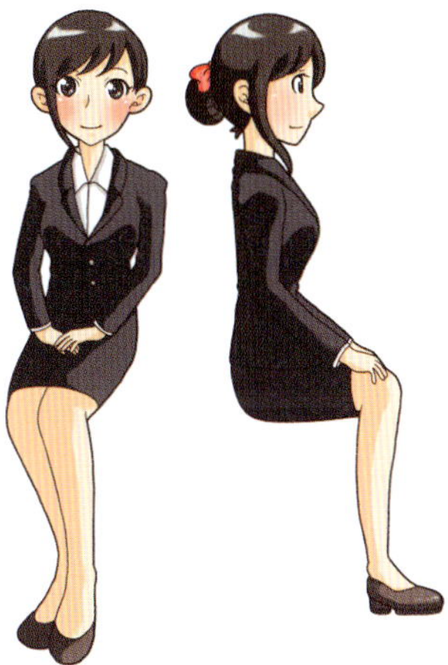
앉는 자세

## (2) 인사예절

인사는 상대에게 마음을 열어주는 구체적인 표현이며 감사, 기원, 환영, 반가움, 배려, 염려의 의미가 내포되어 있다. 따라서 인사는 인간관계의 기본이며 밝고 명랑한 인사의 표현은 사람과 사람사이의 윤활유 작용을 한다. 인사에서 무엇보다도 중요한 것은 인사를 하는 사람의 표정과 자세에서 진정한 마음이 담겨 있느냐 하는 것이다.

### 1) 일반적인 인사의 방법

- 상대를 향해 선다.
- 상체를 굽힌다.
- 잠시 멈춘다.
- 천천히 든다.
- 똑바로 선다.

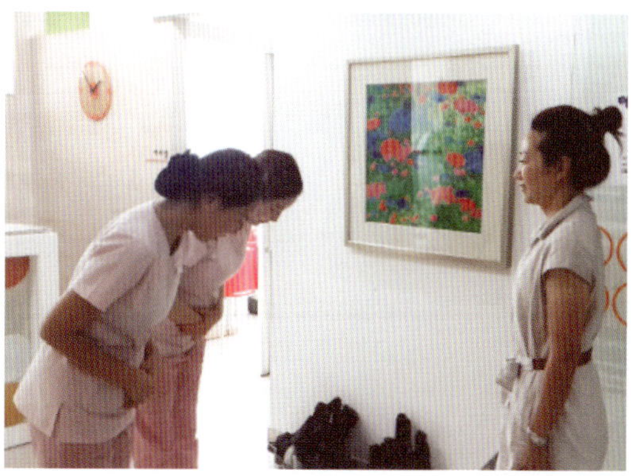

## 2) 상황에 맞는 인사의 방법

① 15도 인사(가벼운 인사)

- 엘리베이터 내 : 인사말 없이 표정을 밝게 한 후 인사
- 통화 중 : 인사말 없이 표정을 밝게 한 후 인사
- 복도(동료) : 걸어가면서 "안녕하십니까?"
- 복도(상사, 손님) : 정지한 후 "안녕하십니까?"

② 30도 인사(보통의 인사)

- 일반적인 인사(만나거나 헤어질 때)
- 고객을 환영할 때

③ 45도 인사(정중한 인사)

- 고객에게 감사의 표현을 전할 때, 사과할 때, 배웅할 때

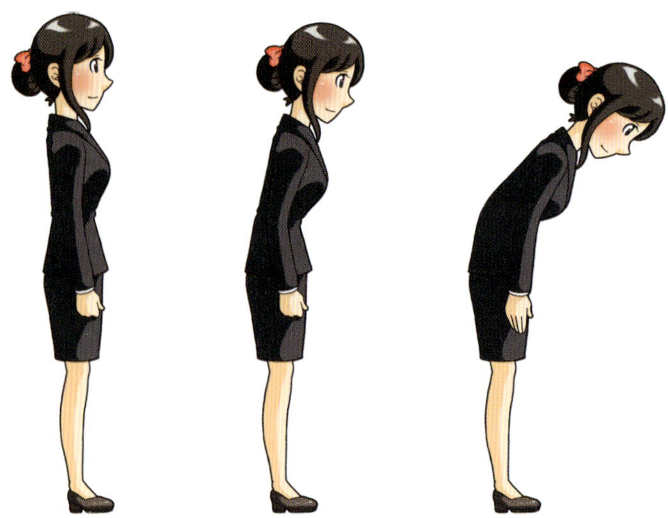


## 3) 악수 매너

악수의 유래는 원시시대에는 낯선 사람을 만나면 우선 적이라고 판단하여 몸에 지니고 있는 무기를 점검하게 된다. 그러나 서로 싸울 뜻이 없음을 알게 되면 무기를 내려놓고 오른손을 내밀어 무기가 없으며, 적의를 갖고 있지 않음을 표시하는 행위에서부터 악수가 유래되었다. 따라서 무기를 사용하지 않은 여성에게는 악수하는 습관이 없었다.

악수는 서양의 인사방법 중 하나로 허리를 굽혀 인사하는 우리의 전통적인 인사방법과는 달리 인사하는 방식이 다소 차이가 있다. 그러나 요즘은 국제화 시대에 걸맞게 악수하는 것도 많이 보편

화되어 가고 있다.

일반적으로 악수를 할 때는 미소 띤 얼굴에 허리는 곧게 펴고, 마음에서 우러나는 태도를 취하는 것이 중요하다. 악수를 할 때 윗사람이나 존경하는 분께 약간 고개를 숙이며 예를 표하는 것은 한국적 악수법이다. 허리를 굽히는 인사를 하려면 악수를 하고 손을 놓은 후 허리를 굽혀 인사하고 물러서는 것도 좋은 방법이다. 악수의 단계는 다음과 같다.

**악수의 단계**

- 이름을 말하면서 상대를 쳐다보며 손을 내민다.
- 엄지를 위로 세우고, 손을 잡을 때는 엄지와 인지 사이의 깊숙한 부분이 서로 닿도록 잡는다.
- 적당한 힘을 주어 쥐며 가볍게 서너 번 흔든다. (이때 너무 약하게 잡으면 자신감이 없거나 소심해 보일 수 있고, 힘을 주어 쥐게 되면 상대방에게 부담을 줄 수 있으므로 주의한다.)

HOSPITAL COORDINATOR

ⓐ 악수를 청할 때

- 남성은 반드시 장갑을 벗되, 여성은 낀 채로 해도 괜찮다.
- 남성은 일어서고 여성은 윗사람이 아닐 경우 앉아서 해도 상관없다.
- 악수는 여성이 남성에게 선배가 후배에게 기혼자가 미혼자에게 상급자가 하급자에게 연장자가 연소자에게 청한다.

HOSPITAL COORDINATOR

ⓑ 올바른 악수 방법

- 손을 잡을 때는 오른 손을 사용한다. 왼손은 결투신청의 의미였다.
- 손에 물건이 있을 땐 미리 왼손으로 옮기거나 내려놓는다.
- 손은 가볍게 흔들되 어깨보다 높이 올리지 않는다.
- 여성과는 되도록 흔들지 않는다.
- 비즈니스는 2번 정치적 악수는 5번, 친구와는 7번 이상 흔들어도 무방하다.
- 시선은 반드시 상대방의 눈을 주시한다.
- 손에 땀이 많이 나는 경우에는 수건으로 가볍게 닦은 후 악수한다. 상대에게 불쾌감을 줄 수 있다.
- 여성과 악수를 할 땐 여성의 손바닥을 긁지 않으며, 너무 꽉 쥐어 고통을 느끼도록 하지 않는다.
- 대통령이나 왕족 외엔 머리를 숙이지 않고 허리를 꼿꼿이 세워 대등하게 한다.
- 윗사람과 악수를 할 때에는 윗사람이 흔드는 데로 맡겨둔다.

HOSPITAL COORDINATOR

악수는 상대와 손을 맞잡는 육체의 만남이지만, 눈빛으로 주고받는 마음의 교감이 더욱 중요하다. 악수할 때의 느낌으로 상대방의 내면을 들여다 볼 수 있다고 한다. 악수 할 때의 손을 잡는 강도, 흔드는 횟수, 눈의 마주침, 음성 등 네 가지 요소가 조화를 잘 이루어야 상대방의 마음을 사로잡을 수 있다. 악수는 마음을 담아야 하는 예절이다.

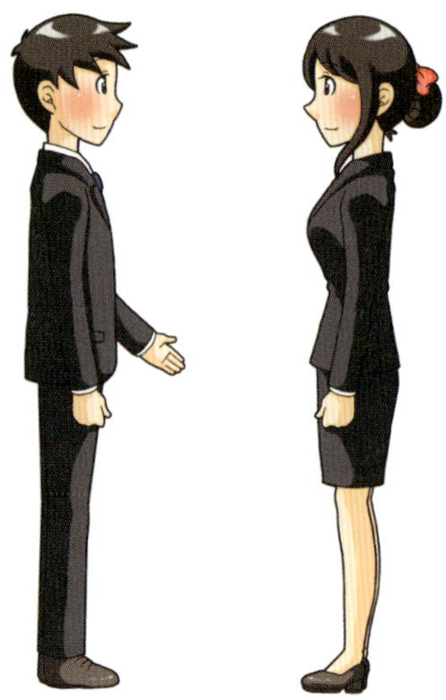

악수 건네기

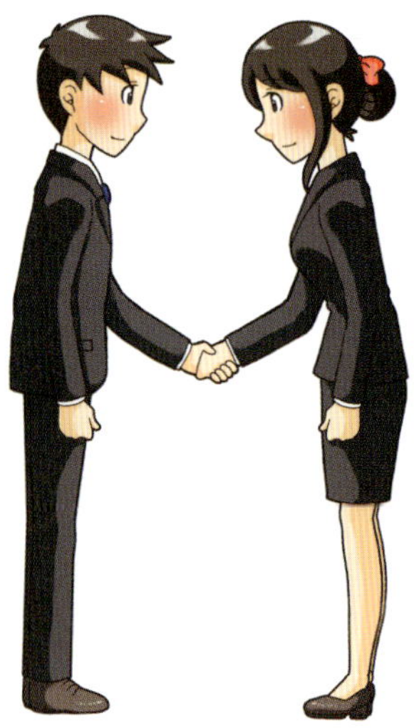

악수 받기

## (3) 응용자세

### 1) 방향지시 자세

- 손등이 보이거나 손목이 굽지 않도록 한다.
- 지시할 때의 행동은 너무 느리지 않도록 한다.
- 손가락은 모으고 손바닥 전체를 펴서 방향을 가리킨다.
- 오른쪽을 가리킬 때는 오른손을, 왼쪽은 왼손을 사용한다.
- 시선은 3단계 EYE CONTACT(상대의 눈 가리키는 방향 상대의 눈)

### 2) 물건을 주고받을 때

- 웃는 얼굴로 한다.
- 시선은 3단계 EYE CONTACT
- 받는 사람이 편하도록 건넨다.
- 손은 허리선보다 위로하여 가슴과 허리사이에서 두 손으로 건넨다.

### (4) 삼가야 할 태도

다음은 결코 고객 앞에서 삼가야 할 행동들이다. 행동 매너의 경우, 경력이 짧은 병원코디네이터는 엄격하고, 경력이 풍부한 병원코디네이터가 오히려 소홀한 면을 보이기도 한다. 경력이 충분히 쌓일수록 나태해지는 모습을 보이고 있지는 않았는지 자신을 점검하는 노력이 지속적으로 필요하다.

- 사적인 전화를 한다.
- 신문이나 잡지를 본다.
- 청소, 서랍을 정리한다.
- 턱을 괴고 앉아 있다.
- 발을 떨거나 손장난을 한다.
- 동료를 큰소리로 부르거나 반말을 한다.
- 껌을 씹거나 커피를 마시는 등 음식물을 먹는다.
- 화장을 고치거나, 하품, 큰소리로 재채기를 한다.
- 큰소리로 잡담을 하거나 오래 선 채로 이야기한다.
- 컴퓨터로 쇼핑을 하거나 개인 홈페이지 관리, 채팅을 한다.
- 한쪽 다리에 중식을 두고 서 있거나 등을 벽에 기대고 선다.

이와 같은 행동은 병원의 이미지는 물론 자신의 가치를 떨어뜨리는 매우 위험한 행동이다. 모든 성공의 시작은 행동에서 출발한다는 사실을 항상 잊지 않아야 한다.

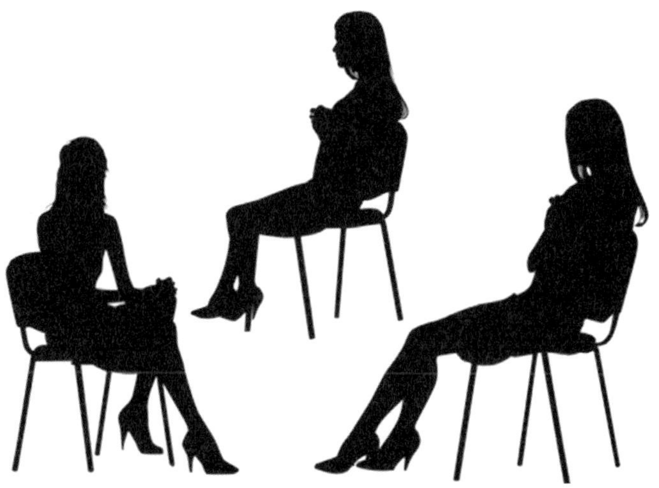

# 핵심요약

## ▣ 이미지 메이킹의 형성요소

- Develop yourself : 자신을 개발하라.
- Know yourself : 자신을 알라.
- Marker yourself : 자신을 말하라.
- Package yourself : 자신을 포장하라
- Be yourself : 자신에게 진실하라.

## ▣ 이미지의 개념

사전적 의미로는 형태나 모양, 느낌, 영상, 관념 등을 의미하며 우리말 사전에는 상, 영상, 심상으로 해석하는데 일반적으로 개인이 어떠한 대상에 대하여 갖는 심상으로 정의한다.

## ▣ 이미지메이킹의 십계명

1. 자신에게 진실하라.
2. 자신을 사랑하라.
3. 자신의 시간을 낭비하지 마라.
4. 옷을 사기전에 계획을 세워라.
5. 비전을 가져라.
6. 주의 깊게 들어라.
7. 생각하기 전에 말하지 마라.
8. 자신의 이미지를 항상 생각하고 성스럽게 지켜라.
9. 상사, 동료, 부하를 공경하라.
10. 첫인상에 승부를 걸어라.

## ▣ 이미지 형성

이미지의 형성은 사람들이 인식한 결과로 나타나며, 내적 이미지인 인성(personality)과 외적 이미지인 외모(appearance) 상대방의 인식이 더해져서 만들어진다.

## ▣ 이미지메이킹의 필요성

- 실제적 자기 이미지(Practical self – Image)
- 자기 이미지(Self – Image)
- 상품 표현적 자기 이미지
- 이상적 자기 이미지(Ideal Self – Image)
- 면경 자기 이미지(Looking Glass Self – Image)

▣ 좋은 표정 만들기

- 평소 거울을 자주 보는 습관을 기른다.
- 얼굴 근육 훈련과 표정 훈련을 지속적으로 한다.
- 밝고 좋은 생각과 마음의 여유를 가지려는 노력을 기울인다.
- 근육 훈련만으로 표정이 자연스럽게 밝아지는 데는 한계가 있다는 점을 명심한다.

▣ 웃음의 효과

- 감정이입 : 웃음은 자신의 기분만 좋아지는 것이 아니라, 그를 상대하는 고객의 기분까지 즐겁게 해준다.
- 건강증진 : 웃음이 건강에 좋다는 것은 스탠퍼드 대학의 윌리엄 프라이 교수를 비롯하여 여러 학자, 의사들의 공통된 견해다.
- 실적 향상 : 서비스 인의 웃음은 영업실적을 증대시킨다.
- 마인드 컨트롤 : 일부러라도 웃다 보면, 저절로 기분이 좋아지는 게 웃음이다.
- 신바람 : 웃음은 수많은 고객을 상대하는 고달픈 상황에서도 그것을 극복할 수 있는 활력을 불어넣어 준다.
- 호감 : 웃음은 자신의 외모와 인상을 좋게 해주어 고객으로 하여금 호감과 친밀감을 느끼게 한다.

▣ 복장과 용모의 중요성

- 바른 몸가짐은 바른 행동의 기본이다.
- 겉으로 보이는 용모도 인격의 일부분이다.
- 용모는 직업의식의 적극적 표현이다.
- 단정한 몸차림은 상대방에게 신뢰를 주고, 좋은 대인관계의 바탕이 되며, 일의 성과에도 영향을 준다.
- 때와 장소에 맞는 몸가짐은 자신을 소중히 할뿐만 아니라 자신의 삶을 풍요롭게 한다.

▣ 규범적 자세와 태도

- 등줄기를 곧게 편다.
- 손가락은 가지런히 붙인다.
- 상대방을 편안히 바라본다.
- 보폭은 너무 크지 않게 하고 소리가 나지 않게 걷는다.
- 시작보다 마무리 동작을 천천히 하면 더 예의 바르게 보인다.
- 신발은 비교적 소리가 나지 않는 것을 선택하고 끌지 않아야 하며 팔자걸음이나 안짱걸음은 주의해서 걷는다.

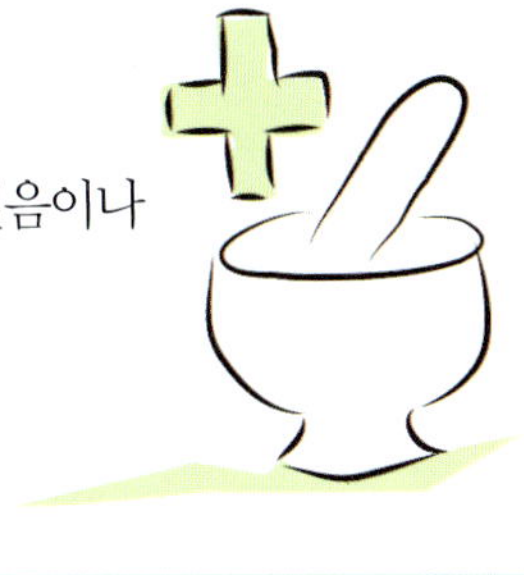

# 연습문제

## 객관식

**01** 이미지 관리 중 옳지 않은 것은?

① 헤어스타일은 짧게 커트하거나 묶어 올리는 것보다 긴머리를 유지하는 것이 좋다.
② 메이크업은 따뜻한 느낌을 주는 색으로 자연스럽게 한다.
③ 유니폼은 자주 세탁해서 입고 다림질에 주의해야 한다.
④ 귀걸이는 귀에 부착하는 형태로 지나치게 크거나 늘어지는 것을 피한다.

**02** 용모와 복장의 중요성으로 옳지 않은 것은?

① 용모는 직업의식의 적극적 표현이다.
② 단정한 몸차림은 상대방에게 신뢰를 준다.
③ 바른 몸가짐은 바른 행동의 기본이다.
④ 겉으로 보이는 용모는 인격의 전부이다.

**03** 다음 중 이미지 구성요소에 해당되지 않는 것은?

① 신체적 이미지
② 감정적 이미지
③ 지적 이미지
④ 사회적 이미지

**04** 다음 중 걷는 자세로 맞지 않는 것은?

① 등을 펴고 어깨의 힘을 똑바로 둔다.
② 십일자 모양의 직선으로 걷는다.
③ 무릎을 곧게 펴고 배에 힘을 준다.
④ 손은 가볍게 주먹을 쥐고 팔은 적당히 흔들어 준다.

**05** 다음 중 병원코디네이터의 역할로 맞는 것은?

| | |
|---|---|
| a. 고객상담 및 관리 | b. 마케팅 활동 |
| c. 벤치마킹 | d. 서비스 교육 |

① (a), (b), (c)
② (a), (c), (d)
③ (a), (b), (c), (d)
④ (b), (c), (d)

## TEST Q 주관식

**01** 이미지 형성의 의미에 대하여 쓰시오.

**02** 이미지 메이킹의 5단계 관리에 대하여 쓰시오.

**03** 좋은 표정 만들기를 쓰시오.

**04** 용모와 복장의 중요성을 쓰시오.

**05** 웃음의 효과에 대해서 쓰시오.

▶ 정답 및 해설 _ p.220

Chapter 04

# 의료서비스의 기본 응대 매너

## 1 서비스 에티켓과 매너

에티켓은 반드시 지켜야만 되는 규범으로서 지키지 않으면 안되는 불문율을 의미한다. 매너는 얼마나 세련되고 품위 있는 방식으로 행동하는가를 중시한다. 예를 들어 윗사람을 만나 인사를 해야 하는 것이 에티켓이라면 얼마나 올바른 방법으로 정중하게 인사를 하느냐의 문제는 매너라 할 수 있다. 상대방에게 불쾌감을 주지 말아야 하고, 자신이 싫다고 생각하는 일은 상대방에게 하지 않는 것이 기본이다. 에티켓(etiquette)과 매너(manner)는 기본적으로 상대방을 배려하고 존중하는데 근거를 두고 있다.

### (1) 에티켓

현대에 있어서 에티켓이란 도로의 표지판과 같으며, 사교와 비즈니스에 있어서도 교통 표지판과 같은 역할로 보다 즐겁고 부드럽게 쾌적한 삶을 살아가기 위한 구성원간의 약속인 것이다. 따라서 에티켓은 사회를 구성하고 공동체를 지탱하는 하나의 근거이다.

우리말로 에티켓이란 예법 또는 예절이란 것을 의미한다. 원래는 프랑스어인 에티켓 'Estiquier'(나무말뚝에 붙인 출입금지)라는 의미이며, 이는 베르사이유 궁전을 보호하기 위해 궁전주변의 화원에 말뚝을 박아 행동이 나쁜 사람이 화원에 들어가지 못하도록 표시를 붙여 놓은 것이 에티켓의 기원이라고 할 수 있다.

루이 14세 베르사이유 궁전에서 살았던 시절 워낙 의전이나 궁정에서 행동거지에 엄격했기 때문에 궁전에서 지켜야 할 규범과 규칙들을 적어서 성안 뜰에 부착해 놓은 데서 비롯되었다는 설도 있으며, 이때는 궁전에 출입할 수 있는 출입 증인 티켓의 역할을 하기도 했다. 에티켓은 '예의범절'이라는 뜻 이외에 '명찰'이나 '꼬리표'라는 의미도 지니고 있다.

귀족들은 에티켓을 통해 신분상의 차별화를 시도하였고 이렇게 발달된 귀족의 에티켓은 전 유럽의 귀족사회로 번져 나갔고, 에티켓이란 귀족의 신분의 상징처럼 여겨졌다. 에티켓은 인류 최초의 사회 형태인 씨족사회에서도 필요했다. 구성원사이에 원만한 관계를 지탱하는 데는 어떤 질서가 있어야 하고 그것이 지켜져야 하기 때문이다.

### (2) 매 너

매너의 어원인 라틴어 '마누아라우스(manuarius)'는 '마누스(manus)'와 '아리우스(arius)' 합성어이다. 손(hand)을 뜻하는 마누스는 '우리의 행동이나 습관' 이라는 의미로 발전하게 되었으며, 아리우스는 '방법' 또는 '방식'을 의미하므로 매너란 인간의 '행동 방식'을 의미한다. 매너란 어떤 일을 할 때 조금 더 바람직하고 보다 쾌적하며 우아한 감각을 익히기 위해 생겨난 습관이다. 그것은 상대방에 대한 마음 씀씀이나 물건 다루는 방법, 접하는 방법, 몸짓 등에 관한 모든 것으로서 이것은 오랜 기간 동안 많은 사람과의 교제를 통해 터득하게 되어 개인의 몸에 익숙하도록 만드는 것이다. 매너란 매우 상식적이고 일상적인 것이 이에 해당한다.

매너의 첫 번째 의의는 강자가 약자를 보호하는 장치라는 데서 찾을 수 있다. 여성 존중 사상의 출발점도 같은 맥락으로 사회적 약자를 보호함으로써 사회적 불평등을 해소함으로써 즐거운 사회를 만들 수 있는 것이다. 둘째, 매너가 있는 사람은 사회적 위치와 관계없이 누구나 귀족이 될 수 있다는 것이다. 최고의 경영자라도 매너를 모른다면 천박한 사람으로 여겨지고 멸시받으며, 진정한 리더가 될 수 없을 것이다.

[표 4-1] 에티켓 / 매너 / 예절의 차이점 비교

| | | |
|---|---|---|
| 에티켓<br>(Etiquette) | 예의범절 | • 선택의 여지가 없는 '의무사항'이라 할 수 있음<br>• 사람으로서 지켜야 하는 당연한 도리 |
| 매 너<br>(Manner) | 방법, 방식, 태도 | • 복수형으로 예의범절<br>• 제3자의 '희망사항'이라 할 수 있음(선택사항) |
| 예 절<br>(體節) | | • 사회생활에 있어서 남에게 실례가 되지 않도록 하기 위해 공손하고, 삼가는 몸가짐<br>• 사회질서를 유지하기 위하여 지켜야 할 도리 |

## 2 고객 서비스의 기본 응대 매너

### (1) 대기 자세

매너는 어떤 행동이나 일에 대한 태도 등을 의미하는 말이다. 코디네이터는 병원에서 서비스의 모델이 되어야 하고 그러기 위해서는 좋은 행동 매너(manner)를 갖추고 있어야 한다.

코디네이터가 갖추어야 하는 여러 가지 매너 중에서 여기에서는 외부고객에 대한 고객응대 매너를 살펴보고자 한다. 코디네이터가 외부고객 응대를 위한 기본적인 자세는 다음과 같다.

### 코디네이터가 외부고객응대를 위한 기본자세

- 병원의 조직, 업무 등에 정통해야 한다.
- 고객의 얼굴과 이름을 기억한다.
- 웃는 얼굴과 명랑한 응대로 고객에게 좋은 인상을 줄 수 있도록 노력한다.
- 고객과의 약속은 아무리 작은 것이라도 반드시 지킨다.
- 사람은 여러 가지 스타일이 있으므로 고객의 성격에 맞추어 응대한다.
- 내가 병원을 대표하고 있다는 자세로 품위 있게 한다.
- 잘 모를 때에는 적당히 대답하지 말고 확인한 다음 응답한다.
- 고객을 지위나 신분으로 차별하지 않도록 친절하고 공손하게 응대한다.

HOSPITAL COORDINATOR

코디네이터에게 고객에 대한 응대 매너는 고객을 맞이하기 위해 대기하는 자세부터 시작된다고 볼 수 있다. 대기할 때는 부드럽고 밝은 표정으로 친밀감을 주면서 고객을 맞이하는 방향으로 향한다.

기침, 재채기 소리가 나지 않게 손수건을 미리 준비하며 하품을 하는 것은 고객을 맞을 준비가 안 되어 있는 것처럼 보이므로 조심한다. 자신도 모르게 하품이 나올 때는 반드시 입을 가리고 한다.

의자에 앉아서 대기할 때는 책상과 윗몸 사이에 주먹 한 개 들어갈 정도로 하고 의자의 등받이에 허리뼈가 닿도록 바로 앉는다. 팔짱을 끼거나 다리를 꼬는 것, 무릎을 떠는 행위 등은 삼가해야 한다. 대기할 때는 가끔 고객은 의식하지 않고 직원끼리 대화를 나누는 경우가가 있는데 이것은 금물이다.

서서 대기할 때는 바른 자세로 오랫동안 서 있어야 할 때 여성은 발을 앞뒤로 엇갈리게 서되 한쪽 발을 다른 쪽 발의 1/3쯤 되는 곳에 붙이고 서면 단정해 보이면서 피로도 덜하다. 남성은 어깨 넓이만큼 다리를 벌리고 서면 된다. 대기할 때는 벽이나 기둥에 기대어 서서는 안 된다.

## (2) 맞이 자세

모든 고객들은 소중하다. 가끔 고객을 그의 옷차림이나 모양새로 차별화하여 낭패를 보게 된 사람들의 사례를 듣게 된다. 고객은 누구나 고객 즉, 귀한 손님이다. 따라서 고객을 맞이할 때 코디네이터는 겉모습으로 판단하여 차별하지 말고 늘 반갑게 맞이해야 하며 고객맞이법 5단계는 다음과 같다.

### 고객맞이법 5단계

- 처음 맞이하는 단계 : "어서 오십시오."
- 상대를 확인하고 용건을 듣는 단계 : "실례지만, 무엇을 도와드릴까요?"
- 판단하는 단계
- 용건을 처리하는 단계
- 만족스럽게 처리되었는지 확인하는 단계 : "원하시는 대로 잘되셨습니까?"

HOSPITAL COORDINATOR

고객을 맞이할 때는 적극적으로 예의바른 말과 행동으로 인사하며 고객을 맞이한다. 고객을 보면 먼저 재빨리 일어서서 맞이하는 것이 좋지만 앉아서 맞이할 때에는 얼굴표정을 가리지 않을 정도로 허리를 약간 굽히면서 밝은 음성으로 인사를 하도록 한다.

고객맞이 기본자세와 상황에 따른 고객맞이는 다음과 같다.

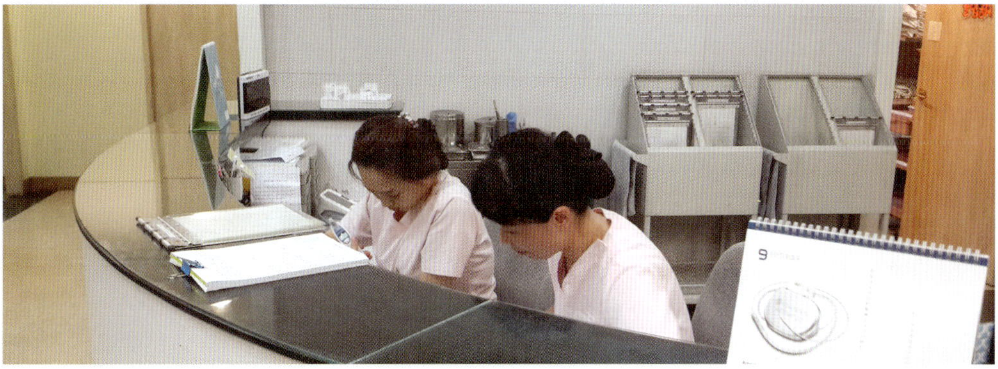

[그림 4-1] 고객맞이

[표 4-2] 고객맞이 기본자세와 상황에 따른 고객맞이

| | |
|---|---|
| 고객맞이 기본자세 | • 병원을 대표한다는 생각으로 누구에게나 밝은 표정, 예의 바른 말과 행동으로 맞이한다. |
| | • 고객이 보이면 하던 일을 중단하고 즉시 일어서서 응대한다. |
| | • 인사는 먼저 보는 사람이 먼저 하는 것을 원칙으로 한다. |
| | • 인사하기 전과 후에는 반드시 시선을 맞춘다. |
| | • 인사말은 바르고 정확한 발음으로 끝까지 한다. |
| | • 처음 고객을 만났을 때는 소속, 이름, 용건을 분명히 묻고 확인한 후 잘 기억해 둔다. |
| | • 바쁜 일로 고객을 기다리게 하는 할 경우에는 사정을 말하고 양해를 구한다. |
| | • 고객을 위해 사무 처리를 할 때는 예상시간을 미리 말하고 만일 시간이 오래 걸릴 것 같으면 양해를 구한다. |
| | • 고객에게 의뢰받은 용건은 정확하고 책임감 있게 처리하도록 하고 용건이 끝나면 "이용해 주셔서 감사합니다. 안녕히 가십시오."라고 인사를 전한다. |
| 상황에 따른 고객맞이 | • 자신을 분명히 밝히지 않은 고객인 경우는 고객의 기분이 상하지 않도록 조심스럽게 물어보도록 한다. |
| | • 찾는 사람이 사내에 있지만 거절을 해야 하는 경우라면 유감의 뜻을 표정에 담아 "대단히 죄송합니다." 라는 말을 전달한다. |
| | • 소속과 용건을 말하지 않은 경우는 특히 정중한 태도로 분명히 물어야 한다. |
| | • 고객이 먼저 연락을 하고 왔을 때는 재빨리 상대를 파악하고, 확신이 서면 곧 인사한다. |
| | • 고객이 약속을 하고 방문했는데 찾는 사람이 부재중일 때는 본인을 대신하여 정중하게 사과를 하고, 기다리도록 하든지, 고객의 뜻을 존중하여 일을 처리한다. |

## (3) 고객안내 매너

고객을 처음 맞이하는 인사를 마치면 찾아온 용건을 확인하여 업무를 직접 처리하거나 용건에 해당하는 부서나 사람에게 안내를 하게 된다. 안내를 할 때는 먼저 "저는 △△△ 진료부의 △△△ 입니다. 제가 상담실로 모시겠습니다." 라고 자신을 소개하고 행선지를 알려 준다. 그리고 업무를 처리하는 동안 고객이 편안할 수 있도록 자리에 앉게 하고 업무처리 과정을 설명해 준다. 업무를 처리할 때는 고객의 시간을 낭비하지 않는 것이 중요하다. 기본적인 고객 안내는 다음과 같다.

**기본적인 고객 안내**

- 수시로 돌아보며 안내한다.
- 손님이 중앙으로 걸을 수 있도록 배려한다.
- 안내자가 상급자보다 두세 걸음 앞에서 걷는다.
- 수행할 때는 상급자보다 두세 걸음 뒤에서 걷는다.
- 계단을 이용해서 안내할 경우는 안내자가 여성이라도 앞에서 안내한다.

H O S P I T A L C O O R D I N A T O R

### 1) 진료실과 진료실외의 안내

기본적인 고객안내로 병원에서 특히 내부를 확인할 수 없는 진료실인 경우에는 반드시 먼저 노크를 한다. 당기는 문은 고객을 먼저 들어가게 하고, 미는 문은 안내자가 먼저 들어가 정확하게 앉을 위치를 가리키며 안내를 한다.

본인이 담당 직원이 아닌 경우에도 일단 앉을 위치를 안내하고 잠시 기다려 주기를 청하면서 정중히 인사한다. 그리고 진료실 외의 장소에서 자리를 권할 때는 고객을 상석에 앉게 한다. 상석은 출입구에서 먼 쪽, 긴 의자의 오른쪽 끝, 등이 편안한 의자, 전망이 좋은 자리 등이다.

### 2) 방문객의 응대

- 신원을 확인한 후 방문 대상자에게 사실을 확인 통보한다.
- 안내할 때에는 손님의 한쪽 편에서 두어 걸음 앞서서 안내한다.
- 통로가 꺾이는 곳 또는 계단 등에서는 손가락을 붙인 상태로 방향을 가리킨다.
- 방문 장소에 도착하면 방문객을 상석으로 안내한다.
- 방문객을 오래 기다리게 할 경우에는 신문이나 사보 등을 전하고 지루함이 없도록 배려해야 한다.

### 3) 방문객의 응대

| | |
|---|---|
| 방문 시 | • 사전에 약속을 받아둔다.<br>• 정확한 시간을 지켜 방문한다.<br>• 응접실에서는 예의바른 태도를 갖춘다.<br>• 용모, 복장을 체크하고 소지품을 확인한다.<br>• 용건을 마치고 나서는 결정사항, 검토내용, 방문날짜 등을 다시 확인하고 공손한 태도와 말씨로 작별인사를 한다. |
| 방향지시 | • 표정은 밝게 한다.<br>• 팔꿈치의 각도로 거리감을 나타낸다.<br>• 손 등이 보이거나 손목이 굽지 않도록 한다.<br>• 손가락을 모아 손바닥 전체를 펴서 방향지시 한다.<br>• 시선은 상대의 눈 → 가리키는 방향 → 상대의 눈 순으로 한다.<br>• 방향지시가 어려운 곳은 직접 안내를 한다. |
| 엘리베이터 안내 | • 시선은 층 표지판이나 그 외의 부착물을 향하도록 한다.<br>• 안내하는 사람이 있을 때는 상급자가 먼저 타고 먼저 내린다.<br>• 안내하는 사람이 없을 때는 하급자가 먼저 타서 엘리베이터를 조작하고, 상급자는 뒤에 타고 먼저 내린다.<br>• 엘리베이터 안에서는 소란스럽게 잡담을 하거나 상대를 응시하거나 담배를 피우지 않는다. |
| 출입문 통과 | • 양손에 물건을 들고 있을 때는 물건을 내려놓은 다음 문을 연다.<br>• 가능한 방안의 사람에게 자신의 뒷모습을 보이지 않는다.<br>• 문턱을 밟고 서거나 밟고 넘지 않도록 한다.<br>• 문을 열고 닫을 때는 손만을 사용한다. (발로 밀거나 몸으로 밀지 말 것)<br>• 인기척을 낸다. (노크는 1초에 한번씩 2~3회)<br>• 문은 필요 이상 활짝 열지 말고, 열어 놓은 채 일을 보지 않는다. |
| 계단안내 | • 계단을 오르거나 내려가기 전에 고객이 당황하지 않도록 층수를 안내하며 고객이 계단의 손잡이를 잡고 걷게 한다.<br>• 계단을 내려올 때에는 치마를 입은 여성이 앞서 걷는 것이 원칙이다.<br>• 계단을 올라갈 때는 뒤에서, 내려갈 때는 앞에서 걸어 고객보다 높은 위치가 되지 않게 한다. |

### 4) 명함교환 매너

초면인 상대방에게 소속과 성명을 알리고 증명하는 역할을 하는 명함은 자신의 소개서이자 분신이다. 따라서 직장인은 항상 명함을 소지하고 있어야 하며, 올바르게 사용할 줄 알아야 한다.

명함을 교환하는 경우, 손아랫사람이 손윗사람에게, 소개받은 사람이 먼저, 방문한 사람이 상대방에게 명함을 건네는 것이 예의에 맞다. 명함은 선 자세로 정중하게 인사를 하고 나서 "△△△에 근무하는 △△△입니다."라고 기관명과 이름을 밝히면서 두 손으로 건네도록 한다. 이때 명함은 왼손을 받쳐서 오른손으로 건네되 자기의 성명을 상대방이 바로 볼 수 있도록 한다.

① 명함을 받는 방법

명함을 건넬 때와 마찬가지로 일어선 채로 두 손으로 받는다. 이때 "반갑습니다."라고 한마디 덧붙이는 것이 좋다. 명함을 받으면 그 자리에서 상대방의 기관명, 직위, 성명을 확인하여 대화 도중에 상대방의 신원사항을 잊어버려 명함을 꺼내 보는 일이 없도록 한다. 상대방의 이름이 읽기 어려운 한자일 경우는 상대방에게 물어서 확인한다.

명함을 동시에 서로 주고받을 때는 오른손으로 주고, 왼손바닥으로 받아 오른손 바닥으로 받쳐 들고 인사하며, 상대방이 먼저 명함을 꺼냈으면 일단 명함을 받은 후 나의 명함을 꺼내어 오른손으로 건네준다.

② 명함을 교환할 때 유의 사항

이리저리 명함을 찾거나 뒷주머니에서 명함을 꺼내는 행동, 구겨지거나 지저분한 명함을 사용하는 행동, 성명을 밝히지 않고 건네는 행동, 앉은 채로 명함을 건네는 행동, 이름을 잊어 명함을 다시 꺼내보는 행동, 상대방의 명함을 가지고 손장난을 하는 행동, 상대방의 명함을 가지고 낙서를 하는 행동, 받은 명함을 바지 주머니나 뒷주머니에 넣거나 자리에 앉은 후에 상대방의 명함을 테이블 위에 놓아두는 행동, 받은 명함을 보는 둥 마는 둥 바로 집어넣은 행위 등은 피하여야 한다.

명함은 상대방과 대면 시 즉시 건넬 수 있도록 하며, 명함은 자기의 인격을 나타내는 도구이며, 기관의 이미지가 담겨있는 소개서이기 때문에 매일매일 일정 매수를 점검하여 떨어지는 일이 없도록 하고 늘 깨끗한 것으로 준비해야 한다. 남자는 상의 안주머니 수첩, 명함 집에 여자는 핸드백에 넣어두는 것이 좋다. 명함을 건넬 때는 정중하게 인사를 하고 자기 기관명과 성명 등을 확실히 말해주어야 하며, 또한 명함에 꼭 기입할 사항이 있으면 상대방이 자리를 뜬 뒤에 간단히 메모하는 것이 바람직하다.

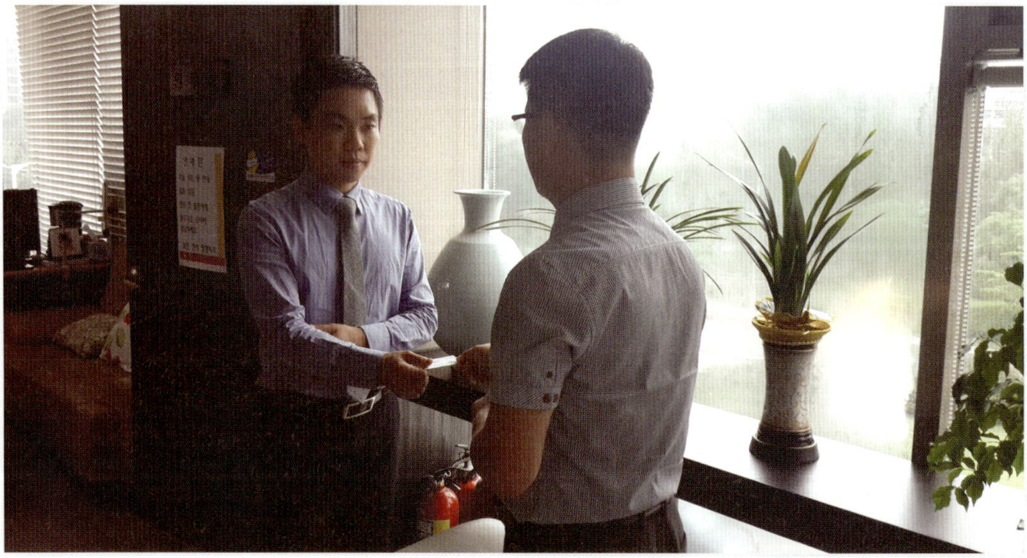

[그림 4-2] **명함 주고받기**

**명함 교환 시 주의점**

- 명함이 떨어지지 않도록 매일 확인한다.
- 명함은 지갑이 아닌 명함지갑에 보관한다.
- 사람을 만나기 전에 미리 명함을 준비해 둔다.
- 받은 명함은 정성스럽게 취급해야 한다.
- 자신의 명함은 더럽혀지거나 구겨지지 않도록 주의해서 보관한다.
- 명함 집에는 명함을 거꾸로 넣어 상대에게 한 번에 전해질 수 있도록 한다.
- 명함을 건넬 때 성명을 밝히지 않고 건네거나 앉은 채로 건네는 행동은 금하며 받은 명함은 반드시 가지고 가도록 한다.
- 명함 집에 준비가 안 된 경우에는 지갑에서 필요한 개수의 명함을 미리 꺼내어 상의 주머니에 넣어 놓았다가 내주는 것이 좋다.
- 만난 후에 명함에 지저분하지 않게 그 사람을 만난 장소, 용건, 날짜 등을 기재해 두면 기억을 오래 유지하는데 도움이 된다.

HOSPITAL COORDINATOR

## 5) 소개 매너

- 고객을 소개할 때는 경칭을 사용한다.
- 의료진의 장점을 간략하게 소개하면 좋다.
- 자신을 소개할 때는 소속과 이름을 밝히고 간단한 인사말을 건넨다.
- 내부 직원을 소개한 다음 고객을, 직위가 낮은 사람을 높은 사람에게 소개한다.
- 병원 내 다른 사람을 고객에게 소개할 때는 이름, 직위, 맡은 일을 소개한다.
- 직위 다음에 "님"을 붙이지 않고 소개하는 것이 바른 표현이다.

[표 4-3] 소개의 5단계

| 단 계 | 의 미 |
|---|---|
| 1단계 | • 남성이 여성을 소개받을 때는 반드시 일어난다.<br>• 동성끼리 소개받을 때는 서로 일어난다.<br>• 연장자, 성직자, 상급자를 소개받을 때는 남녀에 관계없이 일어난다. (환자나 노약자는 예외이다.)<br>• 여성이 남성을 소개받을 때는 반드시 일어나지 않아도 된다. (파티를 주최하는 여성은 상대가 남성이라도 일어나는 것이 예의) |
| 2단계 | • 상대방의 눈을 바라보며 즐거운 표정을 짓는다. |
| 3단계 | • 악수나 인사를 한다. |
| 4단계 | • 인사를 하면서 상대방의 이름을 반복한다. |
| 5단계 | • 대화가 끝난 후에는 마무리 인사를 한다. |

### 6) 차 서비스 매너

① 차내기 전 준비

ⓐ 몸가짐은 단정하고 청결한지 확인한다.

ⓑ 찻잔, 쟁반 등의 청결상태 확인한다.

ⓒ 내용물의 적당한 온도와 적당한 농도로 7할 정도 준비한다.

ⓓ 청결한 행주 또는 휴지를 준비한다.

ⓔ 고객의 취향에 맞는 차를 준비한다. (직접 물어보거나 사전에 알아 둔다.)

② 차내는 법

ⓐ 차를 드릴 때는 방문객 중 상급자에게 먼저 내며 그 다음에 직원의 지위에 따라 상급자 순으로 드린다.

ⓑ 달그락 거리는 소리가 나지 않도록 하고 서류 위로 차를 내는 일은 피하도록 한다.

ⓒ 찻잔의 손잡이는 방문객이 잡기 편하도록 오른쪽으로 오도록 하며, 찻잔 놓는 것이 끝나면 쟁반을 왼쪽 겨드랑이에 끼는 것처럼 하고 가볍게 물러난다.

ⓓ 차를 엎질렀을 때에는 "죄송합니다."라고 말한 다음 침착하게 처리하고 새로운 차를 다시 가지고 온다.

ⓔ 나올 때에는 방문객에게 등을 보이지 않도록 몇 걸음 물러난 다음에 조용히 나온다.

## (4) 고객응대의 마음가짐과 자세

### 1) 신속 정확하고 바른 태도

고객은 신속하고 분명한 업무처리를 좋아한다. 항상 반성하고 앞을 내다보는 업무태도로서 계획적으로 업무를 처리할 것이며 공손하고 교양 있는 바른 태도로서 자신에 차 있어야 한다.

### 2) 친밀감과 적극적인 태도를 갖는다.

직원이 잡담이나 다른 사무에 몰두하여 고객이나 환자를 빨리 응대하지 아니하면 좋지 않은 인상을 주게 된다. 적극적인 관심을 가지고 신속하게 서비스를 제공할 수 있는 태도를 가져야 한다.

### 3) 존댓말을 사용한다.

고객의 성별, 연령, 직업, 직위 등을 구별하지 않고 항상 존댓말을 사용한다.

### 4) 고객이나 환자의 입장에서

고객을 맞이하기에 앞서 먼저 고객의 기분과 입장이 되어 생각하고 업무를 처리한다. 서비스는 고객을 위한 봉사이므로 고객의 본위의 서비스가 아니면 진정한 서비스가 될 수 있으며 친절하게 대하면 반드시 보답이 돌아온다고 믿고 행동한다.

### 5) 간단하고 명백하게

말은 간단하고 질서 있고 간단명료하여 듣는 사람이 알아듣기에 쉬워야 한다. 필요하지도 않는 말을 너무 많이 하면 듣는 사람은 이해가 어렵고 지루함을 느낀다.

### 6) 정확한 발음, 알맞은 속도

너무 작은 목소리, 웅얼거리는 발음이나 빠른 말은 알아듣기에 불편하다.

### 7) 인상을 좋게 한다.

친절한 미소는 마음으로부터 솟아나는 것으로 고객이나 환자에게 “나는 친절하고 성의 있는 사람으로서 당신과 친해지고 싶습니다.”라는 자연적인 태도로서 행동할 때 좋은 인상을 심어줄 수 있다.

### 8) 8가지 마음

① “어서 오십시오.”의 환영의 마음
② “안녕하십니까?”의 밝은 마음
③ “고맙습니다.”라는 감사의 마음
④ “부탁합니다.”라는 봉사의 마음
⑤ “덕택입니다.”라는 겸허한 마음
⑥ “미안합니다.”라는 겸손한 마음
⑦ “예, 그렇습니다.”라는 상냥한 마음

### 9) 3가지 언어

① “어서 오십시오.”
② “오랫동안 기다리셨습니다.”
③ “대단히 고맙습니다.”

### 10) 교양 있는 행동을 한다.

고객을 응대할 때에는 교양미가 있는 행동을 취하여야 한다. 아무리 세련된 화술이나 미소를 짓는다 해도 교양미가 없는 태도를 취한다면 고객은 대화를 계속하려 하지 않을 것이다.

위의 사항을 항상 마음속에 간직하여 어디서라도 이를 이행하도록 노력하고 생활화하여야 한다.

## (5) 응대의 기본 원칙

### 1) 상대방의 눈을 보는 응대

눈의 초점은 항상 상대방의 눈을 향하도록 한다. 올려보거나 얕잡아 보는 시선, 비밀을 캐내려는 듯 한 시선은 금물이다.

### 2) 일대일 응대

한꺼번에 다수의 고객을 응대해서는 안 된다. 한 사람씩 응대한다. 한꺼번에 다수의 고객이 왔을 경우에는 근처에 도와줄 수 있는 직원이 없을 경우는 "잠깐만 기다려 주십시오, 곧 도와드리겠습니다."하고 일이 끝난 뒤에는 "기다리게 해서 죄송합니다."하고 인사하며 관심을 보이고, 도와줄 수 있는 직원이 있으면 그 직원에게 부탁하도록 한다.

### 3) 차별 없는 응대

고객은 스스로 찾아온 우리병원의 손님이다. 상사를 대하듯 정중하게 응대한다. 고객을 복장이나 외모, 말씨 등으로 판단하여 차별대우해서는 안 된다.

"갈 테면 가셔! 흔한 게 환자니까!" 이런 식의 말이나 태도는 금물이다. 직원의 가족이나 아는 분이 왔을 때는 다른 고객에게 차별대우를 하고 있다는 인상을 주지 않도록 조심한다.

### 4) 선착순 응대

순서가 틀리면 성급한 고객은 화를 내거나 불쾌하게 생각한다. 순서를 알 수 없으면 독단적으로 판단하지 말고 환자 스스로가 순서를 지키도록 유도한다.

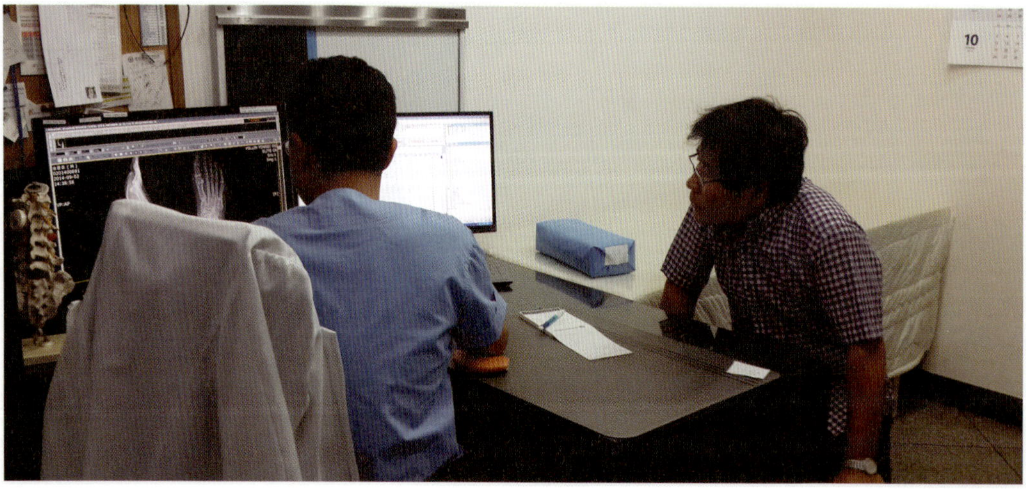

[그림 4-3] 1 : 1 응대

## 3 병원 전화응대 예절

전화응대의 3원칙은 신속성, 정확성, 정중성이다. 전화는 상대방과 직접 대면하지 않고 대화를 나누기 때문에 자칫 오해나 실수를 발생하기 쉽다. 전화응대는 고객접점의 제 1선이며 업무의 기본이다. 이렇듯 전화 한 통화가 자신이나 병원의 이미지에 좋지 않은 영향을 미칠 수 있으므로 각별한 주의를 해야 한다.

**전화 응대의 특징**

- 얼굴 없는 만남이다.
- 보안성이 없다.
- 예고 없이 찾아오는 방문객이다.
- 음성만으로도 고객만족과 설득을 해야 한다.
- 귀에 들리는 것만으로 의사를 결정한다.
- 기계를 통한다.
- 일정시간 내에 이루어진다.
- 의지 할 것은 음성뿐이다.
- 고객 접점의 제1선이며 병원의 이미지이다.
- 오해가 발생할 소지가 많다.

HOSPITAL COORDINATOR

### (1) 전화 받는 방법

전화를 받는 것은 전화를 거는 것보다 훨씬 중요하다. 전화를 걸었다는 이유는 무엇인가 또는 우리의 도움이 필요하여 전화를 걸었다는 의미이므로 매우 정중히 받아야 한다. 걸려오는 모든 전화를 다 잘 받아야 하지만 오후보다는 오전에 걸려오는 전화의 중요도가 높고 특히 업무개시 후 첫 전화는 그 긴급성 및 중요도가 아주 높은 경우가 많으므로 더욱 신경을 쓰면서 잘 받도록 한다.

#### 1) 전화를 받는 기본 요령

① 전화벨이 2~3회 울릴 때 왼손으로 수화기를 든다.
② 밝은 목소리로 상냥하게 받는다.
③ 먼저 인사하고 소속과 이름을 밝힌다.
④ 상대방의 말을 충분히 경청하면서 필요한 내용은 메모를 한다.
⑤ 통화가 마무리 되면 중요한 통화 내용을 요약하여 복창한다. 숫자, 장소, 위치 등의 요점을 되풀이 확인한다.
⑥ 끝인사를 하고 전화를 끊는다. (상대가 끊는 것을 확인하고 조용히 내려놓는다.)

[표 4-4] 전화 받는 방법

<table>
<tr><th>순 서</th><th>상 황</th><th>포인트</th><th>이 유</th><th>대화요령</th></tr>
<tr><td>1</td><td>벨이 울린다.</td><td>• 항시 메모 준비<br>• 벨은 2번 울렸을 때 받는 것이 가장 적합</td><td></td><td>"제가 받겠습니다."</td></tr>
<tr><td>2</td><td>인사와 자기소개를 한다.</td><td>• 밝고 명랑한 음성<br>• 회사, 부서, 성명</td><td>불안감 해소</td><td>"감사합니다. 또는 안녕하십니까? △△의 △△△입니다."</td></tr>
<tr><td rowspan="3">3</td><td rowspan="3">용건을 이야기한다.</td><td>경청하며 메모</td><td>편안한 마음으로 말할 수 있도록</td><td>"네, 네 – 네 ……"</td></tr>
<tr><td>정중하게</td><td colspan="2">"네, △△△ 실장님이요 죄송합니다만, 어디시라고 전해 드릴까요? 네, △△사 △△부장님이요, 잘 알겠습니다. 잠시만 기다려 주시겠습니까? 곧 연결해드리겠습니다."</td></tr>
<tr><td>부재중일 때</td><td colspan="2">"죄송합니다.<br>△△△실장님은 지금 부재중입니다. 30분 후에 연락이 가능하신데 메모를 남겨주시면 오시는 대로 연락드릴 수 있도록 하겠습니다."</td></tr>
<tr><td>4</td><td>다른 사람을 찾는다.</td><td>정중하게</td><td colspan="2">"감사합니다. △△과 △△△입니다. (상대방 확인한 후) 네, 안녕하세요,"</td></tr>
<tr><td>5</td><td>연결됐을 때</td><td>자기소개</td><td colspan="2">*고객님(선생님, 과장님 등), 죄송합니다만 그 내용이시라면 담당하시는 분을 바꿔드리겠습니다."</td></tr>
</table>

## 2) 전화를 바꿔줄 때의 올바른 응대법

① 전화 받을 사람을 확인한다.

② 담당업무가 아닐 경우 전화 받을 사람의 신상을 알려 주며 연결해 준다.

③ 통화를 원하는 사람이 타부서인 경우는 직통 전화번호도 함께 알려준다.

④ 전화를 받기 어려운 경우에는 사유 설명 및 양해를 구한다. "지금 다른 통화 중이신데 연락처 남겨주시면 끝나는 대로 전해드리겠습니다."

⑤ 전화 연결 시에는 송화구를 막은 다음 연결해 준다. 필요시 HOLD 버튼을 누르고, 지명통화자에게 어떤 내용으로 걸려온 전화임을 간략히 전달한다.

**전화 응대법 예시**

- 전화 메모입니다.
- 전화 전화 받은 시간 : △△ 월 △△일 △△시 △△ 분
- 전화 용건 : △△△ 님으로부터
  - 전화요망
  - 긴급전화
  - 안부차 전화
  - 다시 연락하신다고 함

전화 받은 사람 : △△△

HOSPITAL COORDINATOR

### 3) 전화 받을 사람이 부재 중일 때의 올바른 응대법

① 부재중인 이유와 일정을 알려준다.

② 용건을 물어보고 대신 처리가 가능하면 친절히 안내한다.

③ 전화를 대신 받은 자신의 소속과 이름을 상대에게 알려준다.

④ 메모를 정확히 한다.

⑤ 메모 내용을 간결하게 복창하면서 확인한다.

⑥ 소재가 확실한 경우 상대방이 원하는 연락처를 알려준다.

### 4) 특별한 경우의 올바를 응대법

① 다른 고객이 있을 때 온 전화

"죄송합니다. 잠시만 기다려주십시오."라고 반드시 손님에게 양해를 구한다. 전화 통화를 빨리 끝마치되 통화가 길어질 것 같으면 "지금 손님이 와 계십니다."라고 하여 다시 걸기를 유도하거나 연락처를 받아 놓고 전화를 끊는다.

② 잘못 걸려온 전화

"아닙니다."라고 하고 전화를 덜컥 내려놓는 것은 좋지 않으며, 이쪽의 전화번호와 소속을 말하고 "전화가 잘못 연결된 것 같습니다."라고 하고 정중히 응대한다.

③ 회의 중에 걸려온 전화

사전 지시가 있을 경우를 제외하고 회의 중에는 전화를 바꾸어 주지 않는 것이 정석이며 상대방에게 끝나는 예정시간을 알려주거나 전달할 내용을 메모해 둔다.

④ 전화가 잘 들리지 않을 경우

송화구를 막으면서 통화한다. "감이 먼 것 같습니다.", "좀 더 크게 말씀해 주시면 감사하겠습니다."
(너무 심한 경우는 다시 걸어 주도록 정중히 요청한다.)

⑤ 전화가 도중에 끊어졌을 때

전화를 건 쪽에서 다시 하는 것이 예의이다. (다만 전화를 받는 쪽이 기다려도 재신호가 없을 경우에는 이쪽에서 다시 한다. 전화가 다시 연결되면 "전화가 끊어져서 죄송합니다."라고 하고 정중히 사과한 후 통화를 계속한다.)

⑥ 항의 전화를 받았을 경우

항의 내용을 끝까지 경청한다. 항의 내용을 정확히 파악하고 정중하게 사과한다. 최선의 해결책을 제안하고 관련부서에 통보하여 조치토록 협조 요청한다. 자신의 소속과 이름을 밝힌다. 중요한 사항일 경우 상사에게 요약 보고한다.

⑦ 상대방을 기다리게 한 후 통화할 때

"기다리시게 해서 죄송합니다.", "오래 기다리셨습니다." 등으로 사과의 인사를 한 후 통화한다.

## 5) 전화응대의 베스트 POINT 7

① 벨소리 3번 이내에 전화 받기 : 두 번이 적당, 3번 이상 울린 다음에 받았으면 "죄송합니다."

② 인사는 기본!! 소속과 이름을 분명히 : 첫 음은 『솔』 음의 밝은 목소리로 반갑게 인사하고 소속과 이름을 밝힌다.

③ 전화응대의 기본은 경청 : "먼저 말씀하세요." 하는 마음으로 상대방의 내용을 충분히 듣는 자세가 필요하다.

④ 통화는 용건만 간단히 : 내가 수다 떨고 있는 시간은 고객이 우리 곁을 떠나가는 시간이다.

⑤ 성의 있게 통화하기 : 순간의 무성의가 중요한 정보를 놓치는 기회가 될 수도 있다.

⑥ 끝인사를 잊지 말자 : 감사합니다! 좋은 하루 되십시오! 건강하십시오!

⑦ 상대보다 늦게 끊기 : 상대가 전화를 끊는 소리가 들린 후에 끊자.

## 전화응대 자가 체크

체크일자 : 부 서 : 성 명 :

| ■ 항상 그렇다 : 10점<br>■ 때때로 그렇다 : 5점<br>■ 전혀 그렇지 않다 : 0점 | 점수(100) | | |
|---|---|---|---|
| | 10 | 5 | 0 |
| 1. 나는 전화가 울리면 되도록 빨리 받으려 노력한다. | | | |
| 2. 벨이 여러 번 이상 울린 후에 받을 때는 “늦게 받아 죄송합니다.”라고 사과의 말을 한다. | | | |
| 3. 통화 시 항상 메모할 준비를 한다. | | | |
| 4. 먼저 소속, 이름을 말하고 상대방을 확인한다. “감사합니다. △△△병원 △△부서 △△△입니다.” | | | |
| 5. “여보세요, 여보세요”를 연발하지 않는다. | | | |
| 6. 끝날 때 꼭 끝인사를 한다. “더 궁금하신 점은 없으십니까? 감사합니다.” | | | |
| 7. 전화를 연결할 때 직통번호를 함께 안내한다. | | | |
| 8. 잘못 듣거나 빠뜨리는 것이 없도록 주의하여 듣는다. | | | |
| 9. 다 듣고 난 후 복창해서 확인한다. | | | |
| 10. 수화기는 상대가 끊는 것을 확인하고 조용히 놓는다. | | | |

당신의 점수는 :

## (2) 전화 거는 방법

### 1) 전화 걸기 전의 준비

① 용건을 정리하며 본다. (6하 원칙에 의하여)
② 전화를 거는 곳의 시간, 장소, 상황이 적절한지를 생각한다.
③ 상대의 전화번호, 소속 성명을 확인한다.

### 2) 통화할 때

① 밝은 목소리로 인사한다. - 소속과 이름을 말한다.
② 상대를 확인한다. "실례지만 전화 받으시는 분은 누구십니까?"
③ 상대가 직접 받을 경우 - 인사를 하면서 안부를 전한다.
"안녕하십니까? 지난번에 정말 감사했습니다."
"그동안 어떻게 지내셨어요?"
④ 상대가 이야기 할 때는 적절한 반응을 보이며 듣는다.
⑤ 잘 들리지 않을 때 "여보세요"를 연발하지 않는다.
⑥ 용건을 말한다. "지난번 말씀드렸던 신규직원 교육관련 자료 때문에 전화 드렸습니다."

### 3) 통화를 끝낼 때

① 끝인사를 한다. "감사합니다. 잘 부탁드립니다."
② 상대방이 전화를 먼저 끊은 것을 확인한 후에 수화기를 조용히 내려놓는다.

### 4) 부재중일 경우

통화를 하고 싶은 상대방이 부재중일 경우에는 부탁의 말을 전한 후 통화자의 성명을 알아두는 것이 좋다.

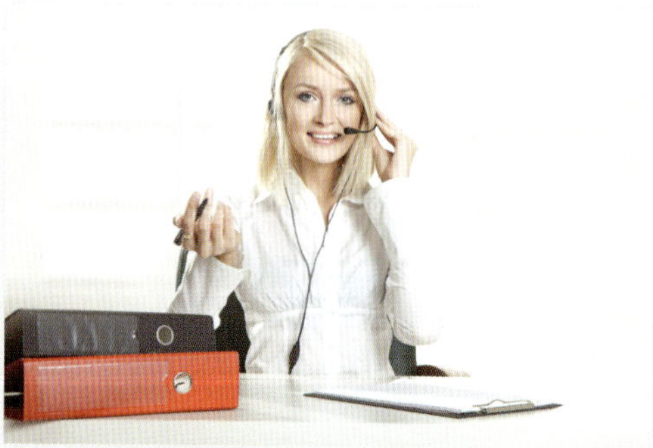

[그림 4-4] 전화응대

[표 4-5] 전화 거는 방법

| 순서 | 상 황 | 포인트 | 이 유 | 대화요령 |
|---|---|---|---|---|
| 1 | (준비)<br>메모한다. | 1. 상대방 전화번호<br>2. 소속, 성명확인<br>3. 통화내용정리(5W1H)<br>4. 메모와 연필준비 | | |
| 2 | 전화를 건다. | 번호를 정확히 | 고장 방지 | |
| 3 | 자기소개를 한다. | 정확하고 자세한 소개<br>(교환원일 경우) | 친밀감 표시<br>간단·명료하게 | "안녕하십니까? 저는 △△△ 입니다."<br>"안녕하십니까?△△부 △△△씨를 부탁합니다." |
| 4 | 상대의 호출과 인사 | 용건에 맞는 상대를 찾고 상대가 나오면 다시 인사 | | "바쁘신 데 죄송합니다. △△부 △△△씨를 부탁합니다." |
| 5 | 용건설명(잘 아는 분일 경우 간단한 문안 및 근황인사) | 친절하며, 예의바른 화법 숫자나 날짜, 일시 등은 반듯이 메모를 확인 | 정확한 전달 빠짐없이 | "다름이 아니오라 알려 드리려고 전화 드렸습니다." |
| 6 | 통화 내용확인 | 합의 또는 거론된 내용확인, 통화과정 반드시 메모 | 착오방지 | "죄송합니다만 통화내용을 다시 한 번 확인해 보겠습니다." |
| 7 | 끝인사 | | | "감사합니다.<br>안녕히 계십시오." |
| 8 | 수화기를 놓는다. | 상대방 확인 또는 잠시 후 조용히 놓는다. | | |

## 5) 통화 도중 끊어졌을 때

전화를 건 쪽에서 다시 거는 것이 예의이다.

## 6) 전화를 잘못 걸었을 때

아무 말 없이 끊지 말고 "대단히 죄송합니다.", "실례했습니다."라고 정중하게 사과한다.

# 4 상황별 고객 서비스 매너

코디네이터는 병원고객을 응대하는 과정에서 크고 작은 불평을 하는 고객들을 만나게 된다. 고객들의 불평은 상황에 따라 의심형, 자기과시형, 막무가내형, 빨리 빨리형 고객 등 고객의 여건에 따라 다양하게 나타나므로 이에 대해서도 고객의 불편을 겸허한 마음의 자세로 다음 표 4-6과 같은 상황별 고객응대서비스에서 태도와 응대 자세가 중요하다.

[표 4-6] 상황별 고객응대 서비스

| 구 분 | 태 도 | 응 대 |
|---|---|---|
| 의심형 고객 | • 문제 해결 시 자신감 있는 태도, 간결하고 정확한 태도를 보여준다.<br>• 정확한 자료와 데이터를 보여주면 효과적이다. | "진료항목은 △△입니다. 고객님이 진료비가 많다고 느끼는 건 △△때문입니다. |
| 자기 과시형 고객 | 방문 목적을 확인하고 책임자가 본인임을 말해준다. | "제가 담당자 인에 저한테 말씀해 주시겠어요?" |
| 막무가내형 고객 | 사실에 입각한 강한 논리를 차분하게 설명하는 고객에게는 고객의 분위기에 휩쓸리지 않도록 한다. | "고객님의 입장은 충분히 이해가 갑니다. 하지만 저희 입장에서는 처리하기가 곤란합니다." |
| 빨리 빨리형 고객 | 업무시간이 대략 어느 정도 걸리는지 말씀을 드리고 될 수 있는 대로 빨리 처리해 드릴 수 있도록 하고, 처리하고 있음을 중간 중간 확인을 해준다. | "5분만 기다려 주시겠어요? 지금 먼저 예약하신분이 조금 길어지시는 것 같습니다. 죄송합니다." |

사람들이 행동을 다르게 하는 것은 사람들의 인식, 동기, 욕구, 가치 등이 근본적으로 다르기 때문이다. 물이 반쯤 들어있는 컵을 보고 사람에 따라 '물이 반잔이나 찼다', '물이 반잔이나 비어있다', '물이 반잔이나 찼거나 반잔이나 비어 있다', '나는 컵에 물이 얼마나 있든 상관하지 않는다.' 등으로 반응이 다 다르다.

사람들은 반잔이 찼다고 하거나 반잔이 비었다고도 할 수 있다. 그러나 모든 반응이 옳다. 이 질문은 유리잔에 대한 최초의 느낌을 물어본 것이다. 사람들이 유리잔을 처음 보았을 때 나타나는 차이는 인식의 차이이다. 이런 차이는 성격의 독특한 요인 중의 하나이다.

사람은 태어나서 성장에 이르기까지 각기 다른 동기요인이나 환경적 배경에 의해 나름대로의 일정한 방식으로 행동을 취하게 된다. 그것은 하나의 성향으로 자신의 삶 속에 자연스럽게 녹아들게 된다. 이것을 행동패턴 또는 행동스타일이라고 한다. 최근 직장인들을 직장 내의 여러 관계에서 스트레스를 받고 있으며, 고객의 지향적인 경영방식과 전략에서 고객 유치와 유지에 관련하여 제품 또는 서비스를 이용하는 고객과의 접촉에서 많은 어려움을 겪고 있다. 이는 외부고객과 내부고객들의 다양한 요구만큼 성격 또한 다양한 특성을 가지고 있어 그에 따른 적응과 대처가 스트레스로 나타난다는 것을 말하고 있다.

고객과의 커뮤니케이션이 원활히 이루어지기 위해 성격적 특성파악이 중요하다 할 수 있다. 이에 여러 가지 성격·행동유형 모델 중 심리학자들이 수십 년간 사람의 성격유형을 연구한 교류분석(TA) 행동유형 모델과 MBTI 성격유형 모델, DISC 행동유형 모델을 살펴본다.

## (1) TA 이해

미국의 정신의학자 에릭 번(1910~1970) 박사에 의해 1957년에 개발된 교류분석(TA : Transactional Analysis)은 임상심리학에 기초를 둔 인간행동에 관한 분석체계로, 개인의 성장과 변화를 위한 체계적인 심리 치료법에서 시작된 후 수많은 심리학자에 의해 더욱 발전 보완되어 오늘날 임상, 교육, 조직경영에 널리 이용되고 있는 성격이론이다.

### 1) TA로 본 자아상태

교류분석에는 인간의 마음이 서로 다른 성질의 3가지 상태로 구성되어 있다고 하며, 이것을 자아 상태라고 말한다. 자아상태란 생각과 감정 또 이와 관련된 일련의 행동양식을 종합한 하나의 시스템이라고 정의하고 있다. 모든 인간의 마음은 다음의 5가지 유형으로 구성되어 있다.

ⓐ CP(Critical Parent) = 비판적 부모의 마음
ⓑ NP(Nurturing Parent) = 보호적 부모의 마음
ⓒ A(Adult) = 성인의 마음
ⓓ AC(Adapted Child) = 순응하는 아이의 마음
ⓔ FC(Free Child) = 자유로운 아이의 마음

### 2) TA 대화 분석

교류분석에서 대화란 어떤 사람의 자아 상태에서 보내지는 자극에 대해서 다른 사람의 자아 상태에서 반응이 되돌아오는 것이라고 정의하고 있다. 교류는 언어적인 것에만 한정된 것은 아니다. 얼굴표정, 몸짓, 자세, 말투 등 비언어적인 것도 포함된다. 언어에 의한 메시지가 상대방에게 완전히 이해되는 데에는 상대방의 말뿐만 아니라 이들 비언어적인 여러 요소도 충분히 고려할 필요가 있다.

대화분석은 이렇게 주고받은 것을 파악하고 그것을 분석함으로써, 상대방과의 의사소통에 어떠한 장애가 있는지, 또 어떻게 하면 그 장애를 제거할 수가 있을 것인가를 알아내는 방법인 것이다.

대화분석을 구체적으로 학습하게 되면 자신의 현실 대화의 문제점을 발견하게 되어 스스로 자극의 발신이나 반응의 수신을 개선하여 좋은 인간관계를 조성할 수 있게 된다.

① 상보적 교류 : 이 교류에서는 자극과 반응이 상호 평행선이 된다.
② 교차적 교류 : 이 교류에서는 두 화살표가 교차하기 때문에 평행선이 되지 않는다.
③ 이면적 교류 : 우리가 다른 사람과 교류를 하는 많은 경우 이면에 표면과 다른 숨겨놓은 의도를

가지고 있게 된다. 때때로 우리는 이런 사항을 알고 있기도 하고 어떤 때는 그렇지 못할 경우도 있다. 즉 본심의 요구, 의도 혹은 사건의 진상 등이 이면에 숨겨져 있어서 표면적으로는 그것과 다른 형태의 교류가 이루어진다. 이와 같이 표면의 메시지와 이면의 메시지가 다른 교류를 이면적 교류라 한다.

### (2) MBTI 이해

MBTI는 인식과 판단에 대한 융(C. G. Jung)의 태도 이론을 바탕으로 하여 제작되었다. 또한 개인이 쉽게 응답할 수 있는 자기보고(self report) 문항을 통해 인식하고 판단할 때의 각자 선호하는 경향을 찾고, 이러한 선호경향들이 하나하나 또는 여러 개가 합쳐져서 인간의 행동에 어떠한 영향을 미치는가를 파악하여 실생활에 응용할 수 있도록 제작된 심리검사이다.

MBTI(Myers-Briggs Type Indicator)는 융(C. G. Jung)의 심리유형론을 근거로 하여 Katharine Cook Briggs와 Isabel Briggs Myers가 보다 쉽고 일상생활에 유용하게 활용할 수 있도록 고안한 자기보고식 성격유형지표이다.

#### 1) MBTI의 4가지 선호경향

Katharine Cook Briggs와 Isabel Briggs Myers 자매가 행동의 선택방식인 판단형과 인식형을 추가함으로써 4가지 선호경향이 만들어 졌다. 각 개인은 자신의 기질과 성향에 따라 아래의 4가지 이분척도에 따라 둘 중 하나의 범주에 속하게 된다.

융(C. G. Jung)의 심리유형론에 따르면 교육이나 환경의 영향을 받기 이전에 이미 인간에게 잠재되어 있는 선천적 심리경향을 말하며, 성격의 기능이 사고와 감정, 감각과 직관, 외향성과 내향성으로 설명하였다.

[표 4-7] MBTI의 4가지 선호 경향

| 내향형(Introversion) | 외향형(Extraversion) |
|---|---|
| 깊이 있는 대인관계를 유지하며 조용하고 신중하며 이해한 다음에 경험 | 폭 넓은 대인관계를 유지하며 사교적이고 정열적이고 활동적 |
| **직관형(Intuition)** | **감각형(Sensing)** |
| 육감(영감)에 의존, 미래지향적, 가능성과 의미를 추구하며 신속/비약적 일처리 | 오감에 의존, 실제의 경험을 중시, 현재에 초점을 맞추고 정확/철저히 일처리 |
| **감정형(Feeling)** | **사고형(Thinking)** |
| 사람과 관계에 주관성을 갖고 상황적이며 정상을 참작한 설명을 한다. | 진실과 사실에 주관성을 갖고 논리적이고 분석적, 객관적으로 판단 |
| **인식형(Perceiving)** | **판단형(Judging)** |
| 목적과 방향은 변화 가능하고 자율적이고 융통성이 있다. | 분명한 목적과 방향, 기한을 엄수하고 철저히 사전 계획하고 체계적 |

### 2) MBTI의 16가지 성격유형

선호지표를 조합하여 만들어진 16가지 성격유형 도표는 MBTI를 효과적으로 이해하고 응용하는 기초가 된다.

[표 4-8] MBTI Profile 16가지 유형해석, KPTS

| ISFJ | ISTJ |
|---|---|
| 조용하고 차분하며 친근하고 책임감이 있으며 헌신적이다. | 신중하고 조용하며 집중력이 강하고 매사에 철저하여 사리분별력이 뛰어나다. |
| INTJ | INFJ |
| 사고가 독창적이며 창의력과 비판 분석력이 뛰어나고 내적신념이 강하다. | 인내심이 많고 통찰력과 직관력이 뛰어나며 양심이 바르고 화합을 추구한다. |
| ISFP | ENFP |
| 말없이 다정하고 온화하며 친절하고 연기력이 뛰어나고 내적신념이 강하다. | 따뜻하고 정열적이며 활기에 넘치고 재능이 많으며 상상력이 풍부하다. |
| INTP | ESTJ |
| 조용하고 과묵하며 논리와 분석으로 문제를 해결하기 좋아한다. | 구체적이고 현실적이며 사실적이고, 활동을 조직화 하고 주도해나가는 지도력이 있다. |
| ESFP | ENFJ |
| 사교적이고 활동적이며 수용적이고 친절하며 낙천적이다. | 따뜻하고 적극적이며 책임감이 강하고 사교성이 풍부하며 동정심이 많다. |
| ENTP | ISTP |
| 민첩하고 독창적이며 안목이 넓고 다방면에 관심과 재능이 많다. | 조용하고 과묵하며 절제된 호기심으로 인생을 관찰하고 상황을 파악하는 민감성과 도구를 다루는 능력이 있다. |
| ESFJ | INFP |
| 마음이 따뜻하고 이야기하기 좋아하고, 양심이 바르고 인화(조화)를 잘 이룬다. | 정열적이고 충실하며 목가적이고, 낭만적이며 내적 신념이 깊다. |
| ENTJ | ESTP |
| 열성이 많고 솔직하고 단호하며 지도력과 통솔력이 있다. | 현실적인 문제해결에 능하며 적응력이 강하고 관용적이다. |

## (3) DISC 이해

일반적으로 사람들은 태어나서 현재에 이르기까지 나름대로의 독특한 동기요인에 의해 선택적으로 일정한 방식으로 행동하게 되는데 그러한 행동은 하나의 경향성을 이루게 되어 자신이 일하고 있거나 생활하고 있는 환경에서 아주 편안한 상태로 자연스럽게 그러한 행동을 하게 된다.

1928년 미국 콜롬비아대학 심리교수인 William Mouston Marston 박사는 독자적인 행동유형모델을 만들어 설명하고 있다.

DISC 행동유형의 목표는 자신의 행동유형과 강점을 발견하고 이를 활용할 수 있고, 타인의 행동을 이해하고 효과적으로 다른 사람과 효과적으로 상호 작용할 수 있으며, 대인관계 유지방법, 자신에게 맞는 갈등관리, 학습방법을 발견할 수 있다.

### 1) DISC의 4가지 행동유형

Marston박사에 의하면 인간은 환경을 어떻게 인식하고 또한 그 환경 속에서 자기 개인의 힘을 어떻게 인식하느냐에 따라 4가지 형태로 행동을 하게 된다고 한다.

이러한 인식을 축으로 한 인간의 행동을 Marston박사는 각각 주도형(Dominance), 사교형(Influence), 안정형(Steadiness), 신중형(Conscientiousness), 즉 DISC 행동유형으로 부르고 있다.

[표 4-9] DISC의 행동유형 특성

| 신중형(Conscientiousness) | 안정형(Steadiness) |
|---|---|
| 과업을 수행하기 위해서 다른 사람과 협력한다. | 업무의 품질과 정확성을 높이기 위해 주어진 환경 안에서 신중하게 일한다. |
| • 예측 가능하고 일관성 있게 일을 수행한다.<br>• 참을성을 보인다.<br>• 전문적인 기술을 개발한다.<br>• 다른 사람을 돕고 지원한다.<br>• 충성심을 보인다.<br>• 남의 말을 잘 듣는다.<br>• 흥분한 사람을 진정시킨다.<br>• 안정되고, 조화로운 업무환경을 만든다. | • 중요한 지시나 기준에 관심을 둔다.<br>• 세부사항에 신경을 쓴다.<br>• 분석적으로 사고하고 찬반, 장단점 등을 고려한다.<br>• 외교적 수완이 있다.<br>• 갈등에 대해 간접적 혹은 우회적으로 접근한다.<br>• 정확성을 점검한다.<br>• 업무수행에 대해 비판적으로 분석한다. |
| **사교형(Influence)** | **주도형(Dominance)** |
| 다른 사람을 설득하거나 영향을 미침으로써 스스로 환경을 조성한다. | 결과를 성취하기 위해 장애를 극복함으로써 스스로 환경을 조성한다. |
| • 사람들과 접촉한다.<br>• 호의적인 인상을 준다.<br>• 말솜씨가 있다.<br>• 다른 사람을 동기 유발시킨다.<br>• 열정적이다.<br>• 사람들을 즐겁게 한다.<br>• 사람들과 상황에 대해 낙관적이다.<br>• 그룹 활동을 좋아한다. | • 빠르게 결과를 얻는다.<br>• 다른 사람의 행동을 유발시킨다.<br>• 도전을 받아들인다.<br>• 의사결정을 빠르게 내린다.<br>• 기존의 상태에 문제를 제기한다.<br>• 지도력을 발휘한다.<br>• 어려운 문제를 처리한다.<br>• 문제를 해결한다. |

### 2) DISC 행동유형별 응대방법

DISC의 4가지 행동유형을 학습하고 고객의 다양한 행동유형을 이해한다면 효과적으로 고객응대를 할 수 있게 될 것이다.

[표 4-10] DISC의 행동유형 대응법

| 응대법 | D형 고객(주도형 고객) |
|---|---|
| 대응하는 법 | • 굳건하고 직접적인 것<br>• 행동과 목표에 초점을 맞출 것<br>• 조심스러운 면으로 주의를 끌 수 있을 것 |
| 대화하는 법 | • 요점만 간단히 할 것<br>• 목표를 달성할 방법을 설명할 것<br>• 당신의 제안을 검토할 시간을 줄 것 |
| 강화하는 법 | • 최소한의 한계를 알려 줄 것<br>• 그의 방법으로부터 탈피할 것<br>• 목표, 대상, 결과에 초점을 맞추도록 할 것 |
| 응대법 | I형 고객(사고형 고객) |
| 대응하는 법 | • 우호적이고 긍정적일 것<br>• 공식적인 대화를 허용할 것<br>• 자극적이고 흥미로운 활용을 할 시간을 허용할 것 |
| 대화하는 법 | • 친근한 목소리를 할 것<br>• 자신의 느낌을 말 할 시간을 허용할 것<br>• 말을 행동 계획으로 바꿀 것 |
| 강화하는 법 | • 임무를 추진할 긍정적인 격려와 보상을 제공할 것<br>• 행동 계획을 조직할 것<br>• 긍정적인 인식을 가지고 대화할 것 |
| 응대법 | S형 고객(주도형 고객) |
| 대응하는 법 | • 몰아치기보다는 인내할 것<br>• 변화에 적응하고 실행할 시간을 줄 것<br>• 가정을 중요하게 여겨 줄 것 |
| 대화하는 법 | • 무엇을 요청하거나 지시할 때 부드러운 목소리로 할 것<br>• 개인적으로 묵묵히 인정해 주고 믿어 줄 것<br>• 정보를 분석할 시간을 줄 것 |
| 강화하는 법 | • 전달사항을 반복할 것<br>• 직접적으로 격려해 줄 것<br>• 자기 것으로 소화할 때까지 시간을 기다려 줄 것 |

| 응대법 | C형 고객(주도형 고객) |
|---|---|
| 대응하는 법 | • 구체적이고 정확하게 할 것<br>• 조심스럽거나 부정적인 첫 반응을 이해해 줄 것<br>• 자유롭게 질문할 수 있도록 할 것 |
| 대화하는 법 | • 인내심을 가지고 끈질긴 태도로 질문에 대답해 줄 것<br>• 정확한 정보를 확인할 것<br>• 정보를 재고할 수 있는 시간을 줄 것 |
| 강화하는 법 | • 도움에 대한 확신을 줄 것<br>• 목표에 단계적으로 다가가게 할 것<br>• 제3자에게 정보를 확인하게 할 것 |

# 핵심요약

## ▣ 에티켓 / 매너 / 예절의 차이점 비교

| | | |
|---|---|---|
| 에티켓<br>(Etiquette) | 예의범절 | • 선택의 여지가 없는 '의무사항'이라 할 수 있음<br>• 사람으로서 지켜야 하는 당연한 도리 |
| 매 너<br>(Manner) | 방법, 방식, 태도 | • 복수형으로 예의범절<br>• 제3자의 '희망사항'이라 할 수 있음(선택사항) |
| 예절<br>(體 節) | | • 사회생활에 있어서 남에게 실례가 되지 않도록 하기 위해 공손하고, 삼가는 몸가짐<br>• 사회질서를 유지하기 위하여 지켜야 할 도리 |

## ▣ 코디네이터가 외부고객응대를 위한 기본자세

- 병원의 조직, 업무 등에 정통해야 한다.
- 고객의 얼굴과 이름을 기억한다.
- 웃는 얼굴과 명랑한 응대로 고객에게 좋은 인상을 줄 수 있도록 노력한다.
- 고객과의 약속은 아무리 작은 것이라도 반드시 지킨다.
- 사람은 여러 가지 스타일이 있으므로 고객의 성격에 맞추어 응대한다.
- 내가 병원을 대표하고 있다는 자세로 품위 있게 한다.
- 잘 모를 때에는 적당히 대답하지 말고 확인한 다음 응답한다.
- 고객을 지위나 신분으로 차별하지 않도록 친절하고 공손하게 응대한다.

## ▣ 고객맞이법 5단계

- 처음 맞이하는 단계 : "어서 오십시오."
- 상대를 확인하고 용건을 듣는 단계 : "실례지만, 무엇을 도와드릴까요?"
- 판단하는 단계
- 용건을 처리하는 단계
- 만족스럽게 처리되었는지 확인하는 단계 : "원하시는 대로 잘되셨습니까?"

## ▣ 기본적인 고객 안내

- 수시로 돌아보며 안내한다.
- 손님이 중앙으로 걸을 수 있도록 배려한다.
- 안내자가 상급자보다 두세 걸음 앞에서 걷는다.
- 수행할 때는 상급자보다 두세 걸음 뒤에서 걷는다.
- 계단을 이용해서 안내할 경우는 안내자가 여성이라도 앞에서 안내한다.

## ▣ 응대의 기본 원칙

- 상대방의 눈을 보는 응대
- 일대일 응대
- 차별 없는 응대
- 선착순 응대

## ▣ MBTI의 4가지 선호 경향

| 내향형(Introversion) | 외향형(Extraversion) |
|---|---|
| 직관형(Intuition) | 감각형(Sensing) |
| 감정형(Feeling) | 사고형(Thinking) |
| 인식형(Perceiving) | 판단형(Judging) |

## ▣ TA로 본 자아상태

모든 인간의 마음은 다음의 5가지 유형으로 구성되어 있다.

ⓐ CP(Critical Parent) = 비판적 부모의 마음
ⓑ NP(Nurturing Parent) = 보호적 부모의 마음
ⓒ A(Adult) = 성인의 마음
ⓓ AC(Adapted Child) = 순응하는 아이의 마음
ⓔ FC(Free Child) = 자유로운 아이의 마음

## ▣ DISC의 행동유형 특성

| 신중형(Conscientiousness) | 안정형(Steadiness) |
|---|---|
| 과업을 수행하기 위해서 다른 사람과 협력한다. | 업무의 품질과 정확성을 높이기 위해 주어진 환경 안에서 신중하게 일한다. |
| **사교형(Influence)** | **주도형(Dominance)** |
| 다른 사람을 설득하거나 영향을 미침으로써 스스로 환경을 조성한다. | 결과를 성취하기 위해 장애를 극복함으로써 스스로 환경을 조성한다. |

# 연습문제

## 객관식

**01** 비즈니스 매너로 옳지 않은 것은?

① 명함은 전용의 지갑 등에 깨끗이 보관한다.
② 명함을 드릴 때 정중례로 하면서 드린다.
③ 명함에는 메모를 하지 않는다.
④ 명함을 드릴 때 소속과 이름을 정확하게 말한다.

**02** 고객응대의 기본원칙이 아닌 것은?

① 일대일 응대
② 차별없는 응대
③ 예약 순 응대
④ 상대방의 코를 보며 응대

**03** 정중한 인사로 감사를 표현하거나 사과를 할 때, 진료가 종결된 고객을 배웅할 때 사용하는 인사는 무엇인가?

① 보통례　② 목례
③ 정중례　④ 감사례

**04** 악수는 조화를 잘 이루어야 상대방의 마음을 사로잡을 수 있다. 악수할 때 4가지 조화요소가 틀린 것은?

① 고개를 끄덕이는 횟수　② 음성
③ 눈의 마주침　④ 손을 흔드는 횟수

**05** 방향지시 자세로 올바르지 않은 것은?

① 손가락을 모으고 손바닥 전체를 펴서 방향을 가르킨다.
② 손등을 보이게 하여 손목을 굽지 않도록 한다.
③ 오른쪽 방향은 오른손으로 왼쪽 방향은 왼손을 사용한다.
④ 가장 좋은 방향안내는 동행이다.

## TEST 주관식

**01** 서비스 에티켓, 매너, 예절의 차이점을 쓰시오.

**02** 응대의 기본원칙을 쓰시오.

**03** MBTI의 4가지 선호 경향을 쓰시오.

**04** DISC의 행동유형 특성을 쓰시오.

**05** 명함을 받는 올바른 방법을 쓰시오.

▶ 정답 및 해설 _ p.220

# Chapter 05 고객만족 상담법

상담은 자기이해, 정서적 수용과 성장 그리고 개인자원의 최적개발을 촉진하기 위하여 관계를 기술적이고 원리적으로 활용하는 것을 말한다. 전반적인 목표는 보다 만족스럽고 자원을 충분히 활용하면서 사는 삶을 만드는 기회를 제공하는 것이다. 효과적인 상담은 고객의 생각과 감정을 명료화 하는데 적극적으로 참여하게 하는 것이다. 효과적인 상담은 환자의 욕구를 이해하고 그에 맞는 대응을 함으로서 고객의 이탈을 막고 고객과의 관계를 증진시키며, 새로운 환자를 유치하여 고객만족을 통해 성과를 높이기 위해 효과적으로 해야 한다. 고객이 원하는 상담이 무엇인가를 정확히 파악하고 치료 동의율을 높이는 방법을 습득하게 하여 신뢰감과 호감을 얻도록 하는 것이다.

고객이 무엇을 원하는지 파악하고 공감하기 위해서 고객이 필요로 하는 정보를 설득력 있게 설명하고, 고객의 문제를 해결하기 위해서 병원코디네이터에게 요구되는 가장 중요한 기술은 커뮤니케이션 스킬(communication skill)이다.

## 1 고객의 마음을 만족시키는 화법

인간이 다른 동물과 달리 대화법을 발달시키게 된 계기는 더불어 살아가는 상호 공존의 집단사회에서 기본이 되는 감정의 교류 '공감'에 그 핵심이 있다. 인간만이 가지고 있는 능력 중 대표적인 것이 대화능력이다. 물론 감정의 교류가 대화를 통해서만 가능한 것은 아니나 유독 사람만이 대화를 통해 '공감'하는 방법을 발달시켜왔다.

그러면 대화를 잘하는 능력을 타고난 선천적인 능력일까, 물론 선천적으로 타고난 달변가나 웅변가도 있긴 하지만 대부분의 사람들은 많은 연습과 노력을 통해 대화의 달인이 되는 것이다.

### (1) 커뮤니케이션의 개요와 유형

커뮤니케이션을 일반적으로 언변 좋게 자기의 의견을 말하는 것쯤으로 이해하고 있겠지만, 정작 커뮤니케이션의 핵심은 듣는 기술이고, 남이 말을 하게 이끌어 내는 기술이다. 잘 듣는 사람만이 자신의 의견을 제대로 전달할 수 있다.

병원코디네이터에게 요구되는 가장 중요한 기술은 커뮤니케이션 기술(Communication Skill)이다. 커뮤니케이션을 잘하려면 원리를 제대로 이해하여 상황에 맞게 적용하는 것이 중요하다. 고객이 무엇을 원하는지 파악하고 공감하면서 고객이 필요로 하는 정보를 친절하고 설득력 있게 설명한다. 커뮤니케이션은 라틴어 Communis(공유), 또는 Communicare(협의하다, 공통성을 이루다)에 어원을 둔 커뮤니케이션(communication)은 사회적 관계 속에 살아가는 사람들이 다른 사람에게 자신을 드러내고 전달하며, 또 다른 사람의 메시지를 받아들이고 이해하는 행동 양식을 의미한다. 커뮤니케이션은 사람들이 서로 정보, 생각, 느낌, 소망 등을 공유하고 나누기 위한 활동이며, 커뮤니케이션은 상대방과 어떠한 관계에 있느냐에 따라 주고받는 내용이나 전달하는 방식에서도 달라진다.

### 1) 커뮤니케이션의 개요

병원코디네이터에게 있어서 커뮤니케이션 기술은 대단히 중요하다. 병원코디네이터는 환자가 무엇을 원하는지 파악하고, 환자가 필요로 하는 정보를 친절하고 설득력 있게 설명하여 그들의 문제를 해결해 주는 사람이기 때문이다.

병원에서의 커뮤니케이션이란 인간관계를 살리기도 하고 죽이기도 하는 위력을 가지고 있다. 말을 조리 있게 잘하는 것도 중요하지만 상황에 따라 순발력과 융통성을 발휘하는 것 또한 대화를 하는데 중요한 요소가 됨을 명심해야 한다.

최근에는 정보통신의 발달로 인해 커뮤니케이션도 가속화되어 있는 지금 우리가 어떤 위치에 있든 어떤 상황이든 올바른 커뮤니케이션 전달이 얼마나 큰 위력을 발휘하는가를 자신이 잘 알고 있어야 한다.

따라서 서비스를 포함한 모든 인간의 활동, 인간관계는 커뮤니케이션을 통해 이루어지며, 이는 일방적인 활동이 아니고, 서로 주고받는 쌍방향으로 진행되는 활동이다. 그리고 커뮤니케이션은 한 순간에 끝나는 단순한 일이 아니고 과거와 현재, 미래로 계속 이어지는 지속적인 과정이다. 현재의 커뮤니케이션은 과거의 경험에 의해 영향을 받고, 미래의 커뮤니케이션에 영향을 주기 때문이다.

### 2) 커뮤니케이션의 유형

인간은 본능적으로 자신의 욕구를 충족시키기 위하여 행동하며, 커뮤니케이션도 욕구 충족을 위한 인간의 행동 표현인 것이다. 행동 표현은 의사전달, 정보교환, 감정의 이입의 형태로 나타나며, 언어적 수준과 정서적 수준으로 구분할 수 있다. 즉, 상대방에게 자신의 감정, 태도, 사실, 신념 등을 전달하는 과정으로 언어와 비언어적 커뮤니케이션을 사용하여 상대방에게 영향을 주고 상대방을 이해하는데 모든 수단을 포함한다. 이와 같은 커뮤니케이션의 유형에는 언어적 커뮤니케이션과 비언어적 커뮤니케이션이 있으며, 의미는 다음 [표 5-1]과 같다.

[표 5-1] 커뮤니케이션의 유형

| 대 상 | 의 미 |
|---|---|
| 언어적 커뮤니케이션 (Verbal communication) | 메시지에는 글과 말이 사용되며 말로 하는 커뮤니케이션은 전달속도가 빠르고 즉시 피드백을 받을 수 있는 효율성과 즉각성이 장점이지만, 사려 깊은 반응을 할 시간이 없고 소음이나 부정확한 어휘의 사용 등으로 의미 전달이 방해받을 수도 있다. 반면 글을 사용하는 커뮤니케이션은 보고서, 편지, 게시판 알림, 협조공문, 안내서, 초청장, 전자우편 등이 포함되며 언어표현의 정확성과 내용의 기록이 요구되는 중요한 메시지를 전달해야 할 경우 유리하다. |
| 비언어적 커뮤니케이션 (Nonverbal communication) | 침묵으로 표현되는 자세, 몸짓, 표정, 눈빛, 목소리 등 신체적 언어(body language)와 각종 신호와 지위상징 등과 같은 물리적, 상징적 언어(physical or Symbolic language)가 포함된다. 일상생활에서 소통되는 메시지의 70% 이상이 비언어적 소통에 의한다. 비언어적 메시지가 언어적 메시지보다 진실을 더 잘 표현할 수 있으므로 비언어적 소통을 놓치지 않는 감수성이 요구된다. |

## 3) 커뮤니케이션의 과정

커뮤니케이션의 기본요소는 전달자(sender), 메시지(message), 수신자(receiver), 환류(feedback) 네 가지로 구성된다. 과정은 전하고자 하는 의사를 가진 전달자(sender)가 메시지(message)를 수신자(receiver)에게 전달하고 이에 대한 반응을 전달자에게 되돌려 주는 방식인 환류(feedback)로 진행된다.

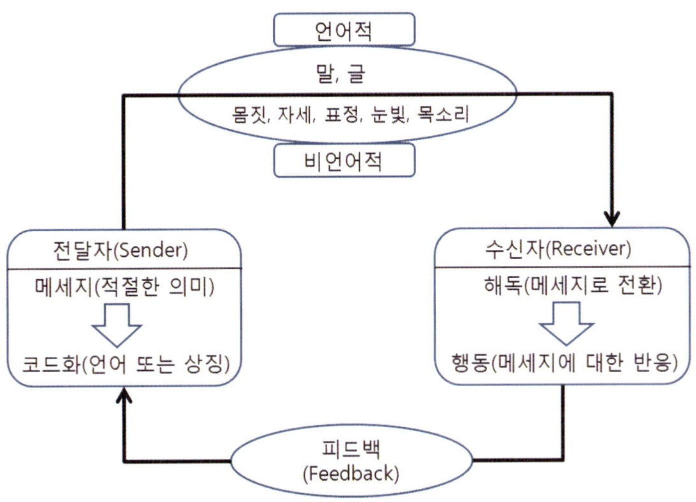


[그림 5-1] 커뮤니케이션의 원리

## (2) 효과적인 음성이미지

### 1) 음 성

목소리는 보이지 않는 고객에게 우리를 표현하는 하나밖에 없는 방법이다. 밝고, 맑은 목소리로 친절함을 건강하고 힘 있는 목소리로 자신감과 신뢰감을 주어야 한다.

① 고객에게 우리를 표현하는 하나밖에 없는 방법이다.
② 대화할 때 어른의 말의 속도는 분당 100~120단어 정도이다.
③ 말의 속도가 너무 느리면 답답해 보이고 너무 빠르면 상대방을 긴장시킨다.
④ 커뮤니케이션을 할 때는 빨리 많은 내용을 말하는 것보다 정확하게 의사를 전달하는 것이 우선이다.

### 2) 억양(Intonation)

높낮이가 없는 음성은 고객에게 지루한 느낌을 준다. 문장에 탄력을 주어 맛깔스럽게 말을 하면 고객의 집중도를 높이고 상담의 분위기도 활기에 찬다.

① 억양은 여러 가지 감정을 나타내는 역할을 한다.
② 말의 높낮이를 "억양"이라고 한다.

### 3) 문장의 고저강약

① 탄력성 있는 목소리를 내는 습관을 갖자.
② 말의 시작부분이 강하고 말의 끝부분이 약해지기 쉽다.
③ 너무 조용하고 온건한 어조로 연약한 목소리를 내면 소극적인 느낌을 준다.
④ 자신이 있으면 강한 표현을 하게 된다 : 부분적으로 강조하고 싶을 때 효과적으로 사용한다.
⑤ 재촉하는 듯 한 말은 강한 인상을 준다 : 너무나 힘이 들어가 있으면 역효과를 나타낸다.
⑥ 자신이 없으면 나약한 목소리가 된다 : 다른 사람을 설득할 때 자신이 없는 나약한 목소리는 효과를 발휘하지 못한다. 내용을 잘 검토한 뒤 자신을 가지고 전화를 해야 한다.
⑦ 기분이 고양되면 자기도 모르게 높고 강렬한 어조가 되어버린다 : 활기 있는 기분이 전해질 정도의 적절한 높이와 강도를 의식하고, 말해본다

### 4) 강 조

같은 말이라도 힘을 주는 곳에 따라 전혀 뜻이 다르게 들린다.

### 5) Pause 기법

알아듣기 쉽게 말하는 사람을 말을 잘하는 사람이란 일컫는다. 포인트는 사이를 어떻게 두느냐가 무엇보다도 중요하다. 띄어 읽기에 따라 문장의 전체적인 내용도 달라진다. 중요한 것은 듣는 상대방이 생각할 수 있는 사이를 주는 것이다.

① 침착하게 말을 하기 위해서는 느긋하게 호흡을 한다.
② 말을 시작하기 전에 한 박자 정도의 사이를 둠으로써 주의를 촉구한다.
③ 복잡한 이야기를 한 뒤에는 듣는 사람에게 생각할 수 있는 사이를 둔다.

## (3) 고객 상담 응대 기술

상대방으로부터 호감을 사기 위한 첫째 조건은 좋은 경청자가 되는 것이다. 자신의 이야기를 잘 들어주는 사람은 고맙고 기쁘다. 보다 효율적인 대화는 말을 많이 하는 것이 대화가 아니다.

고객이 무엇을 원하는가를 끊임없이 주시하고, 고객의 요구에 따른 상담을 진행하여야 한다. 입이 하나이고, 귀가 두 개인 것은 상담자가 한 번 말할 때 두 번을 듣고, 세 번을 맞장구치는 것이 중요함을 의미한다.

### 1) 마음을 열게 하는 경청기법

① 끝까지 듣는다.
② 질문을 활용한다.
③ 공감을 표시한다.
④ 주의를 집중해서 듣는다.
⑤ 마음이 편안한 상태로 듣는다.
⑥ 고객의 입장에서 같이 생각한다.
⑦ 중요한 부분은 메모를 하면서 듣는다.
⑧ 어떠한 편견과 선입관도 갖지 않는다.
⑨ 고객이 이해했는지를 확인하는 태도를 가진다.
⑩ 맞장구 등을 적절히 사용하여 고객의 상태에 동조하고 있음을 확인시켜 준다.
⑪ 고객의 말을 중간에서 끊어버리거나 상담자가 결론을 마무리해 버리지 않는다.
⑫ 숫자 관련되는 주소, 전화번호, 계좌번호, 날짜, 시간 등의 주요 내용을 정확히 확인한다.

### 2) 고객 유형에 따른 감동 경청 방법

고객에게 감동을 주는 효과적인 단어를 선택하는 주의가 필요하다. 고객의 욕구와 문제, 흥미에 관심을 보여주는 단어 사용이나 의뢰형의 단어를 사용하여 주의를 집중해서 끝까지 경청하는 것이다. 상대방에게 공감과 이해하고 있다는 점을 표현한다. 듣기를 잘하는 사람은 맞장구를 잘 치는 사람이다. 적절하게 맞장구를 치면 말하는 사람의 의욕이 북돋아져 이야기에 더욱 열의가 생기게 된다. 고객이 무엇을 요구하는지 더욱 쉽고 빠르게 알 수 있다.

■ 쾌활하게 많이 이야기하는 고객에는

① 같이 즐기면서 듣는다.

② 쉬는 간격을 잘 포착하여 이야기를 잘 이어받고, 혼자서 말하지 않도록 한다.

■ 말이 없고 까다로운 고객에게는

① 조용하고 느긋하게 듣는다.

② 밝은 분위기로 정확히게 대응힌다.

■ 완고하고 고지식하여 여간 해서 자기주장을 굽히려 하지 않는 고객에게는

① 성실하고 진지한 태도로 듣는다.

② 질문의 형식으로 대안이나 반대의견을 말한다.

■ 신중한 나머지 여간 해서 다른 사람에게 자신의 본심을 드러내지 않는 고객에게는

① 상대방의 저자세에 영향을 받지 말고 성실하고 신중하게 듣는다.

■ 억지로 상대방을 자신의 페이스에 집어넣으려고 하는 고객에게는

① 목소리 큰 것에 압도되지 말고 내용을 잘 듣는다.

② 자기 쪽에서 품속에 뛰어드는 형태를 취한다.

■ 근심이나 걱정이 많은 나머지 번거롭게 빙 돌려서 말하는 고객에게는

① 참을성 있게 듣는다.

② 정리하거나 분석하며 핵심을 명확히 한다.

## (4) 서비스 화법

### 1) 기본 화법

말할 때의 화법은 기본적으로,

① 듣기 쉬워야 한다.

② 여운을 남겨야 한다.

③ 목적이 확실해야 한다.
④ 유익한 것이어야 한다.
⑤ 말소리가 분명해야 한다.
⑥ 때로 감동을 주어야 한다.
⑦ 관심과 흥미를 끌어야 한다.
⑧ 내용과 표현이 단조롭지 않아야 한다.
⑨ 상대방과 시기에 적합한 것이어야 한다.

## 2) 호감 주는 화법

아이 메시지(I-message) 화법은 대화할 때 상대방에게 내 입장을 설명하는 것이 주안점이며, 유 메시지(You-message) 화법은 어떤 결과에 대하여 상대방에게 핑계를 돌리는 것을 말한다. 기본적으로 아이 메시지 화법을 사용하는 것이 훨씬 호감을 주는 화법이다.

➡ 예를 들어 택시를 타고 "기사님, 안 막히는 길로 좀 빨리 가주세요~"라고 하는 것은 유 메시지 화법이고 "기사님 약속시간이 지나서 제가 마음이 급하네요."라고 하는 것은 내 입장을 설명한 아이 메시지 화법이다.

두 메시지(Do-message)화법은 어떤 잘못된 행동의 결과에 대해 그 사람의 행동과정을 잘 조사하여 설명하고 잘못에 대하여 스스로 반성을 구하는 것이고, 비 메시지(Be-message)화법은 잘못에 대한 결과를 일방적으로 단정함으로써 상대방으로 하여금 반감을 불러일으키게 하는 화법이다.

➡ 예를 들면, 연속 지각자에게 "당신 잘못이다", "당신은 지각 대장이다."라고 단정하면 비 메시지 화법이고 상대방을 먼저 이해하며 연속 지각한 것은 잘못이라는 것을 설명하여 잘못된 점에 대하여 스스로 반성하도록 하는 것은 두 메시지 화법이다.

## 3) 보다 완곡한 화법

의뢰나 의문문으로 고쳐서 말하는 것이 부드럽다.

➡ "~하세요."보다는 "~해주시겠습니까?"가 좋다.

부정문보다는 긍정문으로 말하는 것이 좋다.

➡ "~는 없습니다. 보다는 "~는 곧 들어옵니다."가 좋다.

거절할 경우에는 "죄송합니다." 와 같은 의뢰형을 사용하는 것이 불친절하다는 인상을 감소시킬 수 있다.

➡ "~할인은 안 됩니다." 보다는 "정말 죄송합니다만, 어렵습니다."가 어감이 좋다.

### 4) 고객의 말에 맞장구치는 법

① 타이밍을 맞추자

맞장구의 타이밍을 맞춤으로써 상대방이 말하는 것에 흥이 나도록 한다.

② 맞장구에 인색하지 말자

우리나라 사람들의 대화술에서 고쳐야 할 것 중 하나가 바로 맞장구에 인색하다는 것이다. 상대방은 열을 올려 신바람 나게 이야기하고 있는데 팔짱만 끼고 멍청히 얼굴만 바라보고 있다가 난데없이 무안을 주는 경우가 많다. 고객의 틀린 점을 지적하고 반박하고 주장을 펴기보다는 귀담아 들을 줄 아는 아량과 인내가 필요하다.

➡ "아 그럼요. 역시 옳은 말씀이십니다." 등 그때마다 맞장구를 치거나 짧은 질문을 던짐으로서 고객의 신나는 마음에 부채질을 해줄 줄 알아야 한다.

③ 맞장구는 교묘하게 쳐라

상대방으로부터 긍정의 대답을 얻고 싶을 때는 긍정의 말에만 맞장구를 침으로써 대화를 원하는 방향으로 유도할 수 있다.

④ 맞장구는 짧게 감정을 넣어서

➡ "그럴듯한데요. 그것 참, 역시, 어머 정말이십니까?" 등의 말을 사용한다.

⑤ 맞장구를 멈출 때를 알 것

무조건 맞장구를 친다고 좋은 것이 아니다. 상대가 열을 올리고 있을 때는 맞장구를 잠시 멈춘다.

### 5) 논쟁을 피하는 방법

상대방 의견의 일부분과 일치시키는 것이 중요하다. 코디네이터는 병원고객을 응대하는 과정에서 크고 작은 불평을 하는 고객들을 만나게 된다. 고객의 여건에 따라 다양하게 나타나므로 겸허한 자세로 고객을 응대하는 서비스의 태도와 자세가 필요하다. 상대방의 불편에 대해 화난 얼굴로 대할 것이 아니라 더욱 더 예의를 갖추어 상대방이 잘못 알고 있는 내용에 대해 적극적으로 설명하는 화법을 사용한다면 상대방의 화를 풀 수 있을 뿐 아니라 좋은 인간관계를 이룰 수 있다.

상대방이 불평을 나쁘게만 생각하지 말고 일단 수긍하여 받아들이면서 인내를 가지고 더욱 자세히, 더욱 친절히, 더욱 적극적으로 응대하면 모든 일이 자연스럽고 쉽게 풀릴 수 있다.

상대방의 기분을 좋게 해주는 표현을 쓰도록 하자. 무심코 상대방의 자존심을 자극하거나 기분을 언짢게 하는 표현을 삼간다.

➡ "아직도 그걸 모르세요?", "웬만한 사람들은 다 알고 있는 내용인데요." 등의 표현은 삼가는 것이 좋다.

## 6) 상황별 스몰토크

스몰토크는 어색한 분위기를 누그러뜨리는 일상적인 대화로 상대와의 마음의 거리를 좁혀주는 역할을 한다. 상대의 마음을 얻으려면 주제와 상관없는 얘기를 먼저 시작하면 아주 효과적이다. 상담시 뿐만 아니라 진료실 안에서도 마찬가지이다. 스몰토크에는 건강 관련 인사 , 날씨인사, 뭔가 권하기, 칭찬하기 등이 있는데 상황별 구체적 표현들을 알아본다.

[표 5-2] 상황별 스몰토크

| 상 황 | | 환영의 인사말 | 환송의 인사말 |
|---|---|---|---|
| 날씨 | 화창한 날씨 | • 햇살이 너무 따뜻하네요.<br>• 날씨가 많이 풀렸죠?<br>• 날씨가 너무 좋죠? | • 오늘 날씨가 너무 좋네요. 치료도 다 마쳤으니까 즐거운 하루 되세요.<br>• 날씨도 좋은데 데이트 약속 있으세요?<br>• 치료 다 받고 난 다음에 산책이라도 하세요. |
| | 비 오는 날 | • 여기 차 한 잔 드세요<br>• 비 오는데 오시느라 고생하셨죠?<br>• 마른 수건 좀 드릴게요. | • 비 오는데 옷 젖지 않게 조심히 가세요.<br>• 비바람이 불어서 감기 조심하셔야 되겠어요.<br>• 우산 있으세요? 없으시면 걱정하지 마세요. 여기 준비된 우산 있거든요. |

## 7) 성공하는 코디네이터의 7가지 습관

① Service mind : 고객을 위해 최선을 다하려는 마음자세

② Understanding : 자신의 업무와 고객에 대한 완벽한 이해

③ Change : 고객의 입장이 되어 자신의 마음을 바꾸어 생각해보는 자세

④ Control of Emotions : 자신의 감정을 때와 장소에 따라 조절할 수 있는 자세

⑤ Enjoy : 자신이 하고 있는 일을 즐기는 마음

⑥ Self-Confidence : 항상 업무에 대한 자신을 키우려는 자세

⑦ Sense : 순간, 순간 상황에 맞는 대처능력을 키우려는 자세

## 8) 환자와의 대화(상담)시 지켜야 할 10가지 원칙

① 환자의 말에 귀를 기울여라.

② 환자의 눈을 바라보며 얘기하라.

③ 진료스케줄의 순서를 정확히 설명하라.

④ 진료계획이 바뀔 경우 충분한 설명을 하라.

⑤ 신뢰할 있는 이미지(특히 냄새)에 신경 써라.

⑥ 진료에 임하기 전 환자기록부를 반드시 확인하라.

⑦ 병원 내 상담전문 스텝이 있을 경우, 환자에게 직접 소개하라.
⑧ 비용과 예약스케줄 등의 자세한 상담은 되도록 직원에게 위임하라.
⑨ 의학전문용어 인용을 지나치게 하지마라. (기본용어 정도만 사용).
⑩ 같은 말이면 긍정적으로 이야기하라. (환자들은 알아듣지 못해도 의사의 설명을 되물어보기 어려워함)

## 2 비언어적 의사소통

1961년 미국의 대통령 선거에서 케네디가 닉슨을 물리치고 대통령에 당선된 것은 케네디가 젊고 신선하기 때문이기도 하지만 그보다도 그의 뛰어난 대중을 사로잡는 스피치와 거기에 사용된 제스처가 큰 역할을 했다고 볼 수 있다. 두 사람이 처음 텔레비전에서 대결을 할 때, 케네디는 그 개성 있는 얼굴에 미소를 띠고 유머와 세련된 제스처로 시청자들을 매료시켜 그 여파로 대통령에 당선되었다는 이야기는 너무나도 유명하다. 대화를 메시지의 전달과정이라고 볼 때 언어적 요소와 비언어적 요소로 나누어 본다면 일상생활에서 소통되는 메시지의 70% 이상이 비언어적 소통에 의한다.

말을 할 때 사용되는 다양한 몸짓은 말을 보다 정확하게 전달하려는 자연스러운 동작이며, 자기의 생각과 감정을 강력히 전하는 대단히 중요한 기술임을 알고 집중적이고 체계적인 훈련을 통해 적극적인 습득을 하여야 한다.

[표 5-3] Communication의 구성요소

| 구 분 | 구성요소 | 비 율 |
|---|---|---|
| 비언어적 Communication | 태도, 몸짓, 동작, 표현 | 55% |
| 언어적 Communication | 단어의 선택 및 배열 | 38% |
| 음성표현 | 말의 내용 | 7% |

### (1) 몸짓 언어

언어 없이 우리는 단 하루도 사회생활을 해나갈 수 없다. 사회생활을 해나가면서 인간관계를 유지하고 자신의 맡은 업무를 수행할 수 있는 것은 우리가 언어를 가지고 의사를 소통할 수 있기 때문이라고 본다.

현대사회를 살아가고 있는 우리는 말이라는 표현수단을 통해 의사소통을 하지만 오래전 원시인들은 처음부터 말을 사용할 수 없었다고 한다. 그래서 몸짓을 통해 의사소통을 했는데 이것을 몸짓 언어 라고 한다. 의사를 보다 정확히 전달하고 감정을 풍부히 상대에게 전달할 수 있기도 한다.

① 변화와 생동감이 있어야 한다.
② 무엇보다 자연스러워야 한다.
③ 손가락 사용을 자제하여야 한다.
④ 내용과 일치하는 제스처이어야 한다.
⑤ 동작에 자신감과 확신이 있어야 한다.
⑥ 눈은 제스처의 방향과 일치되어야 한다.
⑦ 격에 알맞은 제스처를 사용하여야 한다.
⑧ 흔들리거나 힘이 없는 제스처는 자제하여야 한다.

### (2) 병원코디네이터의 몸짓언어

| 긍정적 몸짓언어 | 부정적 몸짓언어 |
|---|---|
| 눈 맞추기 | 팔짱 끼기 |
| 고개끄덕이기 | 코나 머리 만지기 |
| 손은 테이블 위로 | 손 주머니에 넣기 |
| 상대를 향해 몸 열기 | 어깨 한쪽으로 기울이기 |
| 미소 짓기 | 뒤로 제치기 |
| 상체 앞으로 기울이기 | 뒷짐 지기 |

### (3) 고객의 몸짓언어

#### 1) 손바닥 문지르기

긍정적인 신호이다. 대개 열정, 기대, 약간의 걱정의 표현이다. 상담에 대비한다.

#### 2) 얼굴 만지기

상대방이 말한 것을 곰곰이 생각하거나 치료의 종류를 어떻게 선택할 것인가를 생각한다는 의미이다. 상담자는 고객의 다음 행동을 조용히 기다리는 것이 중요하다.

#### 3) 팔짱 끼기 및 다리를 꼰 자세

고전적인 자기 방어 제스처이다. 이 모습이 사람들은 "나를 내버려 두세요."라고 말하는 것이다. 치료 설명을 늦추고 고객을 안심시키는 일이 선행되어야 한다. 고객에게 사무적인 아닌 감정으로 대해야 한다. 팔짱이 풀리면 상담을 위한 다음의 단계로 진행한다.

### 4) 갑작스런 제스처의 변경

만약 팔짱을 끼고 있는 고객이 있다면 실제로는 방어적인 의사표시가 아니고 냉담하다는 표시일 수도 있다 주의해서 볼 사항은 제스처의 갑작스런 변경이다. 만약 호의적이고 자유스럽게 대화하다가 갑작스럽게 팔짱을 낀다면 상담 중 상담자의 설명이나 시연에 문제점이 있다는 표시이다. 설명 또는 시연을 마치고 어떤 문제점이 있는지 확인한다. 만약 이 제스처의 변화를 모르고 계속 설명 또는 시연을 한다면 잠재고객을 잃는 결과를 얻을 뿐이다.

### 5) 등줄기를 곧추세운다.

이런 자세를 자주 취하는 사람은 자기규정이 명확한 성격이다. 동시에 원리 원칙을 고수하면서 정신적으로 유연성이 부족하다. 원만하면 가벼운 장난이나 농담도 잘 통하지 않는다고 볼 수 있다.

### 6) 대화 도중 웃으면서 팔짱을 낀다.

상대의 이야기를 결정하고 있다는 뜻이다. 웃으면서 팔짱을 낀다는 것은 거절이나 대립의식의 표현이라기보다는 상대의 이야기에 흥미를 느끼기 때문이다. 즉, 상대의 이야기에서 정보를 하나라도 놓치지 않겠다는 의미이다.

### 7) 소매를 걷어 올린다.

힘의 과시인 동시에 적극성의 표현이다. 사람들은 언쟁이 치열해지면 대개 소매를 걷어붙이는 것은 자신의 힘을 과시하고 적극적으로 대들겠다는 의사 표시이다.

### 8) 양복의 옷깃을 잡고 가슴을 펴서 뒤로 젖힌다.

자신의 직업에 자신감과 긍지를 지니고 있는 사람이다. 영화에 등장하는 암흑가의 두목은 대개 이런 행동을 자주 보인다. 조끼 주머니에 손을 넣는 행동도 마찬가지 심리에서 나온다.

### 9) 눈이나 코, 턱 등의 얼굴의 일부분을 만진다.

자기의 허약함을 감추려는 의사 표시다. 가축이 병들었을 때는 자기의 몸을 핥는 버릇이 있듯이 인간도 나약해졌을 때는 자기의 얼굴을 만지는 버릇이 있다. 그러므로 고객에게 뭔가를 추궁할 때 이런 행동을 보이면 확실히 심증을 굳혀도 좋다.

### 10) 맞장구를 치지 않고 가벼운 미소를 짓는다.

완곡한 거부나 난처함의 표시이다. 귀찮은 상대나 보기 싫은 손님을 내쫓는 데는 맞장구를 치지 않고 그저 가벼운 미소만 짓는 것이 상책이다. 고객이 싱긋 미소를 짓는다고 반드시 긍정의 뜻은 아닌 것이다.

## 3 신뢰성 상담기법

### (1) 병원고객 상담의 이해

상담과정에서 정보의 제공이 이루어지기는 하나 정보를 제공해 주는 것은 상담이 아니며, 상담은 충고나 암시를 해주는 것이 아니다. 강요나 위협에 의해 태도나 행동에 영향을 미치는 것도 아니며, 어떤 행동의 변화가 상담자에 의해 변화되는 것이 아니다. 상담은 고객 스스로 자신을 발견하고 최대한의 발달과 복지를 위해 돕는 것이다.

상담은 일반적으로 도움이 필요한 사람에게 도움을 주는 과정이고, 개인이 삶의 현장에서 문제에 부딪치게 되면 최선의 잠재력을 발휘해서 자신이 가지고 있는 문제에 부딪치게 되면 최선의 잠재력을 발휘해서 자신이 가지고 있는 문제를 스스로 해결해 나갈 수 있게 학습할 수 있도록 도와주는 과정이다. 상담은 인간문제 자체만큼이나 행동이 복잡하기 때문에 전체를 통합적으로 파악하기란 쉽지 않다. 따라서 병원에서 바람직한 진료상담은 고객과 병원 양쪽이 고객의 상태 및 조건을 충분히 이해하여 그에 알맞은 단기적 진료계획 및 계속적인 관리계획을 수립하는 것을 목적으로 한다. 진료상담은 의사 고유의 업무이긴 하지만 실제로 병원을 찾는 고객은 의사를 만나기 전이나 그 후에 직원들에게 궁금한 사항들을 물어보는 일이 많다. 상담은 일반적으로 전문가가 비전문가의 요구나 해결하고자 하는 문제를 의뢰받고 전문적인 정보를 제공하여 비전문가가 이를 해결하는데 도움을 주는 과정을 말하는데, 일상적으로 병원에서 고객인 환자와 그의 상태 및 진료계획을 가지고 대화하는 모든 과정을 진료상담이라고 할 수 있다.

진료과정은 물론 의사의 실력, 진료 후 효과나 후유증, 진료비 등에 대해 다시 한 번 확인하고 싶어 하는 것이다. 따라서 병원코디네이터가 수행하는 진료상담 실무란 의사를 도와 고객이 편안하게 진료를 받을 수 있도록 도와주는 일종의 전문적 서비스이다.

#### 1) 상담의 기능

상담의 중요한 기능은 고객으로 하여금 의사결정 기술과 문제해결에 대한 영향을 강화하는데 있다. 고객의 마음을 최대한 읽고 대응을 해주는 것이다.

① 의사소통(communication)
   ⓐ 역지사지의 의사소통 촉진시키는 기능
   ⓑ 고객의 건강상태, 심리상태를 의료진에게 전달
   ⓒ 의사소통을 통해 고객에게 진료과정을 상세하게 설명하는데 도움이 된다.

② 조언(advice)
   ⓐ 고객의 치료에 대한 판단을 하고 진료과정을 설정한다.
   ⓑ 건강과 관련되어 있기 때문에 진지하게 경청하고 의존하는 관계이다.

ⓒ 고객은 자신의 건강에 대한 조언을 기대한다.

③ 안도감의 부여(reassurance)

ⓐ 치료에 대해 대처할 수 있는 자신감을 부여한다.

ⓑ 경과가 양호하니, 걱정하지 마십시오. 치료가 잘 될 것입니다.

ⓒ 고객에게 안도감을 줄 수 있다.

④ 사고의 명확화

ⓐ 감정적 완화상태의 결과

ⓑ 상담자는 이 과정에 적절한 도움을 줄 수 있다.

ⓒ 사고의 명확화로 인하여 개인은 감정적 문제에 대한 책임을 인정하게 된다.

⑤ 감정적 긴장상태의 완화

ⓐ 고객 상담의 가장 중요한 기능은 감정적 긴장상태를 완화시키는 것이다.

ⓑ 고객은 상담을 통해 자신의 좌절이나 문제에 대한 감정적 완화를 얻으려 한다.

ⓒ 고객의 문제를 동정적인 청취자에게 설명함으로써 긴장상태를 완화시키고, 보다 응집력 있고 합리적인 사고를 가지게 된다.

⑥ 사고의 전환

ⓐ 문제에 대한 단순히 감정적 완화나 사고의 명확화 이상의 의미를 지닌다.

## 2) 상담 환경정리

고객과의 상담을 위한 환경 조성은 원활한 고객과의 의사소통과 신뢰감을 높일 수 있는 중요한 요소이다. 편안하고 적극적이며 고객을 위한 상담은 고객으로 하여금 병원에 대하여 무한한 신뢰감을 주는 것은 물론, 효율적인 상담을 통해 고객이 가지고 있는 병원에 대한 두려움과 진료에 대한 공포감을 최소한으로 줄여줄 수 있다.

① 상담실 테이블은 가급적 원탁으로 한다.

② 고객이 소지품을 놓을 수 있는 장소를 확보한다.

③ 상담실은 가급적 독립적인 공간을 확보하도록 한다.

④ 장시간이 걸리는 상담인 경우, 음료를 따로 준비한다.

⑤ 필요에 따라서는 거울, 달력, 메모도구 등을 마련한다.

⑥ 상담실의 조명은 너무 밝거나 어둡지 않은 형광등을 사용한다.

⑦ 고객과 보호자가 모두 앉을 수 있는 의자를 여유 있게 준비한다.

⑧ 외부의 소음을 차단하고 상담을 내부의 소리가 밖으로 새어나가지 않도록 한다.

⑨ 상담에 도움이 되는 음악을 틀고, 방향제를 활용하여 후각적인 만족도 고려한다.

⑩ 상담 테이블은 정리정돈이 말끔히 되어 있어야 하고, 개인적인 물품은 없앤다.

## (2) 올바른 상담 자세

상담을 잘한다는 것은 자신이 의도하는 것을 상대방에게 적극적으로 정확하게 전달하는 것이다. 듣기 좋은 말과 음성으로, 호감이 가도록 메시지를 표현하여 효과적으로 말하는 태도를 익히는 것이 필요하다. 부정적인 표현보다는 긍정적인 표현을 사용할 수 있도록 한다.

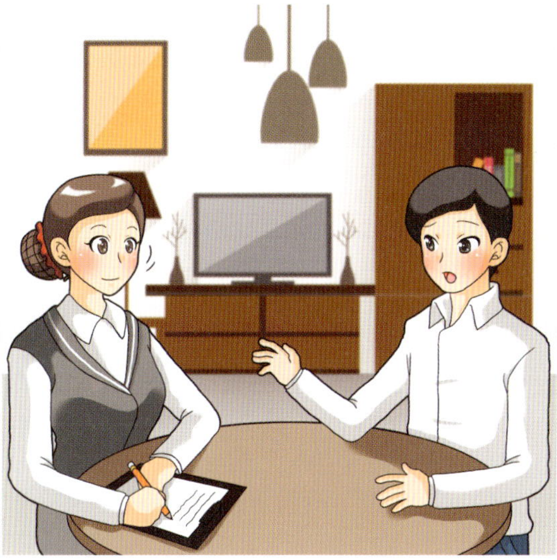

[그림 5-2] 상담자세

명령형보다는 의뢰형의 언어를 구사하고, 공손하고 정중하게, 센스 있게, 상황에 맞춰 탄력적으로 부드럽게 하며 반론극복을 이용하여 명료하게 대화를 진행해 나가야 한다. 상담의 자세에는 내적자세와 외적자세로 분류할 수 있다. 상담의 내적자세는 존중하는 마음을 행동으로 보이는 것, 부드러운 어조, 경청하는 자세, 표정, 시선처리 등을 말한다. 외적자세는 듣는 사람을 정면으로 바라보며 집중하고 있음을 보여 주는 것, 부드러운 시각처리를 위해 눈동자와 미간을 번갈아 보는 것 등을 말한다.

### 1) 상담시의 바른 자세 - ①

| | |
|---|---|
| 눈 | • 듣는 사람을 정면으로 보고 경청하며, 시선을 자주 마주치고 고객의 눈을 부드럽게 주시하면서 한다. 바라보는 시선의 위치는 고객의 이마에서부터 목선까지 번갈아 가면서 보고 미간을 주시하면서 상담을 하면 훨씬 부드러워 진다.<br>• 고객이 불평을 하거나 곤란한 질문을 하면 당신은 시선을 다른 데로 돌리지 않는가?<br>• 눈을 너무 자주 깜빡 거리거나 굴리는 행동은 하지 않는가? |
| 표 정 | • 밝게 눈과 표정으로 말한다.<br>• 얼굴을 찌푸리며 싫은 표정을 하지는 않는가?<br>• 무표정 하지는 않는가? |
| 자 세 | • 등을 펴고 똑바른 자세, 자연스런 제스처 사용, 손짓이나 웃음이 지나치지 않아야 한다.<br>• 정면을 바라보고 고객을 향해 조금 앞으로 내민 자세를 취한다.<br>• 고객의 말에 끄덕이며 메모하는 자세를 취한다.<br>• 팔짱을 끼고 있지는 않은가?<br>• 과도한 손동작을 하고 있지는 않은가?<br>• 손으로 턱을 괴고 있지는 않은가?<br>• 의자에 편하게 기대서 상담을 하거나 다리를 꼬고 앉아 있지는 않은가? |

| | |
|---|---|
| 입 | • 입은 똑바로, 정확한 발음, 자연스럽게, 상냥하게 한다.<br>• 혹시 어색한 미소를 짓지는 않는가?<br>• 과장되게 웃고 있지는 않는가?<br>• 웃으면서 손으로 입을 가리지는 않는가?<br>• 설명을 하면서 입이 삐뚤어지지는 않는가?<br>• 고객과 의사전달이 잘되지 않는다고 한숨을 쉬지는 않는가?<br>• 입 냄새가 나고 있지는 않은가? |
| 음 성 | • 톤을 올려서 적당한 속도로 맑은 목소리를 낸다.<br>• 강조한 부분에서 반드시 악센트를 가한다.<br>• 사람들은 당신이 무엇을 이야기 하는가 보다는 어떻게 이야기 하는가에 더 민감한 반응을 보인다. 목소리가 무미건조하거나 성급하거나 생색내는 듯한 말투를 쓰지 않는다. 고객에게 확신을 주는 목소리를 연출하라.<br>• 상담을 할 때 가장 적합한 음성의 톤은 "미" 음이다. 다만 전화 상담을 할 경우에는 "솔" 음으로 진행한다.<br>• 매너리즘에 빠져 있거나 지친 음성은 아닌가?<br>• 당신의 음성은 듣기 거북하지는 않는가?<br>• 말을 하면서 당신의 음성이 올라가지는 않는가?<br>• 목소리의 크기가 너무 크거나 작지는 않는가? |

### 1) 상담시의 바른 자세 - ②

| | |
|---|---|
| 말 씨 | • 알기 쉬운 용어 사용, 경어, 말끝을 흐리지 않고 명료하게 한다.<br>• 맞장구를 치면서, 질문을 섞어가면서 모르면 물어보고 복창하면서 한다.<br>• 설명하기 곤란한 부분에서 말끝을 흐리지는 않는가?<br>• 전문용어를 쓰면서 고객이 모른다고 핀잔을 주지는 않는가?<br>• 반말을 섞어서 상담을 하고 있지는 않은가?<br>• 말의 속도가 너무 느리거나 빠르지는 않는가? |
| 마 음 | • 성의와 선의를 가지고 고객을 편하게 한다. 흥미를 가지고 말하고자 하는 의도나 치료받고자 하는 의도가 느껴질 때까지 충분히 고객을 만족시킨다.<br>• 고객에게 반드시 피드백을 요청하라.<br>• 보험이나 저가의 진료를 받는다고 무시하지 않는가?<br>• 고객의 첫인상으로 선입견을 가지고 상담에 임하고 있지는 않은가?<br>• 내 스타일이 아니라고 무성의 하게 대하고 있지는 않은가?<br>• 내 의도대로 되지 않는 고객이라고 형식적으로 상담에 임하고 있지는 않은가?<br>• 진료결정을 고객의 입장에서 선택을 하게 하는 것이 아니라 강요를 하고 있지는 않은가?<br>• 고객이 돌아가고 난 다음 고객에 대한 비난을 하지는 않은가?<br>• 당신은 고객이 무엇을 궁금해 하고 무엇을 원하는지를 자주 점검하면서 상담을 진행하는가? |

#### 2) 고객의 심리

모든 직원들은 먼저 환자의 입장에서 환자가 어떠한 생각을 하고 있는지 먼저 알아야 할 필요가 있으며 이것은 환자의 심리상태를 파악하는 것을 말한다. 병원은 다른 곳과 달리 몸과 마음이 성치 못한 사람들이 치료를 목적으로 찾아오는 곳이다. 그들 대부분은 질병으로 인한 고통과 병원에 대한 불안함을 크게 갖고 있으며 작은 일에도 빠르게 흥분하기 쉽다. 병원에 근무하는 직원으로서 직장의 성격을 잘 이해하고 각각의 위치에서 사명감을 가지고 근무하여야 할 것이다.

① 건강해지고 싶다.
② 치료비 걱정을 하게 된다.
③ 비밀을 지키고 싶어 한다.
④ 친절한 대우를 받고 싶어 한다.
⑤ 책임 있는 대우를 받고 싶어 한다.
⑥ 기다리지 않고 신속히 치료 받기를 원한다.
⑦ 불안함을 가지고 있다.(병에 대한 불안감을 갖고 있다)

### (3) 동의 수준을 높이는 상담요령

#### 1) 진료 차트에 내용을 정확하게 기록한다.

① 정확하고 자세하게 기록하여 같은 설명이나 같은 질문을 하지 않도록 한다.
② 의료사고를 대비하여 설명에 관한 항목을 정리하여 반드시 고객서명을 받도록 한다.
③ 상담 차트에는 고객관계 관리를 위한 고객의 성격적 특성, 외형적 특성, 진료 특이성, 경제적인 상황, 가족관계 등을 명확히 기재한다.

#### 2) 질(Quality)을 강조한다.

① 치료 계획서를 작성하여 제공한다.
② 치료보다는 치료로부터 얻어지는 편익에 초점을 맞춘다.
③ 고객의 기대 수준과 포기할 경우에 나타나는 문제점을 충분히 설명한다.
④ 주변 경쟁병원의 진료특성을 분석하여 우리병원의 강점과 이점에 대하여 비교 설명한다.
⑤ 이상적인 치료 계획을 먼저 설명하며, 두 가지 이상의 방법을 제시하여 설명할 경우 치료비의 차이보다는 질의 차이를 강조한다.

#### 3) 고객의 마음을 이해한다.

① 고객이 아닌 인격체로 이해한다.

② 고객 스스로 느끼지 못하는 좋아진 점들을 알려준다.
③ 고객의 긴장감을 풀어주고 친밀관계(Rapport)를 형성하도록 한다.
④ 고객의 태도와 감정을 그대로 받아들이고 적절히 반사한다.
⑤ 고객이 무엇을 원하는지, 다른 병원에서 얻지 못한 것은 무엇인지를 분석한다.
⑥ 치료 과정 동안 꾸준한 전화 상담과 직접 상담을 하고 치료 후 Follow-up을 한다.
⑦ 고객의 이름을 기억하여 상담하는 동안 몇 번을 불러주면 친밀감과 신뢰가 형성된다.
⑧ 다음 번 예약도 상담실에서 직접 잡도록 배려하고, 약속을 지키도록 미리 확인전화를 한다.
⑨ 심리적인 어려움이 있을 경우, 원인을 분석하여 심리적 위로와 함께 치료에 동참하도록 한다.
⑩ 고객의 상태가 좋지 않다고 해도 적절한 치료를 받고 집에서 관리를 잘한다면 건강해 질것이라고 안심시킨다.
⑪ 진료를 마친 후 소감을 말하거나 쓰게 하여, 다음 상담에 대비한다. 이때 궁금한 사항이 있을 경우 재 상담을 실시한다.

## 4) 시각적인 자료를 다양하게 활용한다.

① 상담실에는 뷰 박스를 준비해 놓는다.
② 직접 만들거나 시중에 나와 있는 책자나 사진, 모형물을 이용한다.
③ 설명문, 사전 제작된 프레젠테이션 자료, 병원에 대한 소개 자료, 의사 소개파일, 유명인 사진, 진료 브로슈어, 진료 사례집 등을 미리 준비한다.

## 5) 고객의 참여를 적극적으로 유도한다.

① 병원의 수익향상을 위해 소개 환자를 정중히 부탁한다.
② 잦은 질문을 통하여 고객의 요구나 상황을 충분히 설명하도록 한다.
③ 고객의 뜻을 존중하는 태도를 보일 때 고객들 또한 치료에 협조적일 것이다.
④ 모형물이나 브로슈어 등 시각적인 자료를 제공함으로 직접 만져보거나 집에 가져가서 읽어볼 수 있도록 제공한다.
⑤ 상담의 진료계획서, 품질 보증서를 작성하여 고객에게 제공하고, 상담 차트에 상담 내용을 확인시켜 서명을 받아 놓는다.

## 6) 신뢰성과 책임감 있는 상담자의 태도를 보인다.

① 호감이 가고 매력적으로 보일 수 있는 의상을 선택하고 깔끔하고 신뢰가는 느낌을 만든다.
② 고객이 들어오면 반드시 일어나서 응대를 하고, 자리를 먼저 권하고, 명함으로 상담자의 소개를 한다.

③ 진료 전 상담일 경우, 상담을 마친 후 직접 담당의사에게 안내를 하고 소개를 한 후 고객의 상황을 간략하게 브리핑 한다.

④ 진료 상담이 마지막 과정일 경우 상담이 끝난 후 고객을 접수대로 직접 안내하고, 계산이 완료되면 병원의 정문이나 엘리베이터 앞까지 가서 마지막 배웅을 책임진다.

⑤ 재방문의 경우 상담을 하지 않고, 치료만 하는 경우에도 방문하여 경과사항을 보고하고 고객의 건강상태나 만족도를 점검한다.

### 7) 진료 내역에 대한 상세한 설명을 하고, 세부가격 내역서를 제공한다.

① 진료비에 대한 설명 전에 검사가 이루어지는 과정을 자세히 설명한다.

② 말로만 설명을 하지 말고 세부가격 내역서를 작성하여 설명한다.

③ 진료비가 비싸다는 것은 고객이 진료의 가치를 인정하지 못할 때 나타날 수 있는 당연한 반응이며 그 가치를 인정할 때 지불할 지가 결정된다.

④ 고객들은 진료비가 비싸기 때문에 화를 내는 것이 아니고 진료비가 높아진 이유에 대해 충분히 설명을 듣지 못했기 때문에 화를 낸다.

⑤ 진료가격의 경제적이 이유 때문에 결정을 망설일 경우, 고객으로 하여금 생각할 시간을 제공하고 다음에 오겠다고 하시는 경우에는 전화를 걸어 결정여부를 묻고 진료의 가치에 대하여 다시 한 번 설명을 한다.

## (4) 프로페셔널 상담기법

### 1) AADRN 기법

| 구 분 | 요 점 | 비 고 |
|---|---|---|
| 종 류<br>(Alternatives) | 선택할 수 있는 치료의 종류에 대해서 설명한다. | 너무 산만하게 늘어놓지 않는다. |
| 장 점<br>(Advantage) | 치료가 가지고 있는 장점을 집중적으로 설명한다. (치료비 설명 포함) | 1~2가지의 가장 큰 장점을 중점적으로 설명한다. |
| 단 점<br>(Disadvantage) | 치료가 가지고 있는 단점을 설명한다. (치료비 설명 포함) | 필요한 경우 생략할 수도 있으며 강약의 조절이 필요하다. |
| 위험(Risk) | 치료비가 갖고 있는 위험성을 설명한다. | 상황에 따라 강약을 조절한다. |
| 방 치<br>(Non treatment) | 치료를 하지 않았을 때 발생 가능한 문제점을 설명한다. | 환자가 거부감을 느끼거나 어색한 상태에 빠지지 않도록 배려한다. |

## 2) FAB 기법

환자의 반응을 확인할 수 있다. 이해하기 쉽고 논리적이며 진료내용 특징에 대해 설명하기 쉽다.

| 구 분 | 요 점 | 비 고 |
|---|---|---|
| 특징(Feature) | 진료내용에 따른 독특한 성능, 기능, 소재 등의 사실적인 면을 말한다. | 대표적인 특징 |
| 장점(Advantage) | 타 진료와 비교해서 환자가 사용 시 만족할 수 있는 좋은 점 | 진료에 대한 장점 |
| 이점(Benefit) | 환자가 얻을 수 있는 이익적인 측면 | 환자의 입장에서 추구하는 장점 |

## 3) 3F(Feel, Felt, Found) 기법

3F 설명 기법은 병원이 제시한 치료비나 치료 기간 등에 환자가 불만을 표시할 때 효과적인 설명하법으로 FAB로 설명한 후 이의 제기 시 반론 화법이다. 고객이 스스로 느낄 수 있도록 하는 것이 특징이다.

| 구 분 | 요 점 | 비 고 |
|---|---|---|
| Feel | 상대방의 말에 공감해준다. | 저도 그렇게 느낍니다. |
| Felt | 다른 환자도 같은 의견이 있다는 사실을 알림으로써 상대방의 의견을 존중한다. | 다른 분들도 그렇게 느꼈어요. |
| Found | 병원입장과 환자의 입장에서 미처 깨닫지 못한 이익을 발견한다. 과거의 다른 환자들도 나중에 알게 되어 만족하였다는 점을 알림으로써 마무리한다. | 그런데 나중에 이런 장점이 있더라고요. |

## 4) 상담 마무리

너무 서두르거나 일방적으로 강요하는 듯 한 느낌이 들지 않도록 배려한다. 어떠한 선택이든지 최선을 다하겠다는 느낌을 전하고 적절히 감사의 인사를 한다.

**고객과의 상담 시 지켜야 할 10가지 원칙**

1. **고객의 눈을 바라보며 얘기하라.**
   심리적으로 불안할 수밖에 없는 환자는 의료진이 자신에게 집중하는 느낌을 받으면 심리적으로 안정이 되고, 상대를 신뢰하게 된다.
2. **긍정적으로 얘기하라.**
   "앞으로 빠지지 않고 열심히 치료 나오시면 더 좋아지실 것 같네요"와 같이 같은 표현이라도 환자를 배려하는 말을 주로 사용할 것

3. **의학전문용어 남용 금지**
   환자들은 알아듣지 못해도 설명을 되물어보기 주저하므로 환자들이 알아들을 수 있도록 부연 설명을 적절히 하거나 비유법을 사용할 것
4. **비용과 예약스케줄 등의 상담을 되도록 전문 코디네이터에게 위임하라.**
   환자에게 어느 정도 권위를 살리려면 "깎는다, 더 내라,"식의 대화를 해서는 병원의 신뢰나 권위를 지키기 힘들다.
5. **자신을 알아주길 원하는 고객을 구분해야 한다.**
   고객을 차별해선 안 되지만 구분은 할 줄 알아야 한다. 병원 매출의 80%를 책임지는 상위 20%의 고객을 구분해야 한다.
6. **신뢰할 수 있는 이미지를 보여라.**
   통계에 의하면 고객은 옷 잘 입는 의료진이 진료도 더 잘 할 것이라 믿는다.
7. **환자의 말에 귀를 기울여라.**
   가장 좋은 상담은 상대의 말을 열심히 경청하는 것. 일방적으로 환자의 증상이나 치료 계획을 설명하기보다 환자의 말을 먼저 충분히 들어야 치료 동의율을 높일 수 있다.
8. **진료스케줄의 순서를 정확히 설명하라.**
   여러 가지 치료를 병행 시 치료해야 할 진료와 그 이유, 방법, 치료 순서 등을 충분히 설명할 것, 특히 환자의 내원동기를 중시할 것. 별 것 아닌 증상이어도 환자입장에서 가장 시급한 것이 바로 내원동기이다.
9. **스몰토크로 분위기를 부드럽게**
   이름을 익혀 "000님 안녕하세요." 등으로 인사하거나 몇 마디 일상 대화를 나누면 훨씬 친근감을 느낄 수 있다.
10. **진료계획이 바뀔 경우 충분한 설명을 하라.**
   중간에 치료 계획이 바뀌는 경우 환자를 충분히 이해시키고 설명을 하자. 충분한 서령 없이 바뀐 결과만 알려줄 경우, 나중에 컴플레인 대상이 되기 쉽다.

HOSPITAL COORDINATOR

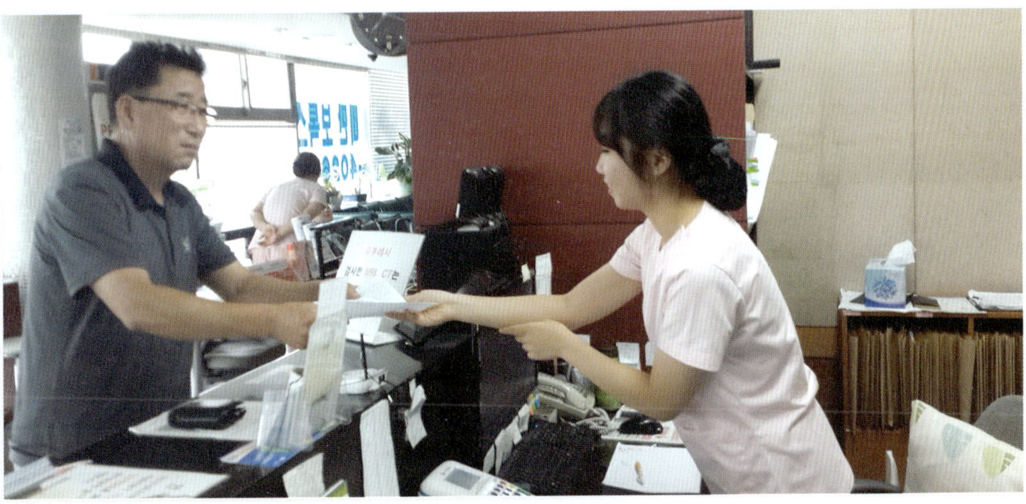


[그림 5-3] 상담요령

## 4 불만고객 응대

병원에서 의료종사자들은 환자나 가족으로부터 자주 불평을 듣게 된다. 따라서 의료서비스 제공자들은 환자나 가족의 불평은 피할 수 없이 대처해야 할 상황이다. 불평이란 Webster사전에서는 "통증, 슬픔과 불편함의 표현인 동시에 비난과 책임을 묻는 방법"으로 정의하고 있다. 일반적으로 병원에서는 환자나 그 가족이 의료종사자에게 말하는 것을 대부분 컴플레인(Complaint)이라는 용어로 사용하고 있다. 경영학에서는 일반적인 불평에 대한 정의는 고객 만족·불만족의 개념으로 불평행동을 정의하고 있다.

고객 불만이란 서비스 유형에 대해 심리적으로 갖는 기대, 희망, 가치에 대해 흡족하지 못하거나 기대 수준에 미치지 못할 경우 고객의 불평불만이나 요구가 발생되는 상황을 의미한다.

기업의 비즈니스 중 65%가 만족을 얻은 기존 고객을 통해 이루어지고, 신규 고객을 획득하는데 기존 고객을 서비스하는 비용의 5배가 소요되며 만족을 얻지 못한 고객의 91%는 절대로 그 기업의 물건을 다시 구매하지 않을 뿐만 아니라 최소한 9명에게 자신이 겪은 불쾌감을 이야기한다고 하니 기존고객의 관리가 얼마나 중요한지를 알 수 있다. 고객의 불평 뒤에 숨겨진 마음은 자기의 불편에 귀 기울여 주기를 바라고, 진심어린 동감을 해주길 바라며, 어떻게 하면 불편이 해소될 수 있는지 답변해 주고, 진실로 자신을 도와주기를 바라는 마음이 있다. 따라서 불만고객의 이해가 필요하다.

불충분한 커뮤니케이션 때문에 생긴 문제라면 납득할 수 있는 설명을 충분히 해주고, 수준 이하의 서비스로 인해 생긴 문제라면 신속한 해결을 위해 수고해 주고, 고객의 지나친 기대가 문제라면 논리적인 설득으로 납득시킬 수 있도록 노력하는 자세가 필요하다.

조사에 의하면 불만이 해결된 경우 고객의 70%가 다시 방문하고, 불만이 빨리 해결된 경우 95%의 고객이 다시 방문한다고 하지만 엄밀히 말하면 불만이 해결된 경우 그저 불만이 해결된 것일 뿐이지 고객만족이 이루어진 것이 아니라는 것이다. 때문에 처음부터 불만이 생기지 않도록 관리하는 것이 가장 중요하고, 불만이 생겼을 경우 제대로 응대하여 불만에서 고객감동으로 이끌어 낼 수 있는 서비스 기술이 필요하다.

**불만고객 반응의 결과**

불만족한 소비자의 96%는 절대 불만을 말하지 않는다. 즉, 불만을 표현한 사람은 4%에 불과하다.

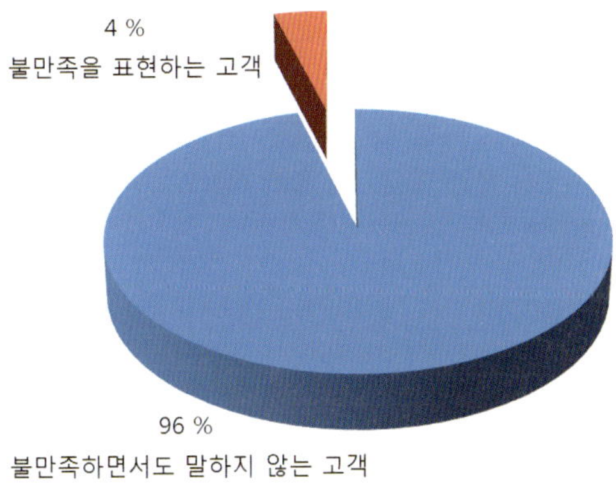


- 서비스에 대해 불만을 경험한 소비자의 90%는 거래를 중단한다.
- 서비스에 대해 불만을 경험한 소비자는 적어도 9명에게 불만을 말한다.
- 불만을 신속하게 해결되면 소비자의 90%는 다시 그곳을 찾는다.

HOSPITAL COORDINATOR

일반적으로 불만족한 고객의 행동유형은 다음과 같다.

**불만족한 고객의 행동유형**

- 침묵한다.
- 조용히 다른 곳으로 거래처를 이동한다.
- 병원에 자신의 불만사항을 이야기 한다.
- 다른 사람들에게 자신의 좋지 않은 경험을 이야기 한다.
- 소비자보호원 및 법률기관에 자신의 불만사항을 공식적으로 제기한다.

HOSPITAL COORDINATOR

## (1) 고객 불만관리의 이해

고객들이 병원을 찾을 때, 고객 중심적이고 지향적인 경영과 노력에도 불구하고 고객의 불만은 발생하기 마련이다. 병원을 찾는 고객의 욕구와 기대가 다양하고 고객들의 생활이나 가치관, 행동양식이 다르기 때문이다. 불만족한 고객에 대한 통계와 사례 연구를 통해 적절한 시스템에 따라 불만고객을 관리한다면 이는 충성고객 확보로 이어져 병원의 고객만족과 이윤창출에 지대한 영향을 미친다. 따라서 고객 불만의 해결은 곧 고객만족 향상을 위한 첩경이라 할 수 있다. 불만고객의 이해와 관리의 필요성, 불만발생과 병원손실 관계 등 불만관리의 중요성이 부각되며 불만관리 미흡으로 인한 부정적인 결과가 초래되며 불만관리 대처 만족으로 인한 긍정적인 결과가 초래 될 수 있다.

**불만족한 고객에 관한 통계**

- 고객 이탈율을 5% 낮추면 매출 80% 증가
- 불만을 회사에 말하는 고객은 4%
- 불만을 회사에 말하지 않고 이탈하는 고객은 96%
- 충성고객이 다른 고객에게 추천하는 경우 16명
- 현재고객을 지키는 것에 비해 신규고객을 확보하는 경우의 비용은 5배
- 불만족을 느낀 고객이 다른 사람에게 말하는 경우 9~24명
- 만족을 느낀 고객이 다른 사람에게 말하는 경우 3명

출처 : TARP사 연구자료

HOSPITAL COORDINATOR

| 불만처리와 고객충성도 | |
|---|---|
| 문제를 경험하지 않은 고객 | 87% |
| 불만을 제기했으나 만족하게 처리된 고객 | 92% |
| 불만을 제기했으나 어느 정도 만족한 고객 | 43% |
| 문제가 있으나 불만을 제기하지 않은 고객 | 41% |

출처 : TARP사 연구자료

| 불만해결과정과 고객충성도 | | |
|---|---|---|
| 고객이 접한 직원 수 | 고객충성도 | 고객충성도 감소분 |
| 1명 | 68% | · |
| 2명 | 55% | 13% |
| 3명 | 33% | 35% |

출처 : TARP사 연구자료

## (2) 불만고객의 행동유형

불만고객에게도 유형이 있기 때문에 고객의 불만 유형을 파악하고 응대에 임하는 것은 중요하다.

### 1) 실제로 해결을 원하는 경우

시트의 교환을 원하는 경우, 처방을 바꾸기 원하는 경우 등이 이에 속하는데 이때는 실제로 해결을 원하는 경우이므로 가능한 신속히 요구를 들어주는 것이 좋다.

### 2) 다른 것으로 보상을 원하는 경우

고객의 불만이 발생하여 담당직원이나 부서장의 사과를 요구하는 경우, 정신적 피해보상을 요구하는 경우 등이 있는데 해당자의 사과를 원할 경우에는 시차를 두고 해당자 또는 책임자가 직접 사과하는 것이 좋고, 피해보상을 요구하는 경우에는 병원의 규정과 절차에 따라 원만히 해결하는 것이 좋다.

### 3) 단순히 불만을 토로하는 경우

실제로 고객 불만유형 중 가장 많은 부분을 차지하는 것이 이 부분이다. 이런 유형의 고객은 잘 들어만 주어도 불만이 사라지는 경우이므로 정중히 경청하면서 맞장구를 쳐주고 사과의 말을 잊지 않는다.

## (3) 불만고객 응대방안

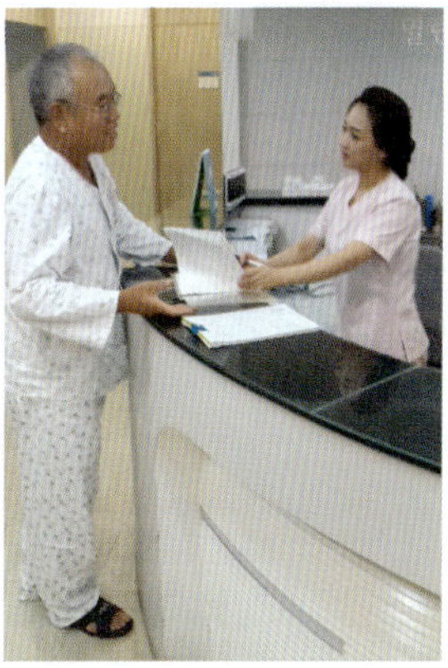

의료 기관에서 고객의 불평에 대한 문제 해결 접근은 환자에게 내재되어 있는 의미를 파악하는 것이 기초가 되어야 한다. 때에 따라서 환자가 부당한 불평을 한다 할지라도 의료종사자는 환자에 대한 객관적인 자세를 유지하고 감정적으로 반응을 보이지 않는 것이 가장 중요하다. 의료종사자는 환자들의 불평이 대부분 유용하며 매우 긍정적으로 이용될 수 있다.

### 1) 4단계 응대 기법

| 단 계 | 응대기법 | |
|---|---|---|
| 1단계 | 경 청 | 끝까지 들어준다. |
| 2단계 | 사실인정 | 마음을 실어서 진심으로 사과한다. |
| 3단계 | 공감표현 | 신속한 문제 해결과 대안을 제시한다. |
| 4단계 | 문제해결 | 해결책을 제시하고 만족여부를 확인한다. |

### 2) 응대법의 테크닉

① 장소를 바꾼다.

➡ "제가 좀 더 편안한 곳으로 모시겠습니다."(대화 중 진정해라, 흥분하지마라 등의 말은 오히려 역효과가 날 수 있다.)

② 분위기를 바꾼다.

➡ "제가 음료 한잔 준비해 오겠습니다." 하며 시간차를 두며 자리를 떴다가 온다.(컴플레인의 맥을 끊는다.)

③ 사람을 바꾼다. (여성에서 남성으로, 하급자에서 상급자로, 부서책임자)

➡ "죄송합니다, 저희 직원으로부터 내용을 들었습니다. 제 불찰입니다. 다시 교육 시키겠습니다"

### 3) 불만고객 응대 주의

불만고객 응대 주의점은 다음과 같다.

**불만고객응대 주의점**

- 논쟁은 절대 금물
- 변명이 아닌 설명을 한다.
- 사무적인 사과가 되지 않도록 마음을 담아 사과한다.
- 불평사항을 메모한다.
- 틀린 주장에 대해서도 인내하며 경청하고 온화하게 대한다.
- 한발 양보하는 자세로 대처한다.

HOSPITAL COORDINATOR

**의료 기관에서 고객의 대표적인 불만**

- 안내가 느리다.
- 다른 고객과 차별대우 한다.
- 식사 제공 시간의 융통성이 없다.
- 3시간 기다려 3분 진료한다.
- 진료예약시간보다 진료가 늦는다.
- 식사의 메뉴를 선택할 수 없다.
- 교통편의가 불편하다.
- 의사가 불친절하게 대한다.
- 병원 직원의 말투가 반말조이다.
- 값비싼 검사만을 권유한다.
- 정확하게 설명하라고 한다.
- 원하는 의사의 진료가 되지 않는다.
- 주차시설
- 병원 내부가 청결하지 못하고 질서가 없다. 이것이 "서비스 정신의 결여"이다.

HOSPITAL COORDINATOR

### 4) 불만제로 관리

고객만족을 위한 단계별 프로세스로는 문제인식의 단계, 공감의 단계, 해결방법 모색 단계, 현장 적용단계가 있다. 불만사례 매뉴얼 구축활용이 준비되어야 하고, 불만 고객을 위한 경영적으로 다양한 도구 설치가 필요하다. 고객만족도와 직원보상연계, 접점별 최선의 설비를 미리 설계하는 것이 불만제로 관리이다.

# 핵심요약

## ▣ 커뮤니케이션의 유형

| | |
|---|---|
| 언어적 커뮤니케이션 (Verbal communication) | 메시지에는 글과 말이 사용되며 말로 하는 커뮤니케이션은 전달속도가 빠르고 즉시 피드백을 받을 수 있는 효율성과 즉각성이 장점이지만, 사려 깊은 반응을 할 시간이 없고 소음이나 부정확한 어휘의 사용 등으로 의미의 전달이 방해받을 수도 있다. 반면 글을 사용하는 커뮤니케이션은 보고서, 편지, 게시판 알림, 협조공문, 안내서, 초청장, 전자우편 등이 포함되며 언어표현의 정확성과 내용의 기록이 요구되는 중요한 메시지를 전달해야 할 경우 유리하다. |
| 비언어적 커뮤니케이션 (Nonverbal communication) | 침묵으로 표현되는 자세, 몸짓, 표정, 눈빛, 목소리 등 신체적 언어(body language)와 각종 신호와 지위상징 등과 같은 물리적, 상징적 언어(physical or Symbolic language)가 포함된다. 일상생활에서 소통되는 메시지의 70% 이상이 비언어적 소통에 의한다. 비언어적 메시지가 언어적 메시지보다 진실을 더 잘 표현할 수 있으므로 비언어적 소통을 놓치지 않는 감수성이 요구된다. |

## ▣ 커뮤니케이션의 기본요소

- 전달자(sender)
- 메시지(message)
- 수신자(receiver)
- 환류(feedback)

## ▣ 성공하는 코디네이터의 7가지 습관

- Service mind : 고객을 위해 최선을 다하려는 마음자세
- Understanding : 자신의 업무와 고객에 대한 완벽한 이해
- Change : 고객의 입장이 되어 자신의 마음을 바꾸어 생각해보는 자세
- Control of Emotions : 자신의 감정을 때와 장소에 따라 조절할 수 있는 자세
- Enjoy : 자신이 하고 있는 일을 즐기는 마음
- Self-Confidence : 항상 업무에 대한 자신을 키우려는 자세
- Sense : 순간, 순간 상황에 맞는 대처능력을 키우려는 자세

## ▣ 병원고객 상담의 기능

- 의사소통(communication)
- 안도감의 부여(reassurance)
- 조언 (advice), 사고의 명확화

- 감정적 긴장상태의 완화
- 사고의 전환

### ▣ 동의 수준을 높이는 상담요령

- 진료 차트에 내용을 정확하게 기록한다.
- 질(Quality)을 강조한다.
- 고객의 마음을 이해한다.
- 시각적인 자료를 다양하게 활용한다.
- 고객의 참여를 적극적으로 유도한다.
- 신뢰성과 책임감 있는 상담자의 태도를 보인다.
- 진료 내역에 대한 상세한 설명을 하고, 세부가격 내역서를 제공한다.

### ▣ 프로페셔널 상담기법

- AADRN 기법
- FAB 기법
- 3F(Feel, Felt, Found) 기법

### ▣ 불만고객 응대기법

- 경청 : 끝까지 들어준다.
- 사실인정 : 마음을 실어서 진심으로 사과한다.
- 공감표현 : 신속한 문제 해결과 대안을 제시한다.
- 문제해결 : 해결책을 제시하고 만족여부를 확인한다.

### ▣ 불만고객 응대 시 주의점

- 논쟁은 절대 금물
- 변명이 아닌 설명을 한다.
- 사무적인 사과가 되지 않도록 마음을 담아 사과한다.
- 불평사항을 메모한다.
- 틀린 주장에 대해서도 인내하며 경청하고 온화하게 대한다.
- 한발 양보하는 자세로 대처한다.

# 연습문제

## 객관식

**01** 비언어적 커뮤니케이션의 설명으로 옳지 않은 것은?

① 메시지에는 글과 말이 사용된다.
② 침묵으로 표현되는 자세, 몸짓, 표정 등 신체적 언어이다.
③ 언어적 메시지보다 진실을 더 잘 표현할 수 있다.
④ 지위상징 등과 같은 물리적, 상징적 언어가 포함된다.

**02** 커뮤니케이션의 기본요소로 다음 중 맞는 것은?

① 의사전달, 수신자, 비환류, 태도
② 전달자, 의사전달, 수신자, 환류
③ 전달자, 메시지, 수신자, 환류
④ 수신자, 의사전달, 비환류, 메세지

**03** 불만고객의 행동유형으로 옳지 않은 것은?

① 실제로 해결을 원하는 경우 → 신속히 요구를 들어준다.
② 다른 것으로 보상을 원하는 경우 → 직접 사과, 원만히 해결해준다.
③ 단순히 불만을 토로하는 경우 → 잘 들어만 주어도 된다.
④ 다른 것으로 보상을 원하는 경우 → 병원의 규정에 따라 단순히 해결하면 안 된다.

**04** 불만고객 응대 주의점으로 틀린 것은?

① 논쟁은 절대금물
② 변명을 이해하도록 유도
③ 불평사항을 메모
④ 한발 양보하는 자세로 대처

**05** 다음 중 프로페셔널 상담기법이 아닌 것은?

① AADRN법
② FAB기법
③ TRB기법
④ 3F기법

## 주관식

**01** 동의수준을 높이는 상담요령을 쓰시오.

**02** 불만고객 응대기법을 쓰시오.

**03** 성공하는 코디네이터의 7가지 습관을 쓰시오.

**04** 커뮤니케이션의 유형을 쓰시오.

**05** 불만제로 관리에 대해서 쓰시오.

▶ 정답 및 해설_p.221

# Chapter 06 고객 접점(MOT) 마케팅

## 1 고객접점의 정의

고객접점(MOT : moment of truth) 서비스 즉, 결정적 순간 또는 진실의 순간이라는 용어를 최초로 주창한 사람은 리처드 노먼이며 이 개념을 도입하여 성공을 거둔 사람은 스칸디나비아 에어라인 시스템(SAS) 항공사의 사장 얀 칼슨(Jan Carlson)이다. 이들은 고객 접점 서비스란 고객과 서비스 요원 사이의 15초 동안의 짧은 순간에서 이루어지는 서비스로서 이 순간을 "진실의 순간(MOT : moment of truth)" 또는 "결정적 순간"이라고 했다. 이 15초 동안에 고객 접점에 있는 최일선 서비스 요원이 책임과 권한을 가지고 우리 기업을 선택한 것이 가장 좋은 선택이었다는 사실을 고객에게 입증시켜야 한다는 것이다. 즉 '결정의 순간'이란 고객이 기업조직의 어떤 한 측면과 접촉하는 순간이며, 그 서비스의 품질에 관하여 무언가 인상을 얻을 수 있는 순간이다. 따라서 고객이 서비스 상품을 구매하기 위해서는 들어올 때부터 나갈 때까지 여러 서비스 요원과 몇 번의 짧은 순간을 경험하게 되는데, 그때마다 서비스 요원은 모든 역량을 동원하여 고객을 만족시켜주어야 하는 것이다. 이를 뒷받침하기 위해서는 고객접점에 있는 서비스 요원들에게 권한을 부여하고 강화된 교육이 필요하며, 고객과 상호작용에 의하여 순발력 있게 제공될 수 있는 서비스 전달시스템을 갖추어야 한다.

관리자는 고객접점에서 가시적인 서비스를 담당하는 요원은 물론 경비, 주차, 운전기사, 전화교환원, 청소, 시설요원 등 비가시적인 서비스 요원들도 고객접점에 있다는 것을 강조하여 그들의 용모나 유니폼, 서비스정신 등을 교육하고 요구해야 된다. 특히 고객접점에서 직원의 용모나 복장은 첫인상을 좌우하는 첫 번째 요소이다. 그리고 채찍만이 능사가 아니다. 서비스경영자는 서비스 요원의 만족 없이는 고객만족도 없다는 점에 유의하여 고객접점에 있는 종사원의 사기진작과 복지향상에도 유념해야 할 것이다.

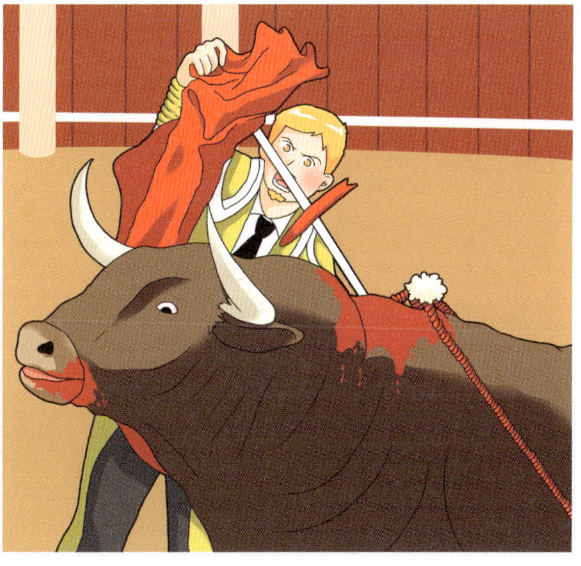

[그림 6-1] 투우사가 급소를 찌르는 장면

고객접점 서비스가 중요한 것은 소위 곱셈법칙이 작용하여 고객이 여러 번의 결정적 순간에서 단 한 명에게 0점의 서비스를 받는다면 모든 서비스가 제로가 되어버린다는 사실이다. 예를 들어 백화점에서 만족한 쇼핑을 하고 셔틀버스를 타고 집으로 돌아갈 때 셔틀버스의 출발이 약속된 시간보다 지연되거나 버스기사가 불친절하고 용모나 유니폼도 불량하며 난폭 운전까지 한다면 전체 서비스는 제로(0)가 되는 것이다.

고객접점에 있는 서비스 요원들을 효과적으로 관리하기 위해서는 명찰 패용을 비롯한 서비스 실명제를 통해서 고객으로부터 고객 불만으로 지적된 직원에게는 경고카드를, 고객만족 직원으로 추천된 직원에게는 상응하는 인센티브를 부여하는 것도 방법의 하나이다.

[표 6-1] MOT를 의료종사자에게 적용할 경우 6가지 역할

| 역 할 | 의 미 |
|---|---|
| actor | 서비스 제공을 실행한다. |
| counselor | 고객(환자)의 문제점을 명확하게 한다. |
| consultant | 고객(환자)의 문제점을 진단하고 해결한다. |
| mediator | 서비스 제공자와 고객(환자)간에 중개를 한다. |
| producer | 서비스 제공자에 대한 프로세스를 연출한다. |
| informer | 서비스 제공자가 서비스에 관한 정보를 제공한다. |

## (1) 고객접점의 중요성

병원에서 고객과 접하는 접점은 사람, 시설, 정보 등에 의한 모든 접점들이며, 접점의 총체로서 하나의 주기를 형성하여 서비스 제공자와 상호 작용하는 지점을 의미한다. 고객이 접하는 다양하고도 많은 접점들은 고객만족에 직접적인 영향을 끼치며, 각 접점에서 고객만족은 서로 다르게 나타난다.

고객이 접점에서 서비스를 제공하는 조직과 그 품질에 대한 어떤 인상을 받는 순간을 결정적인 진실의 순간이라고 하는데 고객 접점의 구성은 시설접점, 정보접점, 인적접점 등으로 구성된다.

시설접점은 고객이 보고 느끼는 공간, 즉 위치, 교통, 주차시설, 건물, 병원 내 인테리어적인 요소 등을 말한다. 정보접점은 고객이 접하는 정보 및 점차적인 서비스인 외부 및 내부 시스템의 절차, 서비스 예약, 업무처리 등 이다. 인적접점은 고객이 느끼는 직원의 고객지향도, 친절도, 용모, 매너 성실성 등이 있다.

고객은 접점에서 경험한 서비스 중에서 가장 불쾌한 서비스를 유난히 잘 기억하고 병원을 평가하는데 중요한 기준으로 기억하는 경우가 있다. 이는 고객접점 중 어느 한 접점에서의 불만족은 고객에게 그 서비스 전체에 대해 불만족을 느끼게 할 수 있다.

무엇보다도 조직에서 체계적이고 지속적인 교육과 훈련을 지원하는 노력이 필요하며, 각 서비스

제공자의 책임의식과 충분한 경험습득이 갖추어질 때 MOT관리가 가능하다.

고객접점(MOT)공식은 '100 － 1 = 99' 가 아닌 '100 － 1 = 0' 이라는 사실이 성립될 수 있어 직원 개개인이 자신의 일만 잘하면 되는 것이 아니라 항상 고객이 만족할 수 있어야 한다는 것이다.

고객접점(MOT)공식 : 100 － 1 = 0

고객접점공식에서 100번의 고객접점에서 99번 만족하더라도 고객이 1번의 접점에서 불만을 느끼면 고객의 종합만족도는 0이 된다는 것이다. 따라서 고객이 병원에 들어와서 진료를 끝내고 나갈 때까지 접하는 접점의 어느 한곳에서라도 불만스러운 일이 없도록 고객접점관리에서 명심해야 할 사항이다.

의료 기관을 방문하는 대부분의 환자나 보호자는 불안감과 불편함을 느낀다. 의료 기관에서의 서비스는 즐겁고 기대되는 것이 아니라 고통이 수반되는 불편한 것이다. 따라서 약간의 불친절과 무관심이 더욱 크게 느껴질 수 있다. 이와 같이 의료 기관에서 MOT관리는 고객 입장을 배려하여 서비스를 제공해야 한다는 원칙을 알고 있어도 실제 서비스 현장에서 고객을 대면하면서 직면하게 되는 다양한 문제들을 실수 없이 잘 수행하기란 쉽지 않다.

## (2) 고객접점의 종류

고객의 만족이 하나의 접점에 의해 결정될 수도 있다. 따라서 고객접점 관리는 어느 한 부분에서 이루어져야 할 것이 아니라 전체 주기에서 세부적인 관리가 이루어지는 것이 중요하다. MOT는 고객이 회사의 종업원, 특정자원, 품질에 대해 가지고 있는 이미지나 인상을 받는 순간을 말한다. 고객접점의 종료와 의미는 다음 [표 6-2]와 같다.

[표 6-2] **고객접점의 종류**

| 종 류 | 의 미 | 접점대상 |
|---|---|---|
| 정보 접점 | 전화 상담이나 인터넷 예약 등과 같은 정보접점 유, 무선 통신상의 대화를 근거로 하는 접점을 의미한다. | 광고매체, 전화, 홈페이지, 게시판, 병원의 이미지 등 |
| 대인 접점 | 접수창구, 약국, 진료실과 같이 직접 고객과 대면하는 접점을 의미한다. | 접수창구직원, 간호사, 의사, 안내요원, 경비원 등 |
| 시설 접점 | 현금지급기나 등과 같은 자동화 코너나 시설접점 주차장에 주차시설 등을 통한 접점을 의미한다. | 휴게실, 대기실, 주차장, 병원건물, 의료기기 / 장비, 화장실 등 |

병원은 모든 고객접점에서 직원이 고객을 대응하는 순간에 고객으로부터 만족여부가 결정됨에 따라 결정적인 순간이 최상의 선택이 될 수 있다. 고객의 의료서비스의 경험은 주차 혹은 진입부터 시작하며, 또한 병원을 찾기 전 광고물이나 홈페이지 그리고 사전에 경험한 고객을 통해 서비스 평

가를 시작하는 경우도 있다. 따라서 병원은 서비스 프로세스에서 결정적 순간 즉, 직원과 고객 간의 상호교류가 이루어지는 순간을 분류하여 가장 효과적인 응대법을 고안하는 접점관리를 통해 짧은 순간에 우리 병원이 최상의 병원이라는 것을 고객에게 인식시켜야 한다.

**병원의 결정적인 순간(MOT)**

- 예약이 되는 순간
- 입원수속을 밟는 순간
- 병원에 도착하는 순간
- 입원실에 들어서는 순간
- 의료비를 정산하는 순간
- 직원이 입원실을 안내하는 순간
- 원을 떠나는 순간
- 접수대에 다가간 순간
- 퇴원수속을 밟는 순간
- 진료실에 들어서는 순간
- 병원에 예약전화를 하는 순간

HOSPITAL COORDINATOR

## 2 고객접점 서비스 사이클

병원에서 그림 6-2의 고객접점 서비스 사이클은 서비스 제공을 위해 고객이 경험하는 일련의 결정적인 순간을 볼 수 있는 원형 시계모형의 순판 사이클 형태로 서비스 청사진을 구성해 볼 수 있다. 1시 위치에서 시작하여 각 단계마다 또는 각 부서에서 이루어지는 서비스는 시계방향으로 계속되기 때문에 각 단계에서 고객이 실제로 경험하는 결정적 순간들로 나타난다.

결정적 순간이 고객이 처음 접하게 되는 병원에 대한 정보로부터 진료가 끝나고 현관을 나오는 순간까지 병원 내에서 고객과 병원이 만나는 접점은 고객이 병원에 대한 전체적인 가치평가를 내리는 중요한 요인들이 된다.

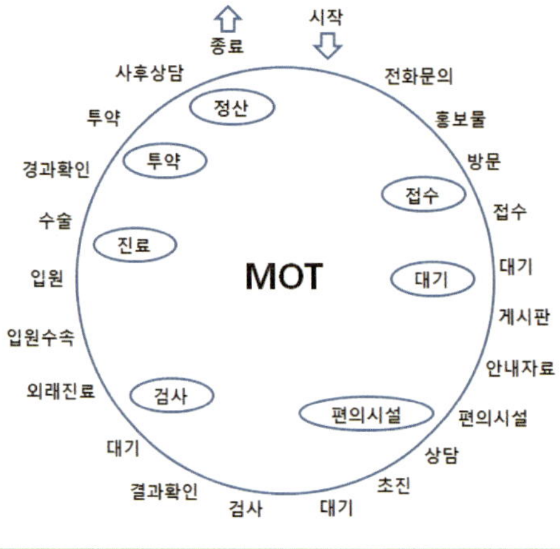


[그림 6-2] 고객접점 서비스 사이클

병원에서의 코디네이터는 고객접점관리에 있어서 전부서적인 관리와 세분화된 고객접점의 관리와 교육이 필요하다.

고객접점에서 코디네이터는 고객이 가치평가를 내리는데 있어서 의료서비스 품질을 결정하는 고객접점의 세 가지 결정적 요소를 통하여 증거를 분석하는 것이 중요하다. 그러므로 병원에서의 코디네이터는 고객접점 관리에 있어서 전체적인 부서관리와 세분화된 고객접점의 교육과 관리가 매우 필요하다.

고객접점의 3가지 결정적 요소는 3P 즉, 물리적 증거(physical evidence), 과정(process), 사람(people)이다. 따라서 고객과의 접촉에 의하여 접점이 간헐적으로 발생한다고 보면 고객접점 서비스 사이클은 폐쇄적 회로 속에서 연속적으로 되풀이 되는 것이라고 할 수 있다.

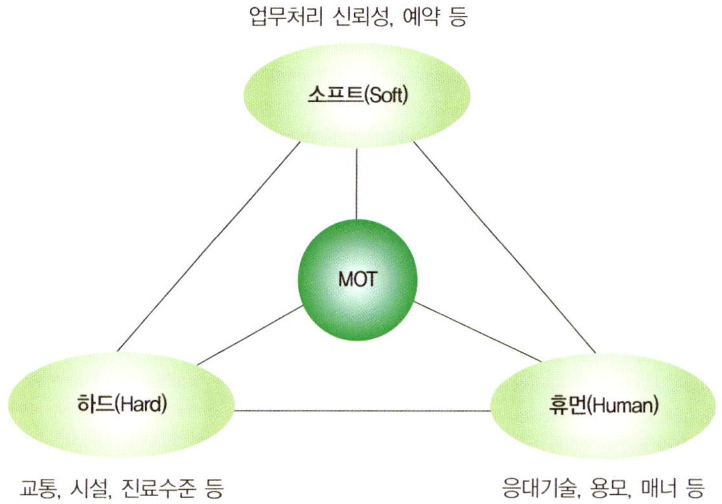


[그림 6-3] MOT의 결정적 요소

[표 6-3] 고객접점의 외래진료서비스 사례

| 접 점 | 인간외적 부분 | 인간적 부분 |
|---|---|---|
| 전화문의 | • 전화를 신속히 받는다.<br>• 해당부서로 연결이 빠르다. | • 문의내용에 대해 친절히 답변한다.<br>• 적절한 전화인사를 한다. |
| 병원방문 | • 병원 입구가 넓고 깨끗하며, 주차장을 찾기가 쉽다.<br>• 주차장에서 외래까지 가깝다.<br>• 안내데스크는 넓고 기록하기 편안한 높이이며 접수용지는 알아보기 쉽고 작성하기에 편리하게 되어있다. | • 주차장 관리인이 친절하다.<br>• 안내데스크에서 진료하고자 하는 과와 담당의사에 대해 친절히 상담해 주고, 접수용지의 작성을 도와준다. |

| | | |
|---|---|---|
| 접수수납 | • 신속한 접수 및 수납이 이루어진다.<br>• 전화나 인터넷 예약이 정확히 이루어진다. | • 직원이 먼저 인사한다.<br>• 친절한 응대를 한다.<br>• 진료절차에 대한 친절한 설명을 한다. |
| 치료실 | • 치료 대기 시간은 짧다.<br>• 위화감을 줄 수 있는 사진이나 모형은 정리해 둔다. | • 치료절차와 방법에 대한 자세한 치료실 설명이 있다.<br>• 직원의 용모는 청결하다. |

진료의 효과가 바로 나타나지 않을 때 병원의 고객은 시설, 분위기 등 눈에 보이는 인간외적인 접점을 통해 병원서비스를 대신 평가하고 병원에서도 이를 관리하고 통제하기 용이하기 때문이다. 병원코디네이터는 우선적으로 의사에서부터 병원의 전체 구성원에 이르기까지 고객에게 친절할 수 있게 해야 하며, 나아가 인간외적인 접점을 효과적으로 관리해야 한다.

## (1) 고객접점 서비스 설계

고객접점의 서비스 설계는 병원서비스를 고객 중심으로 개선하기 위해서 수행하게 된다. 고객 관점에서 우리 병원의 서비스 현황과 문제점을 파악하여 정리, 분석하고 진료팀 또는 부서 단위로 각 팀에서 실천할 수 있는 고객 서비스 내용을 리스트화 하는 것을 의미한다. 고객중심의 접점을 만들어 가는 과정은 다음과 같이 5단계로 진행하는 것이 효과적이다.

[표 6-4] **고객접점 설계 단계 의미**

| 구 분 | 설 계 | 의 미 |
|---|---|---|
| 단계 1 | 고객 입장에서 서비스를 받아본다. | 고객의 관점에서 우리 병원과 만나는 시발점부터 종점까지 접점을 찾아본다. |
| 단계 2 | 고객접점 단위를 설계한다. | 병원 내 각 부서의 고객접점 특징을 파악하고, 고객접점의 단위를 구분 및 정리한다. |
| 단계 3 | 고객접점 사이클을 찾는다. | 고객의 관점에서 만나는 대상인원별 고객접점 사이클을 정의한다. |
| 단계 4 | 고객접점 시나리오를 작성한다. | 고객접점 사이클 중에서 파트별 고객접점 사이클을 찾아서 시나리오를 작성한다. |
| 단계 5 | 표준안에 따라 행동한다. | 파트별로 고객접점 표준안을 만들고, 표준안에 따라 훈련하고 행동한다. |

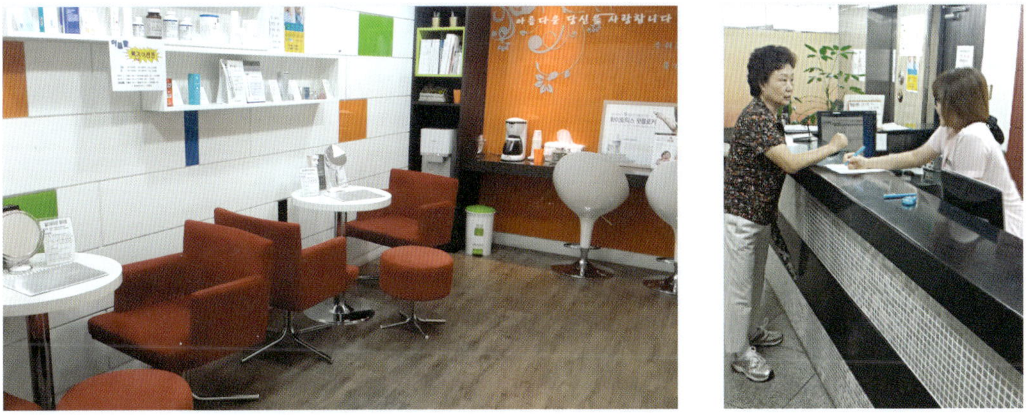

[그림 6-4] **고객접점**

## 1) 고객 입장에서 서비스 받는 단계 [1단계]

고객은 어떻게 하면 편안하고 가치 있는 진료를 받을 것인가에 관심이 있다. 고객 중심적인 고객 접점을 만들기 위해서는 먼저 고객의 입장에서 생각하는 것이 필요하다. 고객의 입장에서 병원 고객접점 진단 방법은 다음과 같다.

**고객의 입장에서 병원 고객접점 진단 방법**

- 고객의 관점에서 병원을 만나는 시작점부터 끝까지 각 단계를 생각해 본다.
- 고객의 접점은 우리 병원을 접촉하기 전 단계에서부터 시작되며, 진료가 이루어지는 서비스 단계와 사후 서비스 단계로 구분해서 생각해 본다.
- 고객접점 요소상으로는 H/W, S/W, Human-ware적인 요소로 구분해서 고려해 본다.
- 접점 진행 요소시간을 체크하여 새롭게 필요한 접점을 찾아본다.
- 외부 고객과 관련된 새롭게 필요한 접점도 찾아본다.

HOSPITAL COORDINATOR

## 2) 고객접점 단위를 설계하는 단계 [2단계]

병원은 복잡한 조직 구조로 되어 있으며, 각각의 부서나 담당자들은 전문성을 가지고 자신의 업무에 집중하기 때문에 전체를 바라보는 시각이 다소 부족하다고 볼 수 있다.

고객 접점 단위란 고객접점을 서비스 단위별로 재구성 해보는 작업이다. 병원의 고객접점 단위를 살펴보면 [표 6-5]와 같다.

[표 6-5] 병원의 고객접점 단위

| 단 위 | 세부접점 |
|---|---|
| 상 담 | 예진 상담, 코디네이터상담, 의사 상담, 상담실 등 |
| 진 료 | 의사의 진료, 직원의 진료, 진료 중의 대기, 설명 등 |
| 접 수 | 현관, 리셉션 코디네이터, 접수 절차 등 |
| PR | 광고, 홍보, 명함, DM, 홈페이지, 이벤트 등 |
| 이미지 | 전체 이미지, 간판, 청결성 등 |
| 대기실 | 인테리어, 편의시설, 조명, 온도, 습도 등 |
| 게시판 | 병원소개, 진료시간 안내 등 |
| 수납/정산 | 진료내역 설명, 진료비 지불 방법 상담, 추가 상담 등 |

### 3) 고객접점 사이클을 찾는 단계 [3단계]

고객접점 사이클이란 고객이 병원과 처음 접촉해서 진료를 마치고 병원을 떠날 때까지 서비스 행동의 전체 과정을 고객의 입장에서 그려보는 방법이다. 우선 고객접점을 리스트화 하여 고객이 서비스 받는 시점부터 서비스 완료시점까지를 정리한다. 이 과정에서 서비스접점의 불량 포인트가 있는가를 고객의 입장에서 분석한다.

### 4) 고객접점 시나리오 작성 단계 [4단계]

고객접점 시나리오는 각 파트별 고객접점 사이클을 찾고 나면, 개인의 고객접점도 찾을 수 있다. 개인의 고객접점은 어떻게 개선할 것인지, 개인의 전화접점을 개선하기 위한 시나리오를 작성해 보면 다음 표 6-6과 같다.

[표 6-6] 개인의 전화접점 개선 시나리오

| 현재상황 | 개인 고객접점 | 개선안 |
|---|---|---|
| • 계속 통화 중이거나 돌려주다가 끊어짐<br>• 여러 번 걸어서 담당자와 연결된다. | 담당자 연결 | • 언제나 담당자와 쉽게 연결되도록 한다. |
| • 돌릴 때 마다 용건을 말해야 한다.<br>• 용건을 다 말하기 전에 끊어진다.<br>• 잠깐 기다려 달라 말하고 자기 일만 한다.<br>• 직원끼리 잡담하는 소리가 들린다.<br>• 퉁명스럽게 응대한다. | 전화 상담 | • 인사와 함께 자신의 소속과 이름을 밝힌다.<br>• 용건을 한번만 말하고 담당자와 연결한다.<br>• 용건을 마치고 고객이 전화를 끊을 때까지 기다린다. |
| • 고객을 이리저리 돌려가며 안내한다.<br>• 간단한 질문에 답을 못하고 다른 사람을 바꿔준다. | 상담 내용 | • 전체 절차를 자세히 설명한다.<br>• 고객이 잘 이해했는지 재확인 한다. |

### 5) 표준안에 따라 행동하는 단계 [5단계]

개인의 고객접점 개선안에서 마련된 고객서비스 행동지침을 정리하여 고객접점 표준안을 만든다. 새롭게 만들어진 표준안은 고객서비스 상황에서 단순한 업무적 대응만이 아니라 좀 더 세부적 필요한 사항을 고객에게 제공하고 선진 목표가 지켜줄 수 있는 표준 지침을 운영한다.

[표 6-7] 새로운 표준안 모델

| 기존의 전화 응대법 | 새로운 전화 응대 표준안 |
|---|---|
| 전화를 신속하게 받는다. | 전화벨이 3회 이상 울리기 전에 받는다. |
| | "감사합니다. △△병원 △△△입니다." 등 표준화법으로 똑바로 인사한다. |
| 상담을 친절하게 한다. | 담당자 부재 시 전화메모 용지를 사용한다.(시간, 용건, 전달자 등) |
| | 상담 목소리는 듣기 편한 목소리로 한다. |
| 정보를 정확하게 전달한다. | 전화 교환 시 "잠시만 기다려 주시겠습니까?" |
| | 끝인사는 "감사합니다. 안녕히 계십시오." 등 밝은 목소리로 인사한다. |
| | 수화기는 상대방이 먼저 놓고 나서 끊는다. |

## 3 접점별 표준 고객 응대

### (1) 접수창구, 대기실의 응대법

접수 직원의 말씨나 태도에 따라 병의원의 평판이 결정된다고 해도 과언이 아니다. 병원 고객이 맨 처음으로 대하는 이른바 의료기관의 얼굴이 접수창구다.

사무적인 태도를 버리고 찾아온 환자를 밝고 상쾌한 마음이 들도록 맞이해야 한다. 우선 환자가 묻기 전에 "접수를 하시려면 이쪽으로 오세요.", "안녕하세요, 어디가 불편해서 오셨어요?" 등 직원이 먼저 말을 건네야 한다.

처음 온 환자에게는 친절하게 접수방법을 설명할 필요가 있다. 이때 다른 환자가 있는 앞에서는 어디가 아픈지 묻지 않는 것이 좋다. 말로 표현하기 힘든 경우나 다른 사람에게 들려주고 싶지 않을 수도 있으므로 문진표를 사용하는 등 노력이 필요하다.

나이 드신 분이나 특히 장애가 있는 환자에 대해서는 묻는 말에만 대답하지 말고 상대방의 의도를 똑바로 파악하여 대응함으로써 환자에게 편안함을 주도록 한다. 그리고 고객이 들끓는 병원이라도 병원에 찾아온 환자를 계속 응대를 하는 것이 아니기 때문에 대기시간이 생기게 마련이다.

환자를 맞이하는 대기 자세에 대하여 우선 생각해야 할 것은, 대기라고 말하면 병원 내 대기실에서 쉬고 있는 상태를 생각하는 경우가 많다. 대기란 언제, 어느 때, 누가 찾아와도 즉시 응대할 수 있도록 준비 하는 것이다.

직원들은 휴일이나 명절을 맞아 병원이 장터나 전쟁터처럼 혼잡할 때 오히려 피로를 덜 느낀다고 한다. 그 이유는 바쁠 때는 거의 쉬는 시간이 없어 언제 시간이 지나가는지도 모르게 지나가는 반면, 한산할 때에는 대기시간이 지루하여 오히려 피로를 느끼기 때문이다.

### 1) 대기 장소

주의해야 할 것은 직원들이 한 곳에 모여 있지 않아야 한다. 모이게 되면 자연히 잡담을 즐기게 된다. 직원들끼리 모여 잡담을 하고 싶어 모이기도 한다. 적어도 대기 자세에 있는 동안 직원은 '고독한 사람'이 되어야 할 것이다.

### 2) 자 세

10년 가까이 대형 마트에 근무했던 어느 분이 지금은 다른 곳에서 근무를 하는데도 어쩌다 대형 마트에 들려 서성거리면 손님들이 옆에 와서 화장실이 어디에 있느냐, 이런 물건은 어디서 파느냐, 이렇게 질문을 해온다고 한다. 10년의 경험이 그에게 대형 마트 판매사원다운 태도로 만들어 버리고 만 것이다. 마찬가지로 병원의 직원들도 다른 사람이 볼 때 프로다운 모습이 노출되어야 진정한 직업인이라고 할 수가 있다.

① 『접수대』 옆에서 대기 자세

접수대의 진열장에 배가 닿지 않게 주먹하나 정도의 간격을 두고 서서 있어야 하며, 양손은 접수대 위에 가볍게 얹든지, 양손을 마주 잡고 있든지 한다.

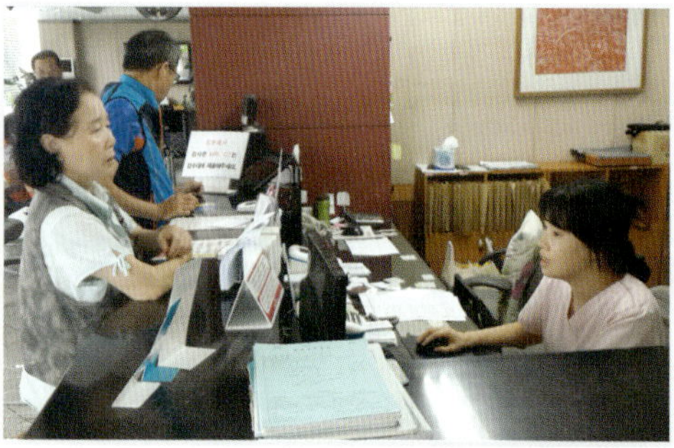

② 『접수대』 이외에서의 대기

팔짱을 끼거나, 양손을 뒷짐 지거나 (양 손으로 뒷짐 지는 포즈가 되면 자연히 가슴이 나오며 시선이 상대편을 내려다보는 오만한 모습이 되기 쉽다.) 서로 잡담을 하며 장난을 치는 직원이 있는데, 이것은 매우 잘못된 태도이다. 병원에서는 자연스러운 태도가 기본이며 고객이 들어오면 언제나 환영할 수 있는 자세가 필요하다.

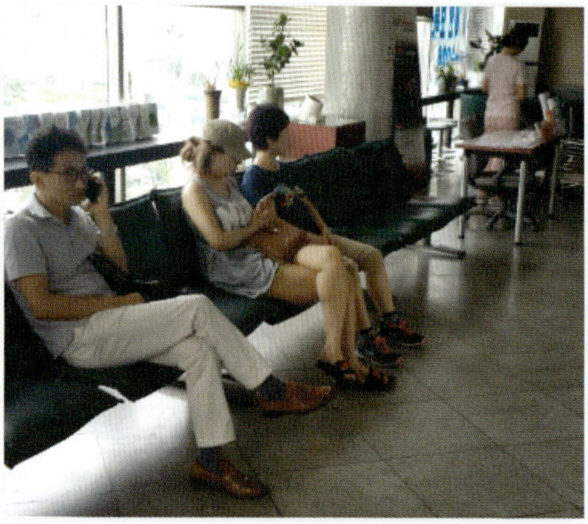

### (2) 진료, 검사실의 응대법

진료실에선 의사와 1대 1이 되므로 환자의 불안이 높아진다. 따라서 의사는 환자의 불안을 덜어 주고 친근감이 들도록 배려하는 것이 중요하다. 이때 포인트는 환자에게 눈길을 맞추고 편안한 느낌이 드는 표정관리가 중요하다. 또 상대를 보면서 먼저 "~님 안녕하세요." 하면서 이름을 넣어 말을 걸도록 한다.

진료실을 나간 환자는 검사실이나 처치실로 향한다. 검사, 처치실에서는 환자의 심리적 압박감이나 불안감은 더욱 커진다. 이런 환자 심리를 제대로 살피는 응대가 중요하다.

그 중에서도 고통이 따르는 내시경 검사 등에서는 계속 말을 걸어 환자의 불안감을 없애줄 필요가 있다. 약국에서는 그냥 약을 건네주기만 하지 말고 약의 종류, 복용법, 복용량 등 복약지도를 철저하게 한다.

환자가 납득할 때까지 설명하겠다는 마음가짐이 필요하다. 마지막 원무과에서는 돈만 받으면 된다는 식으로 사무적으로 대하지 말고 "건강관리 잘하세요." 라는 말 한마디를 잊지 않도록 한다.

### (3) 불만시간 = 대기시간

병원서비스의 대기시간 단축은 가장 큰 핵심이다. 고객을 대상으로 한 설문조사를 보면 기다리는 것에 대한 불만이 항상 수위를 차지하기 때문이다. 대기시간 불만 내용을 보면 진찰 후 투약대기 시간이 가장 많고 다음으로 진찰을 기다리는 시간, 검사대기 시간 순으로 나타나고 있다.

아픈 몸을 이끌고 진료결과에 대한 불안감으로 딱딱한 의자에 몇 시간씩 앉아 있는 것을 상상한다면 대기시간에 대한 대책을 강구할 때 염두에 두어야 한다.

환자는 건강이 좋지 않은 몸으로 병원을 찾고, 게다가 초진일 경우 병원의 진료 시스템을 몰라 우왕좌왕 하기 십상이다. 직원들에게 고객을 대할 때 자상한 배려가 깃든 태도의 중요성을 교육시킬 필요가 있다. 이렇게 해서 접수에서부터 검사, 수납, 조제 등 원내 각 부문 구성원의 노력과 창의적인 연구는 대기시간 단축효과로 나타난다.

#### 1) 대기시간 단축 방안

대기시간이 길다는 것은 실제 기다리는 시간의 길이만으로 결정되는 일은 아니다. 대기시간에 대한 불만을 해소하려면 어떤 방법이 좋을까? 자기가 생각했던 이상으로 기다렸다고 느낄 때나 또 얼마나 기다려야 될지 짐작이 가지 않을 때 고객은 대기시간이 길다고 느낀다.

① 대기예상 시간을 알려준다.

번호표로 대기시간을 짐작하게 하거나, 일부 대학병원 등에서 실시하는 진찰까지의 대기시간이나 검사, 수납 등에 걸리는 시간을 표시하면 효과가 있다. 최근에는 모니터를 통해 고객의 순서를 알려주는 방법도 등장하였다.

② 안락하고 지루하지 않게 한다.

쾌적한 환경을 만들도록 연구한다. 대기시간은 기다리는 환경에 의해서도 좌우된다. 대기실이 어둡고 좁다면, 또 의자가 모자라 선 채로 기다리게 한다면 기다리는 시간은 배로 느껴진다. 벽, 의자 등이 컬러로 코디되어 있으면 병원 자체가 안정된 분위기가 느껴진다. 한 사람씩 앉을 수 있는 의자, 비디오 설치, 각종 잡지, 교육용 안내서, 음악, 벽에 걸려 있는 그림 등에도 신경을 쓴다.

③ 마음을 달래준다.

직원들의 친절한 태도는 고객의 대기 시간에 대한 불만을 훨씬 경감시킨다. 고객에 대해 뭔가 말을 거는 것도 효과적이다. 코디네이터가 "오늘 따라 많이 기다리셨죠?" 라든가 "이제 앞에 두 분이 계시니 잠시 후 성함을 호명해 드릴게요." 등 틈틈이 대기고객을 위해 말을 건네주면 고객들도 여유가 생긴다. 원장이 진료실에서 "많이 기다리셨습니다."며 첫 인사를 건네는 것도 고객의 지친 마음을 달래게 하는 한 방법일 수 있다.

④ 첨단 예약시스템

이 시스템은 아침 일찍부터 환자를 접수창구에 늘어서게 하지 않고 자기의 진료시간을 대략적으로 알 수 있어 편리하다. 대기 시간 단축에서 가장 많이 활용되는 것이 예약제이다. 최근에는 컴퓨터를 이용한 간단한 예약 시스템이 도입되고 있어 좋은 반응을 얻고 있다.

대기시간 단축의 기본은 직원들의 고객에 대한 배려에서 나온다. 그러기 위해서 경영자는 직원들이 즐겁게 일할 수 있는 직장환경 조성에 신경을 써야 한다. 업무량이 많은 부담도 고객을 소홀하게 만드는 동기가 된다.

자기 차례를 묻는 고객에게 눈도 마주치지 않고 입으로만 "잠깐 기다려주세요" 하고 대답한다면 고객의 불만은 더욱 커진다. 기다리는 시간도 서비스를 통해 관리할 수 있다. 다양한 서비스와 고객층에 맞는 서비스를 갖추기만 한다면 환자의 안정과 심리적 만족감을 줄 수 있다.

## 2) 고객의 눈높이 서비스 개발

기다리는 시간도 서비스를 통해 관리할 수 있다. 다양한 서비스와 고객층에 맞는 서비스를 갖추기만 한다면 환자의 안정과 심리적 만족감을 줄 수 있다.

① 볼거리의 다양성

비디오나 DVD를 이용해 심리적인 지루함을 없앤다. 신경을 들뜨게 하는 공포영화나 액션영화보다는 마음을 가라앉혀주는 따뜻한 가족영화를 들려주는 것이 좋다.

② 읽을거리의 다양성

주요 고객층 위주로 읽을거리를 준비하고, 그 외의 고객층도 배려한다. 남성을 위한 낚시, 등산, 바둑 잡지를 준비하고 청소년을 위한 책이나 잡지, 만화 등도 골고루 준비해 놓는다. 만약 직장인이 주요 고객층이라면 경제, 경영, 처세, 창업에 관한 단행본들을 많이 준비해 놓는다.

③ 소일거리의 다양성

소아과가 아니더라도 여성 환자들이 어린이와 함께 찾아오는 경우가 많다면 어린이를 위한 소일거리를 준비해 놓는다. 숫자게임, 영어 학습에 도움을 주는 교재를 구비해 놓는다면, 젊은 엄마들의 학습 열기를 충족시키면서 아이들의 산만함도 줄일 수 있다. 이와 같은 경우에는 대기시간 자체가 아주 유용하게 사용될 수 있다.

### (4) 퇴원 후에도 계속되는 MOT

환자가 진료를 마치고 집으로 돌아가는 것에도 세심한 서비스가 필요하다. 진료비를 상담할 때 환자에게 보여줄 수 있는 자료를 준비하는 것이 좋다. 또 영수증 발급과 카드 결제 등에도 꼼꼼하게 신경 써야 한다.

- ➡ 대구의 △△△ 병원은 각 병실마다 병실담당 간호사와 원무팀 직원이 직접 방문, 내원 날짜, 약 사용법, 주의사항 등을 알려주고 또 퇴원수속을 대신 처리하는 등 환자중심의 병원을 만들어 가고 있다.
- ➡ 서울 압구정 △△△소아과는 병원에 오기 힘든 환자나 또 진료를 받고 돌아가기 힘든 환자를 위해 셔틀버스를 운영하고 있다.
- ➡ 서울 강남의 △△치과는 집까지 모셔다 주는 서비스를 시행하고 있다.

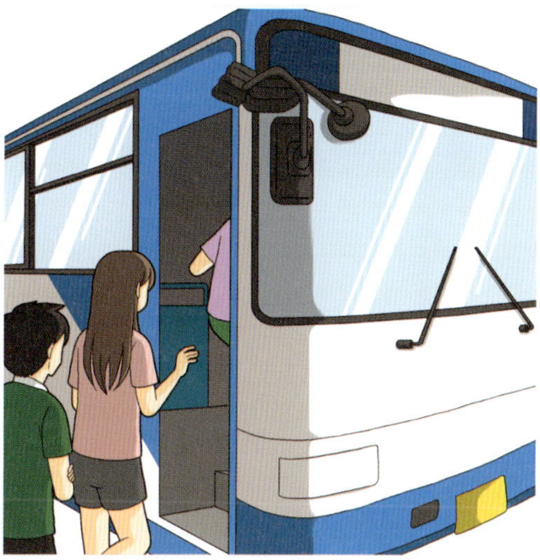

[그림 6-5]

## (5) 해피콜 서비스는 기본

고객의 마음을 잡기 위해서는 집으로 돌아간 후의 고객 서비스도 중요하다. 최근 많은 병원들이 하고 있는 것이 '홈 폰' 서비스나 '해피콜' 서비스다. 고객의 마음을 읽기 위한 병원들의 적극적인 노력이라 볼 수 있다.

해피콜이란 병원을 내원하시는 고객들을 대상으로 아웃 바운딩으로 진료 후 간단한 치료 상담, 만족감, 투약상담, 건강 상담 등을 하는 것으로 병원에서 전하는 행복 메시지이다. 해피콜은 병원 이용 후 고객들의 만족도 및 불편사항 등의 확인과 사후관리를 시행함으로서 내원 고객의 만족감을 증진시킨다.

### 1) 해피콜 시행 시기

① 퇴원환자의 생활관리
② 입원환자의 가족에게 치료 스케줄 설명
③ 외래예약일 경우 예약 전날 확인전화
④ 첫 진료 후 치료 만족감 및 불편사항 확인
⑤ 장기 투약환자의 복약설명 및 확인

### 2) 해피콜 내용 처리 방법

① 건강상담일 경우 내용을 정리하여 제공(SMS, E-mail)한다.
② 해피콜을 통한 컴플레인 내용은 회의를 통해 처리한다.
③ 해피콜 상담내용은 정리하여 DB화 한다.

### 3) 해피콜 추가 활용 방법

① 집에서의 생활습관을 확인가능(치료에 도움)
② 전화상으로 다음 예약 일을 잡을 수 있음

### 4) 해피콜 시 주의할 점

① 고객만족도 조사일 경우 짧게 한다.
② 인 바운딩일 경우에도 친절하게 상담한다.
③ 담당 코디네이터가 지속적으로 관리한다.
④ 너무 상업적인 느낌이 들지 않도록 한다.
⑤ 전화 시간은 고객이 편한 시간으로 약속한다.

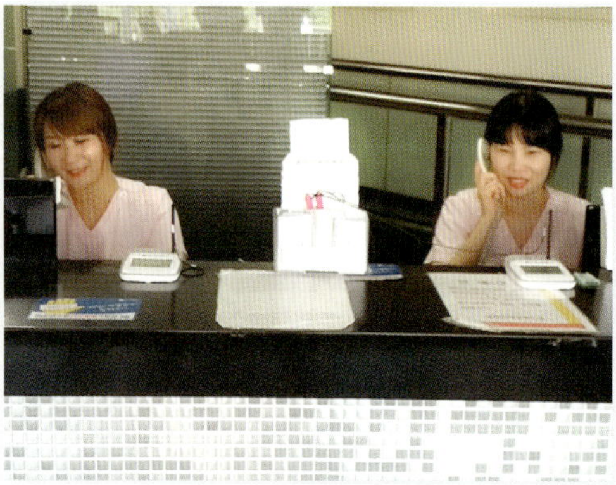

[그림 6-6]

### (6) 접점직원의 역할

접점별 고객의 니즈(needs)와 고객의 니즈(needs)를 반영한 직원의 역할을 확인한다. 문의접수, 대기, 상담, 검사, 진료, 수납 등이 있다.

## 4 고객예약과 홈페이지 관리

고객의 첫 접점은 병원에 예약을 하는 순간이다. 예약 문화는 의료계 뿐 아니라 사회 전반에 걸쳐 확산되어가고 있는 추세이고 병원의 예약 문화 정착은 환자의 시간을 효율적으로 관리하는 서비스와 아울러 1일 내방환자 수에 맞게 의료진의 시간을 안배하여 환자들이 몰리는 시간에 발생될 수 있는 오진의 가능성을 원천적으로 봉쇄할 수 있으며 내방 환자들에게 편안한 진료, 처치가 되게 하는 고객만족기능을 함께 얻을 수 있다.

현장 모니터링 결과를 보면 병원을 찾는 환자들이 가지는 가장 큰 불만을 진료 대기시간이 너무 길고 예약을 한 경우에도 예약 시간이 제대로 지켜지지 않는다는 것이다.

병원의 서비스 제공은 철저히 환자 중심으로 이루어져야 하며 단순히 인사나 친절한 말씨 정도로 환자에 대한 서비스 제공 의무를 다하였다고 자만하면 안 된다.

과거의 병원홈페이지가 병원의 진료를 알려주는 수준에서 현재에는 고객이 가진 궁금함을 해소해줄 수 있는 콘텐츠를 보강하고 지속적인 메일링이나 고객이 익명으로 증상에 대한 상담 및 조언을 얻을 수 있는 고객과의 만남의 장으로 변해가는 추세이다. 그리고 무엇보다 e-business 사업 분야는 점차 확대되고 있고 의료산업에 있어서도 그 중요도가 강조되고 있다. e-business의 기본적인 사업이 네트워크 사업이므로 홈페이지 관리를 통해 기존고객을 유지하는 방어적 기능과 신규고객을 유치하는 적극적 기능을 동시에 가질 수 있다.

고객은 온라인 홈페이지를 통해 병원 내원 전 비용을 알아보거나 자신의 상태와 유사한 케이스를 볼 수 있고, 마케터는 e-mail을 통해 고객서비스 및 지원을 위한 새로운 접촉수단을 제공함으로써 기존고객을 유지할 수 있다.

### (1) 예약제도의 효과

예약 일시 지정을 위한 상담을 통하여 환자의 알 권리를 충족시켜주고 예약 지정일시를 지키는 병원의 서비스가 함께 이루어질 때 주치의 개념으로 병원을 찾는 환자의 수가 급등하고 병원코디네이터의 친한 안내와 고충을 덜어 주려는 노력은 환자들을 변화시켜 예약 문화의 정착과 예약 동의율을 높이는데 크게 기여한다.

예약 문화의 정착으로 병원은 1일 환자수를 미리 예측할 수 있게 되고 시간당 환자수, 증상별 환자수를 통계로 환자의 서비스 충족 욕구를 만족시켜 줄 수 있으며 의사에게는 환자 1인당 일정한 시간배분으로 환자의 신뢰를 얻을 수 있어 병원의 고정 환자수를 늘리고 더 나아가 병원의 이미지를 홍보하는 효과도 얻을 수 있다.

### 1) 환자 만족의 증대

① 환자가 예약된 시간에 신속하게 진료를 받을 수 있도록 한다.
② 고객들의 불만요인을 해소시켜 주고, 특정요일이나 시간대에 환자가 집중하는 것을 사전에 조정할 수 있다.
③ 병원이나 고객의 입장에서도 효율적인 의료서비스의 개선에 도움이 된다.

### 2) 업무능률 향상

① 예측 가능한 업무를 수행할 수 있다.
② 의사는 환자의 상태나 결과를 사전에 알 수 있다.
③ 각종 검사결과를 먼저 파악하여 준비함으로써 상황에 맞는 진료계획을 수립하여 업무를 분산시킬 수 있다.

### 3) 인력관리의 효율화

① 예약제도의 활용은 업무가 폭증되는 시간이 분산된다.
② 서비스 증대는 물론 병원의 인력관리에도 많은 영향을 미친다.

### 4) 병원 관리의 용이

① 주차 순환을 빠르게 하여 주차난 해결에도 도움이 된다.
② 예약시스템을 활용함으로써 이용자의 병원 내 체류시간을 단축시킬 수 있다.
③ 체류시간의 단축은 병원 내의 혼잡함을 줄이고 조용한 진료 분위기를 유지할 수 있다.

### 5) 환자의 증가

① 환자의 증상에 대한 의료진의 충분한 설명과 예약시간의 준수로 인한 고객의 만족도가 증가한다.
② 다른 상품을 구매할 가능성을 높인다.
③ 홍보 효과를 겸비할 수 있다.

## (2) 예약일시 배정 시 고려사항

가급적 고객이 예약일시를 정하도록 해야 한다. 다만 다음과 같은 병원의 사정으로 환자가 요구하는 시기에 진료를 할 수 없다면, 충분한 양해를 구한 후 예약일시를 조정해야 한다.

### 1) 병원의 진료능력

의사와 직원의 수, 치료나 처치실의 수 등을 고려한다.

### 2) 병원시설의 제한

주차가 가능한 자동차 수, 대기실 공간 등을 고려한다.

### 3) 의료의 진료계획

의사별 환자진료, 예약시간 고려한다.

### 4) 환자의 편리한 시간대

환자의 편리한 시간으로 예약한다.

## (3) 예약업무 방법

### 1) 환자 1인당 일정시간을 배정하는 방법

환자 1인당 5분 간격 또는 10분 간격으로 진료예약 시간을 배정하는 방법이다.

**의사 A의 예약대장**

| 2014년 8월 25일 월요일 | | |
|---|---|---|
| 예약시간 | 등록번호 | 환자명 |
| 9 : 00 | 050001 | 이순신 |
| 9 : 10 | 040123 | 개나리 |
| 혹은 1시간 간격 예약 | | |

### 2) 일정시간당 일정수의 환자를 배정하는 방법

예를 들어 오전 9시부터 진료가 시작되는 병원의 경우, B의사가 30분에 3명의 환자를 진료할 수 있다면 시간대별 예약환자는 9 : 00부터 9 : 30까지 3명의 환자예약, 9 : 30부터 10 : 00까지 또 다른 3명의 환자를 예약하는 방법으로, 각 시간대별 3명의 환자를 예약하고, 진료는 환자가 내원하는 순서대로 진료하는 방법을 말한다.

의사 B의 예약대장

| 2014년 8월 25일 월요일 | | |
|---|---|---|
| 예약시간 | 등록번호 | 환자명 |
| 9 : 00 ~ 9 : 30 | 050001 | 이순신 |
| | 040123 | 개나리 |
| | 050002 | 홍길동 |

진료예약의 종류

| 구 분 | 내 용 |
|---|---|
| 창구예약 | 진료 후 다음 진료가 결정되면 환자가 필요로 하는 시간대에 다음 진료일을 예약하는 방법으로, 대부분의 병원이 실행하고 있다. |
| 전화예약 | 환자가 직접 내원하지 않고 전화를 이용하여 예약하는 방법(이 경우 처음 우리 병원을 이용하려는 환자와 과거에 우리 병원을 이용했던 환자로 나누어 생각할 수 있음. 기존 환자의 경우 대부분 우리 병원을 이용해본 결과 의료서비스에 대한 만족도가 높았던 환자이므로 예약 이행율이 높았던 반면에, 처음 우리 병원을 이용하려는 환자의 경우는 전화상으로 간단한 환자의 인적사항 정도만 파악할 수밖에 없고 우리 병원의 의료서비스에 대한 경험이 없기 때문에 기존환자에 비해 예약 이행율이 낮은 편임) |
| 인터넷예약 | 병원의 홈페이지를 통하여 예약하는 방법으로, 정보방 구축의 활성화로 적극적으로 활용한다면 진료프로세스의 변화도 가능하며, 예약 후 내원 시에 환자의 진료기록부 작성 절차 없이 곧바로 자료를 출력하여 진료기록부로 활용함으로써 불필요한 시간을 배제할 수 있어, 고객만족도 증가에도 도움이 된다. |

## (4) 예약 동의율을 높이기 위한 방법

### 1) 예약 확인

가능한 모든 예약 환자에게 예약 확인을 하는 것이 좋으나, 여건상 불가능한 경우 해당 병원이나 진료과에 처음 예약을 한 환자나 검사예약 환자, 3~40대 남성 환자, 직업을 가진 여성 환자의 순으로 확인하도록 한다.

환자와의 예약 일시는 반드시 도표화 하고 예약 환자에게는 반드시 전화나 문자 알림 서비스 등으로 일시를 알려 주어야 한다.

전화예약 확인 시 환자에게 지정 일시의 안내와 환자의 증상에 대한 관심을 표하여 환자의 마음을 사로잡고 친절한 병원, 친절한 코디네이터로 기억될 수 있도록 세심한 주의가 필요하다.

### 2) 고객의 의견 존중

예약 상담 시에는 적극적인 자세로 환자와의 대화를 시도하여야 하며 대화와 상담이 환자의 예약 동의율을 높이는 방안으로 활용될 수 있다.

예약 일시의 지정에 앞서 환자에게 사전 동의를 구하고 일시의 지정이 환자의 증상완화나 적절한 시기의 검사, 치료를 위한 방안임을 설명하여 환자로 하여금 자기 자신을 위하여 지정 예약 일시를 지켜야하겠다는 마음이 들 수 있도록 유도하여야 한다.

### 3) 고객의 개성 존중

병원의 서비스는 환자 개개인에게 차별화가 있어야 하며 특별한 개성을 지닌 환자에게는 환자의 요구를 무조건 수용하여 예약 자체를 거부하는 일을 사전에 방지하여야 한다. 코디네이터는 환자와의 대화와 상담을 통하여 환자의 개성을 읽어낼 수 있어야 한다.

### 4) 고객의 시간 존중

일정 환자를 일정 시간대로 모으는 의료 행정 편의적인 예약 지정은 환자들에게 존중받지 못한다는 의식을 심어주게 된다. 예약 시간의 지정이 곧 예약 동의율과 연결됨을 명심한다. 예약 시간의 지정에 앞선 대화와 상담을 통하여 환자의 병원까지의 이동 시간과 교통수단 등을 고려하여 소요 시간, 연령, 직업에 따라 환자와 병원이 모두 만족하는 시간을 지정하여야 한다.

## (5) 홈페이지 관리법

고객의 첫 접점은 병원의 홈페이지 또는 병원에 진료예약을 하는 순간이다. 따라서 홈페이지를 어떻게 관리, 유지하는지와 효율적인 예약 시스템은 고객만족의 첫걸음이다.

### 1) 홈페이지 관리

포털 사이트 상위에 링크시키는 등의 각종 온라인 홍보, 타 업종과의 배너 링크 교환, 블로그, 카페 등을 적절히 이용하여 지역의 한계를 뛰어넘는 온라인 최대의 강점을 살려 적극적인 마케팅을 할 수 있다.

① 화려한 것보다는 실용적인 것

화려하고 비주얼한 것만 강조하다 보면 홈페이지가 무거워질 수 있다. 홈페이지는 무엇보다 이용자가 편하고 빠르게 볼 수 있도록 실용적으로 만드는 게 중요하다.

② 내용은 쉽게, 특히 원장사진은 밝고 웃는 모습으로

병원이나 의사라는 이미지는 어딘지 모르게 딱딱하다. 의학 용어는 가능한 알기 쉽고 가슴에 와 닿는 문장으로 바꾸어 사용하는 것이 좋다. 특히, 원장의 사진은 밝고 웃는 모습을 보여주는 것으로 쓴다. 증명사진이나 근엄한 모습의 사진은 거부감이 든다.

③ 호기심을 유발할 것

클릭 한 번으로 방문자는 언제든지 떠날 수 있다. 계속해서 궁금증을 불러일으키는 내용으로 붙잡아 둘 수 있어야 한다. 예를 들어 성형외과에서 유방성형에 대한 코너의 제목을 '유방의 해부학'이라고 하기 보다는 '섹시한 유방의 비밀'이라고 표현하면 훨씬 조회 수를 늘릴 수 있을 것이다.

④ 오락성을 가미할 것

병원 홈페이지에서도 재미있는 퀴즈 게임 등을 즐길 수 있다면 그만큼 홈페이지는 부드러워질 수 있다. 한 번 방문한 사람이 또 방문할 수 있는 계기를 마련해 주는 것. 퀴즈를 푼 사람에게 상품을 준다거나 여러 가지 이벤트를 하는 것도 좋은 방법이다.

⑤ 가족지향적일 것

모든 가족이 들어와 볼 수 있게 한다. 아빠 엄마의 건강, 자녀 건강 등 가족 건강의 파수꾼이라는 이미지를 심어 푸근한 인상을 주는 것이 좋다. 예를 들어 원장의 가족이 등장해 가족 구성원의 건강법, 화목한 모습 등을 보여주면 친근하면서도 신뢰감이 생길 것이다.

⑥ 빠르고 성실한 답변

답변이 빠를수록 방문자의 수가 늘어난다. 그만큼 성실하고 마음이 열려 있다는 증거가 될 수 있다. 그러나 환자가 궁금해 하는 것에 대해 언급하지 않고 병원에 와서 상담하라는 식으로 답변을 해 놓는다면 아무런 효과도 없을뿐더러 오히려 내원 환자의 수를 줄일 수 있다.

⑦ 가능하면 자주 내용을 보완해 준다.

늘 같은 내용의 홈페이지라면 식상하다. 한 번 들어오면 뭔가 한 가지 정보는 알 수 있도록 해 주어야 한다. 어떤 성형외과는 일반인이 재미있게 읽을 수 있는 해외토픽이나 화제거리를 발굴해 수시로 올려놓아 많은 네티즌을 끌고 있다.

⑧ 진실성, 인격을 담아 신뢰감을 높일 것

홈페이지는 개설자의 인품을 반영한다. 오로지 상업적인 내용만을 내세우는 홈페이지는 오히려 이미지만 나빠진다. 자신의 의료철학이나 환자를 대하는 태도를 인사말에 담거니 학회 등에 발표한 논문이 있다면 쉽게 요약해 놓고 사회활동 등을 보여주면 신뢰감을 높일 수 있다.

⑨ 진료과의 특성에 따라 내용과 모양을 차별화할 것

홈페이지 제작자들에게 무조건 맡기게 되면 형식만 갖춘 홈페이지가 된다. 원장이 직접 관여해서 의료정보와 디자인 등에 대해 개성 있는 홈페이지를 만들도록 해야 한다.

⑩ 국제적인 감각을 가질 것

홈페이지는 전 세계 네티즌이 모두 볼 수 있다. 영어, 일어, 중국어판 등을 만들어 국제적인 이미지의 병원이 되도록 한다.

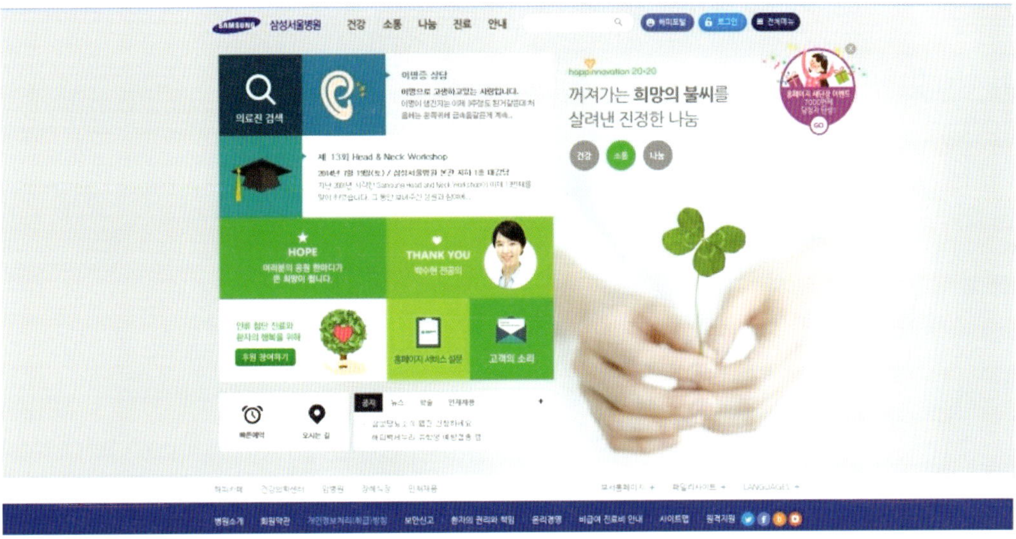


## 5 병원 고객만족도 조사

고객의 가치를 창조할 수 있는 경영이 이루어질 때 고객을 만족시킬 수 있다. 고객만족에 있어서 서비스의 질은 매우 중요하다. 서비스 질은 가치와 매우 밀접한 관계에 있다.

서비스 질은 소비자가 제공받는 서비스에 대한 전반적이고 인간적인 평가이기 때문에, 서비스 질을 높게 평가할수록 고객으로 하여금 높은 가치를 인식하게 한다. 고객의 가치창조를 위해서는 고객과 지속적이고 인간적인 관계를 유지하고, 직원들을 배려하고, 높은 서비스 질을 유지하며 가치 인식에 대한 측정과 조사를 행해야 한다.

### (1) 고객만족도 조사의 이해

고객만족도 (Customer Satisfaction Index : CSI)는 현재 생산, 판매되고 있는 제품 및 서비스 품질에 대해 해당 제품을 직접 사용해 보고 이 제품과 관련된 서비스를 받아 본 고객이 직접 평가한 만족 수준의 정도를 측정, 개량한 지표이다.

고객들의 객관적인 평가인 고객만족도 조사를 통해 고객의 기대와 욕구의 파악, 자사와 경쟁사의 위치 파악 및 제품과 서비스 그리고 병원이미지에 대한 파악을 분명히 할 수 있게 된다.

고객만족도 조사는 여러 가지 다양한 부문으로 나누어 볼 수 있고, 전사적 차원에서 고객들의 부문별 만족도를 측정하여 고객만족에 취약한 부분을 찾아내고 프로세스를 개선하여 고객만족시스템을 구축하게 한다.

고객만족도조사를 부문별로 나누어 보면 다음과 같다.

#### 1) 협력업체만족도조사(FSI : Family Satisfaction Index)

#### 2) 직원만족도조사(ESI : Employee Satisfaction Index)

#### 3) 외부고객만족도조사(CSI : Customer Satisfaction Index)

#### 4) 부서 간 만족도조사(ICSI : Internal Customer Satisfaction Index)

고객만족도는 절대적인 점수가 아니라 상대적인 점수이다. 따라서 고객만족도의 절대적인 점수가 높다고 하여 그 병원의 의료서비스에 대한 고객만족도의 수준이 높은 것은 아니다. 일반적으로 병원에서는 설문지조사, 대인면접조사, 전화조사 등의 Field survey와 서비스모니터링을 통하여 고객들의 만족정도가 조사되고, 이를 바탕으로 고객만족경영이 시작된다.

병원에서의 고객만족도 조사라 함은 일반적으로 외부 고객만족도 조사를 의미한다. 중요한 것은 이전과 비교해서 종합적으로 또는 부분적으로 어느 정도 잘되고 있는가를 아는 것이 목적이므로 일정 시기에 일정한 방법에 따라 계속 조사하는 것이 중요하다. 측정횟수가 많을수록 고객의 만족도와 의식의 변화를 알 수 있는 장점은 있으나 많은 비용과 노력이 든다. 그러나 1년에 최저 1회는 실시해야 하고, 취급상품과 경영환경에 따라 6개월, 분기, 1개월마다 등 정기적으로 계속해서 하도록 하면 좋다.

### (2) 병원 모니터링의 이해

객관화된 시각과 과학적인 도구를 이용하여 병원 상태를 올바르게 평가해 보는 것은 아주 중차대한 일이라 하겠다. 기업이나 개인의 발전에 있어 가장 큰 저해요인이 되는 것이 바로 "자기 착각에 빠져있는 것"이다. 대부분의 병원은 업무프로세스나 고객만족도에 있어 충분히 잘하고 있다는 위험한 착각을 하곤 한다.

병원 모니터링이란 병원의 특수성을 고려하여 환자 또는 보호자, 진료예상 고객들에 대한 접점에서 적절한 서비스가 이루어지고 있는지를 현장 방문 모니터 및 인터뷰를 통하여 과학적으로 평가하는 활동이다. 이를 통해 병원의 현재를 점검하고 미래를 설계할 수 있으며 또한 병원서비스 모니터링은 다음과 같은 목적을 갖는다.

[표 6-8] 병원 모니터링의 대상

| 대 상 | 의 미 |
|---|---|
| 병원시설 (hardware) | 병원의 실・내외 환경 및 청결상태, 의료장비, 편의시설, 집기비품의 관리 상태, 조명상태, 환기상태 등이다. |
| 운영시설 (software) | 환자관리, 진료서비스, 업무처리, 홍보시스템 등이다. |
| 인적시스템 (humanware) | 의사, 간호사, 영양사, 스텝의 업무지식과 상담안내 능력, 고객서비스 상태로서 환자 및 고객에 대한 인사표정, 화법, 행동/환자의 고민 해결에 노력, 환자 유치를 위한 신뢰감을 표시하는가 등이다. |

① 고객과의 접점 서비스 품질을 향상한다.
② 타 병원과의 차별화 포인트를 파악하여 경쟁력을 가진다.
③ 현재 병원의 서비스 흐름에 대해 알아보고 내부 시스템을 파악한다.
④ 고객 접점별에 따른 직원들의 업무 분석을 통해 업무의 효율화를 높인다.

## (3) 병원 모니터링의 진행

**1) 고객의 입장에서 병원고객 접점 진단** : 고객의 입장에서 우선 병원고객 접점진단이 이루어진다.

① 주차시설이 편리한지
② 병원에 오는 길이 편리한지
③ 병원의 첫 이미지가 어떤지
④ 직원들과의 접점 느낌이 어떤지
⑤ 병원입구(정문, 간판)를 찾기 쉬운지

**2) 모니터링의 포인트** : 병원 모니터링의 진행 포인트이다.

① 무엇을 물어 볼 것인가? = 병원 시설, 운영 시스템, 인적 자원
② 왜 병원 평가를 하는가? = 병원이 개선해야 할 과제가 담겨있다.
③ 누가 물어 볼 것인가? = 고객모니터, 임직원, 전문 컨설턴트, 온라인 시행

**3) 대상자 정하기** : 병원에 내원하거나 퇴원한 고객에게 우선순위를 둔다.

① 외래환자, 입원환자, 퇴원환자
② 환자의 보호자나 가족, 신규환자, 오래된 환자, 지역주민

**4) 설문지 작성** : 모니터링에 가장 적합한 방법은 설문지 작성이다.

① 평가수치는 4~5단계가 적당
② 피조사자의 성별, 나이는 정확히
③ 내용은 알기 쉽게, 질문은 구체적으로

**5) 피드백을 통한 활용** : 모든 과정은 피드백을 통하여 활용한다.

① 직원에 대한 교육
② 자발적 참여 유도
③ 외래 게시판에 결과 공지
④ 무조건적 개선보다는 부서별로 토의를 통해 목표 수립

**병원 모니터링의 주요 사항**

1. **예진** : 환자응대와 친절도
2. **배웅** : 인사 / 표정관리 유무
3. **등록** : 고객 응대 친절도와 숙련도
4. **수납** : 간결한 인사말과 호칭을 사용하여 고객을 호명하기
5. **전화** : 안내, 접수, 직원에 대한 인사 / 표정 / 자세 친절도
6. **상담** : 환자의 연령과 상담 등에 따른 접근과 대화법 활용도
7. **진찰** : 환자에 대한 친근감 표시유무/권위의식이 있는지 유무
8. **대기** : 의사의 컨디션을 감안하여 환자에게 대기시간 배정 등 환자 대기실 관리상황
9. **차팅** : 정확한 Charting과 개인 신상 특징을 간단히 메모 및 메시지 전달 등 운영시스템

HOSPITAL COORDINATOR

## (4) 병원 MOT 프로세스 만들기

MOT(고객접점) 활성화를 위해 우수 직원에게 마일리지를 부여하는 등의 인센티브 제도를 통해 정착시켜 MOT(고객접점) 시스템화에 노력해야 한다. 서비스 모니터링을 토대로 각 고객접점별 문제점과 개선점을 정리하여 병원 내 각 부서별 세부 MOT(고객접점) 프로세스를 정립하고, 나아가 로비, 주차장, 홈페이지, 대기실, 화장실 등 고객접점 일선에서부터 각 부서별 업무 매뉴얼을 제작하여 전시적으로 활용토록 한다.

## (5) VOC 관리

### 1) VOC 이해

VOC(Voice of customer : 고객의 소리) 기업의 경영활동에 있어서 고객들이 기업에게 반응하는 각종 문의, 불만, 제안 등의 정보를 말한다. 시스템은 다양한 고객의 소리를 체계적으로 수립, 저장, 분석하여 기업의 경영활동에 활용하고 고객에게 다시 Feedback 해줌으로써 궁극적으로 고객의 소리에 근거한 경영활동을 할 수 있게 하는 경영체계를 말한다.

### 2) VOC 처리절차

① 환자나 고객이 쉽게 의견을 제시할 수 있는 경로를 제공하는 것이 중요하다.

고객이 의견을 제시하려고 해도 경로를 알지 못해 전달을 못한다면 병원으로서는 중요한 고객의 생각을 알 수 있는 중요한 기회를 놓치게 되는 것이다. 따라서 고객의 눈과 손이 가장 쉽게 닿을 수 있는 엘리베이터 내부, 리셉션 데스크, 대기실 등에 고객설문지를 비치하는 것이 일반적이다.

② 고객의 소리가 접수 되면 해당부서에 통보하여 고객의 소리를 분석한다.

이 때 해당부서는 또는 관련 책임자, 당사자의 고객니즈 파악을 위한 신속한 분석과 피드백은 고객 니즈분석능력 및 대처 능력을 강화시켜 준다.

③ 시정결과를 고객에게 회신하고 감독 부서에 보고한다.

이러한 통합된 시스템 운영으로 고객 불만에 대한 효율적 대처 및 처리기간을 단축시킬 수 있고, 고객요구와 관련한 정보구축을 통해 고객의 욕구를 충족시킨다.

#### VOC 처리절차

1. **VOC 접수** : VOC 채널에 의한 신고 또는 상담
2. **접수내용 보고** : 열린 상담실 → 교육부원장 보고
   - 관리 / 진료지원 부문 : 관리본부장 보고
   - 간호 / 검사실 부문 : 간호본부장 보고
3. **해당부서통보** : 불편 접수 후 24시간 내 또는 2일 내에 통보
4. **시정결과회신** : 불편 접수 후 24시간 내 또는 3일 이내 회신
5. **보고** : 시정결과에 대한보고

HOSPITAL COORDINATOR

# 핵심요약

■ 고객접점의 정의

고객 접점 서비스란 고객과 서비스 요원 사이의 15초 동안의 짧은 순간에서 이루어지는 서비스로서 이 순간을 "진실의 순간(MOT : moment of truth)" 또는 "결정적 순간"을 말한다.

■ MOT를 의료종사자에게 적용할 경우 6가지 역할

- Actor : 서비스 제공을 실행한다.
- Counselor : 고객(환자)의 문제점을 명확하게 한다.
- Consultant : 고객(환자)의 문제점을 진단하고 해결한다.
- Mediator : 서비스 제공자와 고객(환자)간에 중개를 한다.
- Producer : 서비스 제공자에 대한 프로세스를 연출한다.
- Informer : 서비스 제공자가 서비스에 관한 정보를 제공한다.

■ 병원의 결정적인 순간(MOT)

- 예약이 되는 순간
- 입원수속을 밟는 순간
- 병원에 도착하는 순간
- 퇴원수속을 밟는 순간
- 진료실에 들어서는 순간
- 병원에 예약전화를 하는 순간
- 병원을 떠나는 순간
- 접수대에 다가간 순간
- 직원이 입원실을 안내하는 순간
- 입원실에 들어서는 순간
- 의료비를 정산하는 순간

■ 고객접점 설계 단계 의미

- 1단계 : 고객 입장에서 서비스를 받아본다.
- 2단계 : 고객접점 단위를 설계한다.
- 3단계 : 고객접점 사이클을 찾는다.
- 4단계 : 고객접점 시나리오를 작성한다.
- 5단계 : 표준안에 따라 행동한다.

■ 대기시간 단축방안

- 대기예상 시간을 알려준다.
- 안락하고 지루하지 않게 한다.
- 마음을 달래준다.
- 첨단 예약시스템

■ **예약 동의율을 높이기 위한 방법**

- 예약 확인
- 고객의 의견 존중
- 고객의 개성 존중
- 고객의 시간 존중

■ **병원 모니터링의 대상**

| | |
|---|---|
| **병원시설**<br>(hardware) | 병원의 실·내외 환경 및 청결상태, 의료장비, 편의시설, 집기비품의 관리 상태, 조명상태, 환기상태 등이다. |
| **운영시설**<br>(software) | 환자관리, 진료서비스, 업무처리, 홍보시스템 등이다. |
| **인적시스템**<br>(humanware) | 의사, 간호사, 영양사, 스텝의 업무지식과 상담안내 능력, 고객서비스 상태로서 환자 및 고객에 대한 인사표정, 화법, 행동/환자의 고민 해결에 노력, 환자 유치를 위한 신뢰감을 표시하는가 등이다. |

■ **병원 모니터링의 주요 사항**

- 예진 : 환자응대와 친절도
- 배웅 : 인사 및 표정관리 유무
- 등록 : 고객 응대 친절도와 숙련도
- 수납 : 간결한 인사말과 호칭을 사용하여 고객을 호명하기
- 전화 : 안내, 접수, 직원에 대한 인사, 표정, 자세 친절도
- 상담 : 환자의 연령과 상담 등에 따른 접근과 대화법 활용도
- 진찰 : 환자에 대한 친근감 표시유무, 권위의식이 있는지 유무
- 대기 : 의사의 컨디션을 감안하여 환자에게 대기시간 배정 등 환자 대기실 관리상황
- 차팅 : 정확한 Charting과 개인 신상 특징을 간단히 메모 및 메시지 전달 등 운영시스템

■ **VOC 처리절차**

- VOC 접수 : VOC 채널에 의한 신고 또는 상담
- 접수내용 보고 : 열린 상담실 → 교육부원장 보고
  관리 / 진료지원 부문 : 관리본부장 보고
  간호 / 검사실 부문 : 간호본부장 보고
- 해당부서통보 : 불편 접수 후 24시간 내 또는 2일 내에 통보
- 시정결과회신 : 불편 접수 후 24시간 내 또는 3일 이내 회신
- 보고 : 시정결과에 대한보고

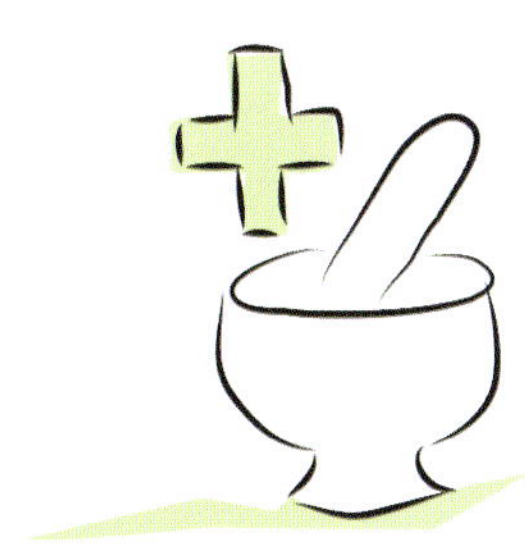

# 연습문제

## 객관식

**01** MOT의 설명으로 옳은 것은 무엇인가?

① MOT는 고객유지마케팅을 의미한다.
② MOT는 카누경기에서 유래했다.
③ MOT는 결정적 순간을 의미한다.
④ MOT는 얀칼슨 사장이 품질관리로 제창하였다.

**02** 고객접점의 유형에서 정보에 의한 접근이 아닌 것은??

① 홈페이지 ② 전화
③ 광고매체 ④ 휴게실

**03** 고객접점 마케팅과 외부마케팅의 커뮤니케이션 대상으로 맞는 것은?

① 병원과 소비자 ② 고객과 종업원
③ 의사와 종업원 ④ 의사와 간호사

**04** 고객접점의 구성으로 틀린 것은?

① 시설접점 ② 훈련접점
③ 정보접점 ④ 인적접점

**05** 고객만족도 조사를 부분별로 나눌 때, 아닌 것은?

① 비협력업체 만족도 조사 ② 직원 만족도 조사
③ 직원 외부 만족도 조사 ④ 외부고객 만족도 조사

## TEST Q 주관식

**01** 고객접점의 정의를 쓰시오.

**02** 고객접점의 종류를 쓰시오.

**03** 예약일시 배정 시의 고려사항을 쓰시오.

**04** 예약 동의율을 높이기 위한 방법을 쓰시오.

**05** 고객 만족도 조사를 부분별로 나누어 보시오.

▶ 정답 및 해설_p.221

# Chapter 07 의료서비스 마케팅 전략

## 1 서비스 마케팅 정의

미국 마케팅학회에서는 1960년 마케팅의 정의를 "생산자로부터 소비자 또는 사용자에 이르는 제품 및 서비스 흐름을 통제하는 기업 활동"이라고 정의하였다.

1985년에 마케팅의 새로운 정의는 "개인과 조직의 목적을 충족시키는 교환을 위해 아이디어와 제품 그리고 서비스의 개념화, 가격결정, 촉진, 유통을 계획하고 수행하는 과정"이라고 정의하였다. 2004년 미국 마케팅학회에서는 마케팅의 정의를 학문적, 사회적 변화를 반영하여 일반적으로 다음과 같이 새롭게 정의하였다.

**마케팅의 일반적인 정의**

조직과 그 이해 관계자들을 위해서 고객들에게 가치를 창조하고 커뮤니케이션하고, 전달하며 또 고객관계를 관리하기 위한 조직의 기능 및 일련의 과정이라고 정의하였다.

H O S P I T A L C O O R D I N A T O R

병원은 공익성을 전제로 한 만큼 지속적인 성장을 위한 이윤추구도 중요하지만 병원을 이용하는 고객의 질적인 서비스 향상은 더욱 중요한 것이다. 나아가 의료서비스에 대한 기대수준의 향상과 욕구의 고급화로 질적 측면에서의 경쟁은 더욱 치열해지고 있다. 소비자의 기대수준과 고급화 된 욕구에 부응할 수 있는 의료서비스를 개발하고 제공할 필요성이 더욱 증대하고 있다.

병원의 의료수입 증대를 위해 나름대로의 노력을 해왔지만, 그 노력은 마케팅활동으로 연결되지 못하고 있다. 고객만족을 통하지 않은 의료수입의 증대는 마케팅이 아니며, 그것은 판매(Selling)인 것이다.

판매와 마케팅이 의료수입을 증대시키는 것은 동일하지만 그것을 달성하는 과정은 다르다. 판매는 의료인이 고객에게 의료서비스를 세일즈 하면 되지만, 마케팅은 의료인이 고객에게 의료서비스를 세일즈 하는 것으로 끝나지 않고, 생산하기 이전의 사전서비스와 사후 서비스를 통하여 고객의 불평이 나오지 않도록 의료서비스에 그 결과를 반영하는 피드백 과정을 포함한다. 이제 병원도 점점 어려운 환경을 헤쳐 나가고 의료수입 증대를 위해서도 이제부터 진정한 의료서비스 마케팅 활동이 필요하다.

### (1) 서비스 마케팅의 개념

서비스의 생산과 소비의 동시성, 이질성, 소멸성 그리고 무형성은 제품 마케팅과는 다른 서비스 마케팅만의 고유한 영역과 시각을 형성시켰다. 제품 마케팅과 서비스 마케팅은 마케팅 추구방향, 소유권과 사용 그리고 소비, 마케팅믹스, 평가방식에서 차이를 보인다.

유형의 제품의 경우 일단 생산된 뒤에 팔리고 그 후 소비된다. 그러나 서비스는 생산과 소비가 동시에 일어난다. 병원코디네이터는 대고객 서비스를 여러 개 만들어 놓고 필요한 고객에게 판매하는 것이 아니라 고객이 올 때마다 고객의 니즈에 맞추어 서비스응대를 생산하고 고객은 이를 그 자리에서 소비한다.

마케팅의 핵심개념은 Needs, Wants, Products, Offerings 이다.

① Needs : 음식물과 같은 인간의 기본적인 요구사항

② Wants : 인간의 필요에 대한 구체적인 제품이나 서비스에 대한 바람.

③ Products, Offerings : 구체적인 욕구를 충족시키는 재화, 서비스, 행사, 경험, 조직체, 사람, 정보, 아이디어, 홍보 등이다.

#### 1) 마케팅 추구방향

서비스기업과 제품기업은 그들이 마케팅을 추구하는 방식에서 정반대의 차이를 보인다. 즉, 유형의 소비재를 생산해 마케팅 하는 기업의 경우 추상적 연상을 통해 자사의 물리적 제품을 보완함으로써 소기의 목적을 달성하고자 한다. 예를 들어, 코카콜라는 원조 혹은 진짜라는 추상적 연상을 소비자의 마음속에 담기 위해 엄청난 촉진 예산을 사용한다.

반면에 서비스 마케팅은 위와는 정반대의 전략을 사용해야만 한다. 서비스는 이미 태생적으로 무형이기 때문에 추상화시킬 필요가 없다.

그 대신에 서비스의 실체 혹은 진실에 관한 물적 증거를 제시해 주어야 한다. 보이지 않는 서비스의 참된 가치를 소비자가 눈으로 확인할 수 있게끔 하는 마케팅 전략이 필요한 것이다. 예를 들어, 성형외과는 수술 후의 좋아진 모습을 촬영한 사진을 병원 내부에 전시함으로써 의사의 무형적 의료기술에 대한 물적 증거를 제시한다.

마케팅의 시장 전략은 고객이 중요 시 하는 요인에 대하여 최고 수준의 가치 제공과 기타 요인에 대하여 최소한의 기본 수준을 제공해야 한다.

#### 2) 소유권

서비스의 경우 소비자가 서비스 제품을 소유하고 사용하며 그리고 소비하는데 있어서 다수의 재량권을 가지게 된다. 예를 들어, 동시에 제한된 기간 동안에 한해 그것을 사용할 수 있다. 제조업체는 기본적으로 제품을 판매한다. 그리고 소비자는 이것을 돈과 교환하여 구매함으로써 소유권을

획득한다.

도서관의 경우 이용자들은 일정 기간 동안 책을 빌려 독서를 한 후 반납한다. 즉, 서비스는 근본적으로 구매되어지는 것이 아니라 소비되는 것으로 단지 대여될 따름인 것이다.

서비스는 이처럼 유형의 제품과 달리 소유 형태, 사용 방법 그리고 소비 방식에 있어서 별개의 자유 선택권을 발휘할 수 있고 따라서 이러한 특징은 서비스 마케팅을 실시할 때 추가적 기회를 제공하게 된다.

### 3) 마케팅 믹스

한 기업의 마케팅 믹스는 표적 시장을 만족시키기 위해서 특정 조직체에 의해 통제되어지는 변수들로 구성된다. 일반적으로 마케팅 활동의 범위는 마케팅 믹스라는 기본적 개념에 의해 구분되어지고, 제품 지향의 마케팅 믹스는 전통적으로 제품, 가격, 유통 그리고 촉진이라는 4가지 범주로 구성되는 반면에 서비스 지향의 마케팅 믹스에는 4P's 이외에 추가적으로 고려해야 하는 3P's 가 존재한다. 즉, 서비스 관여자, 서비스가 제공되는 물리적 환경, 그리고 서비스 과정이 그것이다. 따라서 서비스 마케팅의 범위는 제품 마케팅의 범위보다 더 포괄적이고 광범위 할 수밖에 없다.

<table>
<tr><th colspan="2">서비스 마케팅 믹스</th><th colspan="2">제품 마케팅 믹스</th></tr>
<tr><td>제 품</td><td rowspan="7">7P's</td><td>제 품</td><td rowspan="7">4P's</td></tr>
<tr><td>가 격</td><td rowspan="2">가 격</td></tr>
<tr><td>유 통</td></tr>
<tr><td>촉 진</td><td rowspan="2">유 통</td></tr>
<tr><td>과 정</td></tr>
<tr><td>참여자</td><td rowspan="2">촉 진</td></tr>
<tr><td>물리적 환경</td></tr>
</table>

① **제품 마케팅 믹스** : 제품, 가격, 유통, 촉진(4P's)

② **서비스 마케팅 믹스** : 제품, 가격, 유통, 촉진, 참여자, 과정, 물리적 환경(7P's)

③ **물리적 환경**(Physical evidence) : 건물, 유니폼, 기타의 유형적 환경

④ **과정**(Process) : 서비스 제공 과정에 포함되는 실제적 절차와 활동의 흐름

⑤ **참여자**(Participants) : 종업원과 고객

### 4) 평가방식

서비스는 소비자가 경험한 품질에 근거하거나 혹은 확신하지는 못하지만 그러하리라 믿어지는 품질을 기초로 평가하기 때문에 어려울 수밖에 없다. 소비자는 제품에 대한 평가 방식과는 다른 방법으로 서비스를 평가한다. 대부분의 유형적 제품은 눈에 보이고 만질 수 있는 품질을 기초로 평가

할 수 있기 때문에 상대적으로 평가가 용이하다.

서비스 제품의 품질은 "경험에 대한 고객의 반응"에 달려 있다. 경험이 물리적으로 전달 가능한 어떤 것을 포함할지라도 제공되는 전체 가치의 본질은 경험에서 느낀 고객의 정신적이고 감정적인 상태에 달려있는 것이다. 서비스란 느낌에 관한 것일 수밖에 없는 것이다. 소비자가 제품이나 서비스를 평가할 때 고려할 수 있는 품질에는 다음과 같은 3가지 종류가 있다.

| | |
|---|---|
| 탐색 품질 | 색상, 스타일, 가격, 견고성 그리고 냄새와 같이 제품이나 서비스를 구매하기 전에 소비자가 평가할 수 있는 품질 |
| 경험 품질 | 맛, 착용감, 구매 만족과 같이 구매 후나 소비 과정을 통해서만이 평가할 수 있는 품질 |
| 신뢰 품질 | ABS 브레이크와 같은 추가적 기능으로서 심지어 구매 후에도 기술적 지식이 부족하기 때문에 그것의 평가가 곤란한 품질 |

### 5) 마케팅의 기본적인 특성

① 모든 계획 설정과 운용이 고객지향적이여야 한다.
② 모든 마케팅 활동은 조화를 이루어야 한다.
③ 조직의 성과 목표를 성취하는 것이 고객 지향적 통합 마케팅의 기본이다.

### 6) 병원마케팅의 목적

① 병원 경영체로서의 목적 : 병원운영과 조직관리 및 수익관리
② 지적전문인으로서의 목적 : 고도의 의료서비스 제공과 도덕과 윤리 준수 및 끊임없는 의료연구, 교육
③ 사회봉사로서의 목적 : 양적봉사, 질적 봉사, 경제적 봉사, 도덕적 봉사

## (2) 서비스 마케팅의 기본 전략

### 1) 개별화 전략

개별화는 고객들의 특정한 요구를 충족시키기 위해 서비스를 설계하는 접근방식이다.
직무분할, 직무전문화, 직무교환, 자동화, 전산화, 일괄처리 등과 같은 원가 효율성 전략

### 2) 원가효율성 전략

원가효율성은 자본 투자를 줄이기 위한 공업화 절차들을 강조하는 전략이다.

### 3) 서비스품질 전략

고품질의 서비스를 생산하기 위해서는 서비스의 전문화를 필요로 한다.

# 2 의료서비스 마케팅

## (1) 의료서비스 마케팅의 이해

우리는 병원들의 마케팅 전쟁시대를 경험하며 살고 있다. 성형외과는 광고의 효과를 기대하면서, 신문이나 인터넷에 배너를 올리기도 하고, TV나 라디오에 출연도 한다. 수많은 병원들이 독창적이고 획기적인 기법들을 도입하고 있다. 산부인과에서는 아이의 울음소리 및 초음파 영상, 사진을 담아 오랫동안 보관할 수 있도록 서비스하고 있으며, 신생아의 모습을 인터넷을 통하여 전송함으로써 멀리 있는 부모가 아이의 상태를 확인할 수도 있다.

마케팅은 주로 이익 창출을 추구하는 영리조직에만 중요시되어 왔다. 하지만 수많은 조직과 기관들은 자신들의 목적을 추구하고 원활한 활동을 하기 위해서, 영리성과 상관없이 마케팅을 사용하기 시작하였고, 이제는 필수적인 조직 운영의 한 부분이 되었다. 특히, 인터넷 시대를 살면서 다양한 기법의 인터넷 광고들이 눈길을 끌기도 한다.

의료기관은 병원의 외부, 내부 환경에 대한 분석을 해야 하며, 병원이 가지고 있는 기회, 위기, 강점, 약점 등을 잘 이해하고 있어야 한다. 특히 우리 병원이 놓여있는 환경은 바로 시장(Marker)을 의미한다. 따라서 정확한 분석과 측정은 시장 내 의료 수요를 측정하는 지름길이 된다고 할 수 있다.

**병원마케팅의 변화**

1. **의료 환경의 변화** : 전 국민 의료보험 확충으로 병원고객과 대형병원의 증가
2. **고객의식의 변화** : 의료에 대한 권리의식 향상과 표현의식 확대, 견제 및 감시의 역할 담당

HOSPITAL COORDINATOR

시장의 분석 – 고객의 분석 – SWOT 분석

↓

적절한 vision & value 구축

↓

알맞은 전략 및 전술의 채택

↓

마케팅 믹스

↓

세부 프로그램안 구성 및 실행

↓

Feedback 및 새로운 과정 준비

**의료서비스 마케팅 전략**

## (2) 병원 환경 분석

### 1) SWOT 분석의 정의

강점(strength)과 약점(weakness), 기회(opportunity)과 위협(threat) 요인을 규정하고 이를 토대로 마케팅 전략을 수립하는 기법이다. 이때 사용되는 4요소를 강점 · 약점 · 기회 · 위협(SWOT)이라고 한다.

### 2) 병원 조직의 SWOT 분석

병원의 내부 환경을 분석하여 강점과 약점을 발견하고, 외부환경을 분석하여 기회와 위협을 찾아 강점은 살리고 약점은 보완하며, 기회는 활용하고 위협은 억제하는 마케팅 전략 수립이다.

- 강점 : 경쟁기업과 비교하여 소비자로부터 강점 파악
- 약점 : 경쟁기업과 비교하여 소비자로부터 약점 파악
- 기회 : 외부환경에서 유리한 기회요인 파악
- 위협 : 외부환경에서 불리한 위협요인 파악

[표 7-1] SWOT 분석

| 내부요인 / 외부요인 | 내부의 강점 (S) | 내부의 약점 (W) |
|---|---|---|
| 외부의 기회 (O) | SO 전략 | WO 전략 |
| 외부의 위협 (T) | ST 전략 | WT 전략 |

## (3) 의료서비스 마케팅 STP 전략

기업의 자원은 무한하지 않기 때문에 현실적으로 기업이 모든 고객을 상대로 마케팅 전략을 펼칠 수 없다. 마케팅에서 조직의 SWOT 분석 후에는 해당 조직에 알맞은 적절한 전략 선택이 필요하다. 따라서 마케팅을 할 때 시장을 세분화하고, 세분화된 시장에 목표고객을 선정하고 그 시장에 포지셔닝을 하는 전략이 필요하다. STP의 정의는 “시장세분화(Segmentation), 표적시장 선정(Targeting), 포지셔닝(Positioning)을 통해 효율적으로 표적 시장에 도달하는 것”이다. 따라서 STP를 통해 마구 쏘아대는 방식이 아닌 그들의 마케팅 노력을 분산시키지 않고 자신들의 상품에 가장 높은 관심을 갖는 구매자에게 마케팅 노력을 집중시켜 큰 효과를 볼 수 있게 하는 것이다. 예를 들어 초창기의 코카콜라는 모든 사람을 대상으로 대량 마케팅을 펼쳤으나, 요즘에는 그들의 각각 제품 콘셉트에 맞는 소비자들을 공략하고 있다.

### 1) 시장 세분화(Segmentation)

모든 잠재 고객군을 어떤 기준을 갖고 몇 개의 그룹으로 나누는 과정으로 방법에는 여러 가지가 있는데, 중요 세분화 변수인 지리적, 인구 통계적, 심리 분석적 및 행동적 변수에 따라 세분화를 한다. 시장세분화는 다음과 같이 이루어져야 한다.

① 마케팅 활동의 실행 필요성을 고려한다.
② 치료를 받을 필요가 있는 고객(환자) 개인을 판별한다.
③ 세분화된 대상 고객(환자)군의 성장 잠재력을 조사한다.
④ 세분화된 대상 고객(환자)군에 대하여 경쟁의 여지가 있는지를 검토한다.
⑤ 마케팅 활동을 위한 노력과 비용을 고려하여 고객(환자)군의 크기를 결정한다.

### 2) 표적시장 선정(Targeting)

의료 기관에서는 표적 시장을 특정 제품 또는 집중화된 서비스 종류로 위치 선정을 하는 것이 아니고 서비스의 질이나 가격으로 위치 선정을 해야 하며, 시장을 세분화 한 뒤, 그 중 한 시장을 선택하여 공략하는 것으로 시장의 특성에 따른 방법과 시장의 특성과 서비스특성을 함께 고려하는 방법이 있다.

### 3) 포지셔닝(Positioning)

포지셔닝을 통해서 기업은 자사제품을 경쟁제품과 차별화된 지위를 얻도록 하여 표적시장에서 고객의 욕구를 충족시킬 수 있다는 인식을 소비자들에게 심어주게 된다. 제품 포지셔닝이란 기업이 원하는 방향으로 자사의 제품(서비스)을 소비자들에게 인식시켜 시장에서 자사의 제품(서비스)이 독특한 위치를 차지할 수 있도록 자리 잡는 것을 말한다. 포지셔닝은 기존 제품이나 서비스에 대한 고객의 시각을 파악하여 소비자들의 인식을 명확하게 파악하여 자사의 제품이나 서비스가 가장 차별화될 수 있는 위치를 찾는 것이 중요하다.

포지셔닝의 전략을 세우기 위해서는 기업이 시장에서 차지하는 위치 시장선도 기업, 시장도전 기업, 시장추종 기업, 시장틈새 기업과 경쟁기업 및 제품의 포지셔닝, 소비자들의 니즈와 브랜드에 대한 소비자의 지각, 자사의 마케팅 자원, 자사의 이미지 등 전반적인 사항을 고려해야 한다.

자사제품의 이미지를 얼마나 정확하고 강력하게 고객에게 심이주고 소비자가 이를 인지해주느냐에 포지셔닝의 성공여부가 달려있다.

병원의 포지셔닝은 일반제품과 달리 병원을 이용하는 여러 과정을 통해 고객들이 느끼게 되기 때문에 병원의 일반운영 및 프로세스 개선, 직원에 대한 지속적인 교육의 기초 위에 홍보운동과 다각적인 실천운동을 통해서 구축되는 것임에 주의할 필요가 있다.

### (4) 의료서비스 마케팅믹스

제품(서비스)을 포지셔닝하려면 다른 경쟁제품과의 차별점을 표적시장의 소비자에게 확고하게 인식시킬 수 있는 마케팅믹스가 필요하다. 의료서비스 마케팅 상품믹스 전략은 의료이용자들에게 어떤 내용을 가진 서비스를 어떤 제조과정을 거쳐 전달할 것인지를 계획하는 것이다.

의료서비스 마케팅이란 병원의 SWOT 분석 후 STP전략에서 세분화된 시장의 목표고객을 대상으로 7P를 적절히 사용 공략하는 것이다. 의료서비스 마케팅에서의 7P는 다음과 같다.

[표 7-2] **의료서비스 마케팅의 7P**

| 구 분 | 요 소 | 의 미 |
|---|---|---|
| 기본요소 | Price(가격) | • 입지 • 유통채널 관리 • 교통<br>• 생산과 판매의 거점 |
| | Product(제품) | • 패키징 • 부가서비스 • 브랜딩<br>• 서비스 품질 • 생산라인 |
| | Place(유통) | • 브랜드 촉진 • 판매촉진 • 홍보<br>• 판매원 • 광고 |
| | Promotion(촉진) | • 가격수준 • 할인 • 가격 폭<br>• 기간 • 차별화 |
| 확장요소 | People(참여자) | • 종업원(고용 · 훈련 · 동기부여 · 보수) • 종업원 조사<br>• 고객(교육 · 훈련) • 기업문화 • 가치관 |
| | Process(과정) | • 활동의 흐름(표준화 · 개별화)<br>• 수준의 종류(단순 · 복잡)<br>• 고객참가의 정도 |
| | Physical evidence<br>(물리적 환경) | • 시설디자인(미적 · 기능 · 쾌적성)<br>• 비품도구 · 간판 · 종업원의 복장<br>• 기타 유형물(보고서 · 카드 · 팸플릿) |

#### 1) Price(가격)

비용(cost)보다는 치료의 가치(value)와 편익(benefit)을 강조해야 한다. 고객(환자) 수의 극대화를 목표로 하거나 본인 부담률이 높은 고객의 유치를 위해 노력함은 단기적 수입에 그치게 된다. 장기적으로 충성고객, 즉 재이용률을 높이려면 고객수의 극대화가 아닌 이용의 극대화를 목표로 해야 한다.

### 2) Product(제품)

서비스 핵심제품이란 "고객들이 실제로 찾는 것은 무엇인가", "그 서비스 제품은 어떠한 욕구를 만족시킬 수 있는가"의 질문에 대한 대답이다. 새로운 서비스를 개발하고 계획적으로 수행해 나가는 것은 고객의 욕구를 체계적으로 파악하고 서비스 개발과정에 고객을 참여시킴으로서 보다 고객의 만족도를 높일 수 있는 서비스 제공이 가능해지며, 장·단기 측면에서 새로운 서비스를 계획하고 관리해 나갈 수 있다.

의료기관이나 고객에게 제공되는 산출물의 대부분은 서비스라고 할 수 있으며, 진단이나 다양한 처리, 물리치료 서비스 등이 대표적인 예이다. 향후 의료시장의 경쟁강도가 심화됨에 따라 경쟁우의를 확보할 수 있는 전략으로서 의료서비스 제품의 중요성은 더욱 높아질 것이고 따라서 창의적이고 적극적인 의료서비스 제품전략에 대한 접근이 요구되고 있다.

### 3) Place(유통)

유통이란 "어떠한 과정을 거쳐 고객에게 서비스 할 것인가" 하는 문제를 다루는 부분으로 물리적인 접근(의료기관의 위치, 시설), 시간적인 접근(서비스 제공시간, 대기시간), 정보에 대한 접근(구전, 홍보)이 있다.

고객이 의료서비스를 이용하기 위해서는 일정한 장소에 위치한 의료 기관을 방문하여 소정의 절차를 거쳐야 하며 다양한 진료과정에 참여함으로써 자신의 이용 목적을 달성하게 된다. 또한 고객의 기대에 부응하는 서비스를 제공한다는 것은 고객이 원하는 시간에 원하는 장소에서 원하는 서비스를 이용할 수 있도록 해주는 것을 의미한다.

### 4) Promotion(촉진)

촉진활동은 광고, 인적 판매, 홍보, 판매 촉진 등으로 나눈다. 촉진은 고객들에게 정보를 제공하고 호의적인 태도를 갖도록 설득하며 최종적으로 소비자행동에 영향을 주어 구매를 이끌어 내는 것이다.

서비스기업은 제조 기업에 비해 다양한 커뮤니케이션 수단을 가지고 있다. 일반적으로 이용할 수 있는 광고매체(인터넷, 신문, 잡지, TV, 라디오 등), 홍보 외에 병원건물의 디자인, 분위기 등의 물리적 환경이나 기념비적인 환자수술 사례 등을 커뮤니케이션 수단으로 작용한다.

### 5) People(참여자)

서비스 전달과정에서 일정한 역할을 함으로써 구매자의 자각에 영향을 주는 모든 행위자를 말하며 내부 및 외부 고객을 의미한다. 이들은 서비스 접점에서 결정적인 역할을 한다.

병원은 직원(내부고객)관리를 통하여 질 좋은 서비스를 제공해야 하는데, 이를 위해서는 먼저 병원 내 서비스 문화가 조성되어야 한다. 문화를 유지시킬 수 있는 내부마케팅이 필요하며 직원들로 하여금 지속적으로 서비스마인드를 가지게 만드는 칭찬과 보상이 필요하고, 병원 내 동호회 결성, 야유회, 워크숍 등을 통해 직원간의 팀워크를 도모해야 한다.

#### 6) Process(과정)

고객의 관점에서 프로세스를 설계하는 것이 중요하며, 표준화 작업이 필요하다. 서비스 프로세스란 서비스가 전달되어지는 절차나 메커니즘 또는 활동들의 흐름을 의미한다. 병원서비스는 동시성과 비분리성으로 인해 고객이 서비스 프로세스 안에서 일정한 역할을 수행함으로써 프로세스를 통한 고객의 경험은 고객만족과 재 구매의사에 결정적 영향을 미칠 수 있다. 그러므로 병원서비스 모니터링 등을 통한 고객만족도조사와 이를 토대로 한 고객접점 MOT 사이클과 고객접점별 서비스 매뉴얼 제작 등이 이에 속한다.

#### 7) Physical evidence(물리적 환경)

병원서비스의 무형성으로 인한 특성으로 물리적 환경이 고객의 불안감을 없애고 신뢰감을 줄 수 있는 근거가 되므로 서비스의 질 평가에도 영향을 주게 되어 고객만족에 영향을 미친다.

물리적환경은 병원의 외부환경과 내부 환경을 의미한다. 외부환경을 건물의 입지와 간판, 외관 등이며 내부 환경은 건물 내부의 장비, 조명, 색상, 향기, 배경음악, 분위기, 편의시설, 공간배치 등이다.

## 3 병원 홍보 마케팅 실무 기법의 이해

### (1) 감성 마케팅

감성마케팅이란 소비자의 오감(시각, 청각, 후각, 미각, 촉각)을 자극하는 판촉활동을 말한다. 백화점이나 대형 할인점에서 많이 활용되는 음악마케팅, 소리나 시각적인 효과를 통해 순간장면을 극대화 하여 구매심리를 자극하는 씨즐(sizzle)마케팅, 자동차나 가전제품에서 색상이나 디자인의 다양화를 통해 차별화를 시도하는 컬러디자인마케팅, 병원이나 향기 나는 옷 등에서 활용하는 향기마케팅 등이다.

병원에서 아로마테라피를 도입하고 잔잔한 배경음악을 틀었을 때 고객의 체감 대기시간이 줄어들고 환자가 마음의 안정을 찾는 것이다. 감성마케팅은 소비자들의 감성에 어울리고 자극이나 정보를 통해 제품이나 서비스에 대한 호의적인 감정을 일으키고 이용경험을 즐겁게 함으로써 사용자들을 감동시키는 것이 목표가 된다.

### (2) 온라인 마케팅

우리나라는 컴퓨터와 초고속 통신망의 확대로 인터넷 강국으로 부상하고 있다. 온라인 마케팅이란 제3의 마케팅 시장이라 불리는 온라인 시장에서 자사의 홈페이지, 관련 카테고리, 검색엔진, 이벤트 등을 기획하여 활용하고 채널을 통해 소비자에게 어필하고 잠재수요를 창출하려는 마케팅활동을 말한다. 특히, 모든 세대에 비교적 고르게 분포하는 인터넷 이용자들을 통한 온라인 마케팅이 부상하고 있다.

온라인 마케팅이라는 것은 전통적인 여러 마케팅 기법과 다르게 시간적, 공간적 제약을 받지 않는다. 따라서 인터페이스라는 작은 공간을 통해서 시각적, 청각적인 효과를 발휘하면서 효과적으로 광고의 효과를 볼 수 있다. 특히, 오프라인으로 연결된 마케팅 기법으로 경품이나 여러 가지 혜택을 제공해 주면서 적극적으로 활용하고 있다.

이메일의 경우, 인터넷에서 활용 중인 여러 방법 중에서도 대표적이라 할 수 있는데, 이는 TV, 라디오, 신문, 잡지 등의 광고보다 훨씬 저렴하고 광범위한 효과를 볼 수 있는 장점이 있다. 최근에는 광고메일의 홍수로 인해 역효과를 가져오는 경우가 많아지고 있어 사용에 신중을 기울여야 하며, 의료법의 변화로 인해 광고의 범위와 정도가 달라지고 있으므로, 이러한 환경적인 변화도 고려해야 한다.

### (3) VIP마케팅

VIP마케팅이라고 해서 반드시 호화시설 병동에 부유층만을 대상으로 하는 마케팅은 아니다. 우리병원의 매출을 책임져주는 상위 충성고객을 찾아 감정적인 보상을 해주는 것도 VIP마케팅의 일종이다.

VIP마케팅이란 의료산업을 제외한 다른 분야에서 상위 20%의 고객의 전체매출의 80%를 차지한다는 파레토의 법칙을 적용한 것으로, 상위 20% 고객을 타깃으로 한 마케팅은 최신의 뉴스가 아니다. 하지만 공공산업인 의료서비스산업 분야에서 만큼은 VIP마케팅에 대한 시선이 곱지 않기도 하다. 그러나 다른 시각으로 보면 부유층의 해외 진료를 막아 국부유출을 막을 수도 있고 무엇보다 중요한 것은 경제 불황기에 VIP마케팅으로 병원매출이 신장된다는 것이다.

### (4) 스타 마케팅

스타 마케팅은 대중에게 널리 인가를 얻고 있는 스타(연예인, 스포츠스타, 유명인 등)들에게 자사의 상품을 제공함으로써 이 상품이 일반 대중에게 널리 알려지게 하는 방식이다. 어떤 면에서는 다른 어떤 홍보를 하는 것보다 훨씬 저렴한 비용에 더 우수한 효과를 얻을 수 있는 방법이다. 방송을 보다보면 PPL광고로도 볼 수 있는 스타 마케팅이 널리 퍼져있기도 하다.

그럼에도 불구하고 의료법에 강하게 규제된 광고금지 규정 및 스타들이 자기의 의료정보만은 공개하고 싶어 하지 않는 점 등 여러 가지 이유로 의료산업은 스타 마케팅의 예외지역으로 자리 잡고 있었다. 그러나 요즘은 연예인들도 성형외과, 치과, 피부과 치료 사실을 숨기지 않고 대중에게 알리는 적극적인 자세이다.

단순히 연예인 사진만을 홈페이지에 게시하는 홍보로는 타 병원과 차별화가 되지 못한다. 스타를 통해 환자와 병원이 공감하고 소통할 수 있게 하는데 주안점을 두어 마케팅을 진행해야 한다.

### (5) 공생 마케팅

의료산업에서는 이미 유리한 고지를 점령한 병원이 위성병원을 모집하는 경우가 그것이다. 이는 규모의 경제를 통한 브랜드 인지도 향상, 공동구매로 인한 개원비용 절감, 공동마케팅으로 환자 유지의 용이함 등의 장점이 있다.

기업 간 전략적 제휴를 통한 공생마케팅은 상호 win-win 마케팅 전략의 한 모델이라고 할 수 있다. 캐쉬백 마케팅이 그 예인데, 통합 마일리지 서비스를 통해 여러 기업이 함께 공동 마케팅을 하는 것이다.

## 4 고객관계관리(CRM) 마케팅

### (1) 고객관계관리의 이해

최근 들어 정보통신의 발달로 인해 정보기술을 이용한 고객관계관리(CRM)는 방대한 양의 고객정보를 한눈에 관리할 수 있게 되었으며 그러한 관리를 통해 보다 경제적이고 효율적인 경영을 꾀할 수 있게 되었다.

CRM은 1980년대 이후 세계화 개념과 다국적 기업의 등장으로 인해 생산만 하면 소비가 되던 기업 환경에서 고객중심, 고객 지향적 경영방침으로의 변화로부터 시작되었다. 기업의 성공이 단순한 생산을 통한 소비에 있는 것이 아니라 제품과 서비스를 제공받는 고객의 니즈파악에 있다는 것을 인지한 것이다. 따라서 이러한 고객들의 관리를 마케팅 전담 부서만으로 운영하는 데서 벗어나 전사적인 차원에서 대처와 방안이 필요하게 되었다.

CRM(Customer Relationship Management : 고객관계관리)의 사전적인 의미는 고객과 관련된 자료를 분석하여 고객 특성에 기초한 마케팅 활동을 계획, 지원, 평가하는 관리체계를 의미하며 고객과 장기적으로 긴밀한 관계유지를 통해 기존의 우수고객을 평생 고객화하며 이탈고객을 최소화 하는 관계마케팅의 일종이라고 정의할 수 있다. CRM은 기업의 경쟁력을 높이는 고객관리시스템이며 영업, 마케팅, 고객관리 프로세스를 모두 포괄한다.

## (2) 병원 CRM의 중요성

의료서비스는 신규고객에 대한 프로모션 자체가 제한적이며, 경쟁의 심화로 기존 고객의 유지가 신규 고객의 유치보다 상대적으로 중요해졌으므로 병원에서의 CRM활용은 더욱 가속화 될 것으로 보인다.

- 의료기관 방문 고객의 진료과, 질병, 방문횟수 및 기타 건강관련 등 고객관리에 필수적인 요소를 중심으로 고객명단수집, 관련 정보의 생성
- 생성된 정보의 조합 등 고객중심으로 정리, 통합
- 고객관계구축, 고객충성도 증대, 방문횟수 증대, 새로운 서비스개발 등 고객 활동을 개선함으로써, 고객과의 장기적인 관계를 구축하고 병원의 경영성과를 개선하기 위한 새로운 경영 방식이라고 이해 할 수 있다.

우리가 만약 모든 고객들을 똑같이 대한다면, 그것은 고객 관계 관리를 잘못하고 있는 것이다. 고객을 차별적으로 대한다는 전략은 논쟁의 소지가 있다. 그러나 결론은 중요한 고객들은 보통 고객들보다 더 잘 대접받기를 기대하고 있고, 보통의 고객들은 거기에 대해서 대체로 수긍하고 있다는 사실이다.

### 고객관리 10 · 10 · 10 이란?

- 한 사람의 고객을 유지하는 데 10만원의 비용이 들고,
- 한 사람의 고객을 잃는 데는 10초밖에 걸리지 않고,
- 한 사람의 고객을 다시 찾는 데는 10년이 걸린다는 이야기이다.

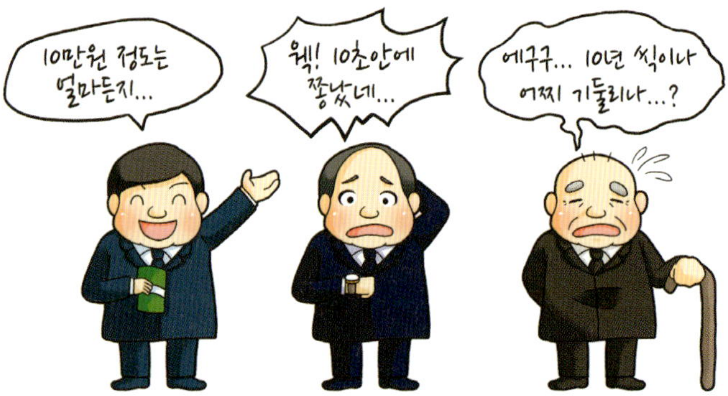
10만원 정도는 얼마든지...
웩! 10초안에 쫑났네...
에구구... 10년 씩이나 어찌 기둘리나...?

한 번 잃어버린 고객을 다시 찾게 하는 것은 그만큼 힘들다는 표현으로 가슴에 와 닿는 표현이다. 미국의 갤럽 조사에 따르면 고객 서비스에 불만을 느낀 고객 중 말로 표현하는 사람은 4%에 불과하다고 한다. 나머지 96%는 단지 침묵하고 있을 뿐이지만, 그러나 바로 고객 96%는  이미 그 기업으로 부터 멀리 떠났다고 보아야 한다.

HOSPITAL COORDINATOR

### (3) 병원 CRM 구축전략

CRM의 목적은 모든 고객들을 똑같이 대접하는 것이 아니라 고객들을 차별화하여 각각의 고객들에게 맞춤식 제안을 하는 것이다. 따라서 정보기술에 기반 한 과학적인 제반환경을 갖춤으로써 의료서비스 구매속성, 인구 통계적 정보, 이익률 등의 관점에서 고객군을 이해하기 위해 DW(데이터 웨어하우스)를 사용하고 고객군에 맞게 개별적인 마케팅 전략을 짜는 것이 중요하다.

고객 정보 시스템 안에 정밀하게 데이터를 합치고 깨끗하게 하는 것이 매우 중요하다. 평균적으로 고객파일의 1%는 매달 주소가 바뀌며 가족사항은 상대적으로 자주 바뀐다. 그러므로 고객 기록들을 정확히 맞추는 방법을 위해 비용관계를 세심하게 고려해볼 필요가 있다.

CRM 프로세스는 체계적이고 종합적인 고객정보의 수집으로부터 시작해야 한다. 병원은 콜센터, 사이버채널(인터넷, B2C 홈페이지) 등 각 채널을 통해 발생하는 고객과의 접촉정보를 고객관점에서 일관되게 수집할 수 있어야 고객에 대한 종합적 정보를 가질 수 있게 된다. 그리고 정보는 원내에 통합적으로 축적되어야 한다. 정보의 분석은 다양한 관점에서 이루어져야 하며, 그러기 위해서는 정보의 축적이 단순히 개별정보의 나열이 아니라 이를 지원할 수 있도록 복합적으로 구성되어야 할 것이다.

현재 CRM를 주로 많이 활용하고 있는 곳은 생활습관 병이나 건강검진, 만성질환 환자들을 대상으로 하는 병의원, 지속적인 피부 관리를 받아야 하는 피부과, 비보험이 대부분인 성형외과, 성장과정동안 계속해서 병원을 찾아야 하는 소아과, 건강을 위한 보약 개념의 한방병원, 주치의 개념을 도입한 가정의학 등으로 나타나고 있다.

이들 병원은 SMS서비스(진료예약, 검사결과 및 검사알림, 예방접종 안내, 퇴원 및 외래수술환자안부), 고객 타깃별 E-mail, DM 마케팅, 해피콜 등 차별화된 서비스 정책으로 앞선 CRM을 시행하고 있다. 또한 홈페이지와 연동해 스케줄 관리, 진료예약, 건강 체크 그래프, 검사결과 조회 등이 가능토록 고객의 평생 건강관리 차원에서 접근하고 있어 한번 출입한 고객이 계속해서 병원과 접촉이 이루어지도록 지속적인 관리를 하고 있다. 또한, 실제로 대부분의 병원들은 막대한 비용을 들여 진료기록을 축적하고 환자 데이터베이스를 관리하고 있지만, 양적인 고객 확대에만 치중할 뿐 체계적인 고객 분석과 활용이 제대로 이루어지지 못해 아까운 고객 정보가 그냥 사장되고 있는 경우도 많다. 정보의 입수, 축적, 분석, 활용에 이르기까지 일련의 체계가 처음부터 효율적, 효과적일 수는 없지만 결과에 대한 지속적인 피드백을 통하여 개선되어지는 과정을 거침으로서 올바른 방향으로 변화해 갈 것이다.

### (4) 병원 CRM의 실제

실제 병의원에 CRM을 적용하는 과정을 살펴본다.

① 먼저 CEO(원장) 이하 전 직원이 "고객중심 가치관"으로 무장한다.
② 고객이 내원하면 고객관리 프로그램에 입력 하여 DB를 구축한다.

③ 가입된 고객의 데이터를 분석하고 자료화하여 고객의 핵심정보를 찾는다.
④ 고객의 가치를 자동적으로 분석하고 분류한다.
⑤ 이를 바탕으로 운영시스템을 구축하여 일대일 맞춤 마케팅을 한다.
⑥ 마케팅 활동을 바탕으로 고객의 반응을 받아 개선한다.

위와 같은 일련의 CRM 과정이 반복되고 개선되는 동안 고객의 행동변화를 유도하여 병원과의 결속력을 점진적으로 강화시켜 충성고객을 만들게 되는 것이다.

### 1) 정보수집

① 일반적인 정보 : 이름, 주소, 의료보험카드의 기록
② 추가적인 정보 :
- 환자가 접수를 하면서 하는 말
- 기타 특이사항 : 시각, 청각, 행동장애(목발 등의 이용)
- 환자가 진료 / 진료외적으로 하는 모든 말을 포함한다.(비언어적인 것도 포함)

### 2) 차트 기록

① 병원 분위기가 좋네요.
② △△△ 소개로 왔어요.
③ 치료를 잘한다고 한다.
④ 3층 올라오느라고 힘들었어요.
⑤ 몸살이 나서 △△병원에 입원했어요.
⑥ 큰애 결혼시키느라 그동안 못 왔어요.
⑦ 환자한테 친절하게 잘한다고 해서 왔어요.
⑧ 직장을 다녀서 야간시간에 치료받기를 원한다.
⑨ 어머님이 병환 중이라서 시간내기가 힘들 것 같아요.
⑩ 둘째가 대학 입학해요. 그래서 치료비가 부담스럽네요.

이외에도 많은 정보를 기록할 수 있고 모든 직원이 공유할 수 있다. 정보 수집이라는 것이 거창하고 절차가 복잡하고 많은 노력이 필요한 것 같지만 모든 각 파트에서 조금만 환자에게 관심을 가지면 우리는 보다 쉽게 정보를 얻을 수 있다. “툭”하고 흘리는 환자의 한마디 한마디를 기록해 두면 환자에게 좀 더 가까이 인간적인 관계로 다가갈 수 있다. 듣고 기록하지 않는다면 정보는 분실된다.

### 3) 정보 활용방법

"치료만 하면 끝난다"고 생각하지 않는 것이 가장 중요하다. 데스크에서 접수 시 환자에 대한 이해도를 높이기 위해서 정보기록을 해놓고도 읽어 보지 않거나 혹은 읽고도 활용하지 않는다면 기록의 가치가 없어진다.

➡ "오늘 결혼식이 있어서 아픈 곳만 12시까지 진료해 주세요."라고 기록이 되어있다.

- 접근방법 : 오늘 친구 분 결혼식이시네요. 바쁘시겠어요. 12시까지 치료가 끝날 수 있도록 노력하겠습니다. 친구 분 결혼식 축하드립니다.

➡ 구환인 △△△씨 소개로 내원한 환자가 있다.

- 접근방법 : △△△씨 소개로 오셨군요. 반갑습니다. 그분은 잘 계신지 궁금하네요.

➡ 직업이 학교 선생님이라 기록되어 있다.

- 접근방법 : 안녕하세요. 요즘이 방학이라 시간이 편하시죠?

# 핵심요약

▣ 마케팅의 일반적인 정의

조직과 그 이해 관계자들을 위해서 고객들에게 가치를 창조하고 커뮤니케이션하고, 전달하며 또 고객관계를 관리하기 위한 조직의 기능 및 일련의 과정이라고 정의하였다.

▣ 서비스 마케팅의 개념

- Needs : 음식물과 같은 인간의 기본적인 요구사항
- Wants : 인간의 필요에 대한 구체적인 제품이나 서비스에 대한 바람
- Products, Offerings : 구체적인 욕구를 충족시키는 재화, 서비스, 행사, 경험, 조직체, 사람, 정보, 아이디어, 홍보 등이다.

▣ 마케팅 믹스

- 제품 마케팅 믹스 : 제품, 가격, 유통, 촉진(4P's)
- 서비스 마케팅 믹스 : 제품, 가격, 유통, 촉진, 참여자, 과정, 물리적 환경(7P's)
- 물리적 환경(Physical evidence) : 건물, 유니폼, 기타의 유형적 환경
- 과정(Process) : 서비스 제공 과정에 포함되는 실제적 절차와 활동의 흐름
- 참여자(Participants) : 종업원과 고객

▣ 병원마케팅의 목적

- 병원 경영체로서의 목적 : 병원운영과 조직관리 및 수익관리
- 지적전문인으로서의 목적 : 고도의 의료서비스 제공과 도덕과 윤리 준수 및 끊임없는 의료연구, 교육
- 사회봉사로서의 목적 : 양적봉사, 질적 봉사, 경제적 봉사, 도덕적 봉사

▣ 병원마케팅의 변화

- 의료 환경의 변화 : 전 국민 의료보험 확충으로 병원고객과 대형병원의 증가
- 고객의식의 변화 : 의료에 대한 권리의식 향상과 표현의식 확대, 견제 및 감시의 역할 담당

▣ 병원 조직의 SWOT 분석

병원의 내부 환경을 분석하여 강점과 약점을 발견하고, 외부환경을 분석하여 기회와 위협을 찾아 강점은 살리고 약점은 보완하며, 기회는 활용하고 위협은 억제하는 마케팅 전략 수립이다.

## ▣ 병원 홍보 마케팅 실무 기법

- 감성 마케팅
- 온라인 마케팅
- VIP마케팅
- 스타 마케팅
- 공생 마케팅

## ▣ 병원 CRM의 이해

CRM(Customer Relationship Management : 고객관계관리)의 사전적인 의미는 고객과 관련된 자료를 분석하여 고객 특성에 기초한 마케팅 활동을 계획, 지원, 평가하는 관리체계를 의미하며 고객과 장기적으로 긴밀한 관계유지를 통해 기존의 우수고객을 평생 고객화 하며 이탈고객을 최소화 하는 관계마케팅의 일종이라고 정의할 수 있다.

## ▣ 병원 CRM의 중요성

- 의료기관 방문 고객의 진료과, 질병, 방문횟수 및 기타 건강관련 등 고객관리에 필수적인 요소를 중심으로 고객명단수집, 관련 정보의 생성
- 생성된 정보의 조합 등 고객중심으로 정리, 통합
- 고객관계구축, 고객충성도 증대, 방문횟수 증대, 새로운 서비스개발 등 고객 활동을 개선함으로써, 고객과의 장기적인 관계를 구축하고 병원의 경영성과를 개선하기 위한 새로운 경영 방식이라고 이해할 수 있다.

## ▣ 병원 CRM의 실제

- 먼저 CEO(원장) 이하 전 직원이 "고객중심 가치관"으로 무장한다.
- 고객이 내원하면 고객관리 프로그램에 입력 하여 DB를 구축한다.
- 가입된 고객의 데이터를 분석하고 자료화하여 고객의 핵심정보를 찾는다.
- 고객의 가치를 자동적으로 분석하고 분류한다.
- 이를 바탕으로 운영시스템을 구축하여 일대일 맞춤 마케팅을 한다.
- 마케팅 활동을 바탕으로 고객의 반응을 받아 개선한다.

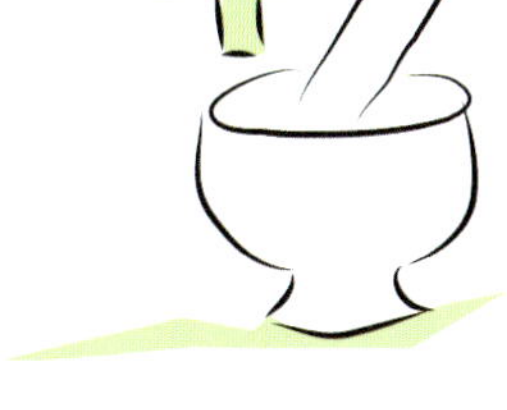

# 연습문제

## 객관식

**01** 마케팅 개념의 변화를 잘 설명한 것을 고르시오.

① 사회지향적인 마케팅 – 시장지향적인 마케팅 – 판매지향적인 마케팅 – 생산지향적인 마케팅
② 시장지향적인 마케팅 – 판매지향적인 마케팅 – 생산지향적인 마케팅 – 사회지향적인 마케팅
③ 시장지향적인 마케팅 – 생사지향적인 마케팅 – 사회지향적인 마케팅 – 판매지향적인 마케팅
④ 생산지향적인 마케팅 – 판매지향적인 마케팅 – 시장지향적인 마케팅 – 사회지향적인 마케팅

**02** SWOT 요소의 사례를 잘못 들은 것은 무엇인가?

① 위협 – 경제적으로 소비자 위축된 것이 우리병원의 위협이 될 수 있다.
② 강점 – 미용 및 성형 고객의 증가 추세로 우리병원에 유리하게 작용된다.
③ 약점 – 진료장비의 낙후로 잦은 고장으로 고객의 불만이 많다.
④ 기회 – 주변의 아파트와 상가 밀집지역이라서 상주주민들이 많으며 노출이 쉽다.

**03** 병원에서 활용되는 마케팅으로 쉽게 접근할 수 없는 것은 무엇인가?

① 소개자 마케팅 ② 오감 마케팅
③ 내부게시판 마케팅 ④ 전단지 마케팅

**04** 기본적인 의료 서비스 마케팅 믹스(4P's)가 아닌 것은?

① 제품 ② 가격
③ 유통 ④ 유형적 환경

**05** 병원 CRM의 목적으로 맞는 것은?

① 모든 고객은 똑같이 대접하는 것이다.
② 고객을 차별화하지 않는 것이다.
③ 고객을 차별화하여 맞춤식 제안을 하는 것이다.
④ 모든 고객을 똑같이 대접하여 맞춤식 제안을 하는 것이다.

## TEST Q 주관식

**01** 제품 마케팅 믹스(4P's)를 쓰시오.

**02** 병원 홍보 마케팅 실무기법을 쓰시오.

**03** CRM의 사전적 의미를 쓰시오.

**04** 병원 조직의 SWOT 분석을 하시오.

**05** 서비스 마케팅의 개념을 쓰시오.

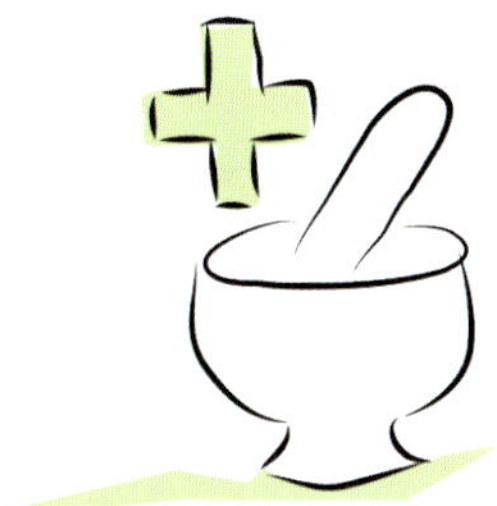

▶ 정답 및 해설 _ p.222

# Chapter 08 의료서비스 인적 자원 유지관리

## 1 인적 자원의 유지 관리

인적 자원의 유지관리란 인적 자원 확보, 개발, 활용, 보상, 유지와 관련되는 모든 전반적인 활동을 말한다.

### (1) 서비스 인적 자원 관리의 필요성

서비스는 고객에 대한 것만으로 파악되어 왔다. 조직 외부에 양질의 서비스를 제공하려면 먼저 조직 내부에 양질의 서비스를 제공할 수 있는 체제를 구축해야 한다. "내부고객"을 중시하지 않는 한, 진정한 "고객 지향적 조직"은 존재할 수 없다.

내부고객만족을 지칭하는 ES는 "Employee Satisfaction"을 의미한다. 고객만족은 일반적으로 조직의 외부에 존재하면서 병원이 제공하는 것(고객가치)을 제공받고 대가를 지불하는 외부고객의 만족을 의미한다. 그러나 내부의 고객은 외부고객에게 제공한 고객가치를 개발하고 제공하는데 협력하는 조직내부의 구성원들을 자칭하는데, "서비스 챔피언"으로 불리는 세계적으로 고객만족에 성공하는 기업들은 예외 없이 내부서비스를 잘 실천하여 내부고객의 만족도가 높은 공통점을 보이고 있다.

### (2) 채 용

양질의 서비스를 제공하기 위해서는 무엇보다도 훌륭한 인적 자원을 확보하여야 한다. 훌륭한 인적 자원 확보를 위해서는 "대충 뽑아서 교육을 시키면 되겠지"라는 생각을 버려야 한다. 어떠한 교육도 사람을 쉽게 바꿀 수는 없기 때문에 뽑을 때 잘 뽑는 것이 관건이다. 반 숙련 상태의 저렴하면서도 다른 사람으로 쉽게 대체할 수 있는 직원에 의존하던 "서비스의 대량 산업화"는 이제 불가능하다. 서비스 인적 자원 채용 시 고려되어야 할 요소로는 다음과 같은 것들이 있다.

#### 1) 대인관계

서비스 기업의 경우 고객과의 직접적인 접촉 혹은 상호작용이 중요하기 때문에 개인의 기술적 능력이나 전문성과 함께 대인관계 개발 유지 능력이 고려되어야 한다. 일반 제조업의 경우 직무 중심의 채용을 일반적으로 이용하는데, 이는 특정 직무와 그 직무 수행을 위해 필요한 전문적인 기술이나 기능을 정해 놓고 그 직무에 적합한 사람을 채용하는 것을 말한다.

#### 2) 고객 지향적 태도와 같은 자질

기술이나 테크닉과 같은 하드한 자질보다는 태도, 신념 그리고 가치관과 같은 부드러운 자질의 소유 여부가 확인되어야 하는데, 이는 금전등록기를 다루는 방법은 가르칠 수 있지만 친절함은 가르칠 수 없기 때문이다. 일부 사람들의 경우 서비스에 종사하는 것이 자신의 품위를 떨어뜨리고 또 굴욕적인 것으로 생각하는데, 이런 부류의 사람들은 면접 시 희망하는 부서가 주로 고객과의 접촉이 없는 곳을 선호한다.

#### 3) 채용전권의 위임

어떤 특정 서비스 기업의 경우 채용 과정 일체를 인사부서가 아닌 현장 부서에 일임함으로써 전문 기술 분야의 이직률을 1년 반 만에 30%에서 0%로 줄일 수 있었다고 한다. 직접적인 채용 심사에 있어서 인사 담당자와 같은 스텝의 관여를 가능한 한 배제시키는 것이 좋다.

#### 4) 장시간의 진지한 면접

말단 직원 몇 명이 나와 이력서를 대충 보고 몇 마디 질문으로 면접을 종료시킬 경우 지원자들은 채용 여부를 떠나 회사의 무성의한 자세에 기분이 상하게 될 것이다. 장시간에 걸친 진지한 면접은 회사가 지원자들에게 많은 관심을 가지고 있으며, 또 지원자를 소중히 여기고 있다는 사실을 지원자들에게 각인시켜 줄 수 있다.

### (3) 내부마케팅

내부마케팅 대상은 크게 행정직과 의료직으로 구분할 수 있다. 행정직은 직접 진료업무를 수행하지 않는다는 측면에서 소홀하기 쉽다. 그러나 행정직은 의료서비스에서 진료 외적인 서비스를 담당하며 진료 업무의 각 단계에서 이들의 활동도 외부고객과 직접 연결된다는 점에서 중요하게 고려되어야 한다. 내부마케팅은 인적 자원 개발과 보상 등을 말한다.

#### 1) 인적 자원 개발

조직의 최고 책임자는 이러한 인적자원개발에 필요한 계획을 전략적으로 세우고, 그 지속적인 실행을 위한 직장풍토를 만들도록 환경을 조성해야 할 책임이 있다. 인적 자원 개발을 위한 핵심요인으로는 직원교육, 직원훈련, 직원개발, 학습계획, 조직개발이므로 이를 계획을 수립하여 교육하고, 조직목표나 목적을 달성하기 위한 조직 활동을 향상시키는 것이다.

[표 8-1] 내부마케팅의 개념

| 성공요인 | 목 표 | 전 략 |
|---|---|---|
| • 직원들의 태도관리<br>• 의사소통 관리 | • 주목표 : 의료 기관에 최적의 서비스 문화를 장착시키는 것<br>• 세부목표 : 직원의 만족 극대화 | • 대상 : 의료직, 행정직<br>• 영어 : 관리방법<br>인적자원정책<br>내부훈련정책<br>계획수립절차<br>• 방법 : 선발전략<br>교육전략<br>동기부여전략<br>지식경영전략 |

## 2) 내부 인적 자원 파악

의료 기관에서 내부마케팅 영역을 선정하기 위해서는 구성원들을 대상으로 조사를 실시하고 의견을 수렴하여 구성원들이 원하는 것이 무엇인지 정확히 파악하고 그들의 요구사항을 충족시킬 수 있도록 하여야 한다. 이를 위해 다음과 같은 질문을 던져 보아야 할 것이다.

① 소득 수준은 합당한가?
② 개인의 성장을 지원하는가?
③ 업무에 대한 만족도, 복리후생은 충실한가?
④ 실패를 두려워하지 않고 재도전하게 해주는가?
⑤ 근로조건에 대한 만족도, 인사평가는 공정한가?
⑥ 의료 기관에 근무하는데 자부심을 가지고 있는가?
⑦ 의사결정시 자율성이나 선택 권한이 부여되는가?
⑧ 지금하고 있는 업무는 자신의 성장에 도움이 되는가?
⑨ 자신의 업무가 외부고객이나 다른 부서 직원들에게 도움이 되는가?

## 3) 보 상

칭찬은 종업원으로 하여금 계속적으로 좋은 서비스를 제공하게 만드는 역할을 수행한다. 잘못을 책망하고 벌을 주는 것이 마이너스의 강화라면 칭찬과 보상은 플러스의 강화이다. 부정적인 서비스에 대한 질책이 손님과 연결되어 고객을 골칫덩어리로 인식해 버리는 것이다. 서비스 기업에서 한 종업원이 손님에 대한 응대가 나쁘다고 질책을 받았을 경우, 그 사람은 향후 이러한 잘못아 재발되지 않도록 주의를 해야겠다는 생각을 갖지만 이러한 생각과 동시에 까다로운 손님은 피하는 게 우선이라는 사실도 학습하게 된다.

마이너스의 강화보다 플러스의 강화가 훨씬 더 인간에게 동기를 부여한다는 사실은 여러 실험에 의해 입증되었는데, 한 교사의 연구에 따르면 교사가 기대할 만하다고 인정한 학생은 그 사실만으로도 IQ가 평균 25나 올라갔다고 보고하고 있다.

다음은 종업원을 인정, 표창 그리고 보상할 때 고려해야 할 사항이다.

① 객관적인 포상 기준
② 진심에서 우러난 인정
③ 적절한 정도의 금전적인 보상
④ 작은 서비스 성공에 대한 칭찬과 보상
⑤ 금전적인 보상과 함께 상징적인 보상(배지, 넥타이 핀, 프로야구 초대권, 부부동반 여행권, 연극 초대권 등)

## 2 중간관리자로서의 리더십

중간관리자의 리더십은 매우 중요하다. 조직은 혼자 일하는 곳이 아니다. 탁월한 통찰력으로 전략방향을 수립했다고 하더라도, 그것을 실행할 직원이 없다면 또는 직원들이 그 방향대로 움직이지 않는다면 그 전략은 무용지물에 지나지 않는다.

사람들이 전략방향과 일에 몰입하고 실행하게 만드는 것이 리더에게 가장 중요한 능력이라 할 수 있다. 흔히 능력 있는 사람은 무조건 성과를 창출한다고 인식하는 경우가 있지만 능력 있는 사람이 무조건 성과를 창출한다고 보기는 어렵다.

### (1) 직원에 대한 동기부여

중간관리자의 가장 중요한 역할이 바로 조직 내에서 리더로서 직원에 대한 동기부여이다. 리더에게 동기부여 능력은 필수의 요소라 할 수 있다. 성공하는 리더는 구성원들의 능력을 향상시키는 데에만 집중하지 않고, 구성원들의 동기를 어떻게 늘릴 것인가 고민하고 실천하는 리더다. 이러한 리더가 있는 조직에서는 구성원들에게 동기부여를 하기 위해 다양한 경력개발을 가능하게 하고 여러 가지 방안을 계획한다.

➡ 매우 유능한 목수가 있는데, 그가 새로운 집을 지을 동기가 전혀 부여되어 있지 않다면(동기가 "전무") 성과는 제로("전무")가 될 것이다. (성과 = 동기 × 능력)

병원 조직에서는 병원코디네이터가 이 역할을 잘 수행해 주어야 한다. 병원코디네이터가 병원조직의 중간 관리자인 리더로서 수행할 역할은 다음과 같다.

#### 1) 직원 교육 : 새로운 패러다임에 대한 교육

**2) 조직 내 갈등 관리** : 갈등에 대한 지원체계 마련

**3) 비전제시 및 가치 공유** : 구성원의 경력개발에 대한 지원

**4) 후배 인력 양성** : 다양한 직무경험을 통한 개인의 발전 지원

**5) 구성원과의 신뢰감 형성** : 중요한 의사결정에 구성원의 참여 기회 제공

리더의 중요한 역할은 교육과 동기부여를 포함한다. 고객지향 패러다임에서 고객가치가 개별고객들의 주관적 판단에 의해 평가된다는 점을 감안할 때 리더의 입장에서 중요한 과제는 바로 종사자에게 새로운 패러다임에 대한 교육 및 훈련을 실시하고 그들이 기꺼이 고객가치 확대에 기여하도록 동기를 부여 하는 것이다. 따라서 21세기의 지도자는 효율을 강조하는 관리자형으로부터 병원문화와 심정적 공감을 강조하는 리더십 형으로 바뀌어야 하며, 더욱이 교육을 강조하여 스타일의 지도자를 강조한다.

### (2) 고객가치의 측면에서 리더의 역할

비전은 리더십의 핵심요소이며 조직성공의 핵심 요소이다. 경영자와 관리자는 효과적인 리더십을 가지고 활동함으로써 조직의 목적을 쉽게 달성할 수 있고, 조직구성원들을 만족시키면서 그들이 성과를 올릴 수 있는가를 고려하여 자기의 조직특성에 알맞은 리더십의 개발에 노력해야 발전하고 성장하며, 시대적 변화 상황이나 소비자인 환자들의 요구사항을 만족하도록 고려해야 한다.

리더의 비전은 개인의 비전과는 달리 조직을 위해서 현재 일하고 있거나 그 조직에 들어오고자 하는 사람들에게 강력한 영향을 미친다.

80년대의 과업지향 패러다임으로부터 90년대의 고객지향 패러다임으로 전환됨에 따라 공장에서의 품질로부터 시장에서의 품질로 고객의 요구가 크게 확대되고 있다.

이와 더불어 과업지향 패러다임에서는 사전에 정해진 작업표준을 보다 빨리, 보다 저렴하게 달성할 수 있도록 독려하는 관리자형의 지도자가 필요했지만, 고객지향 패러다임에서는 리더형의 지도자가 절대적으로 필요하다.

오늘날과 같이 급격한 환경 변화에서 능력 있고, 효율적인 리더가 되려면 네 가지의 균형을 맞추는 세심한 행동이 요구된다.

1) 리더로부터 격려, 지도를 바라는 관리자와 작업자들과의 관계를 잘 유지할 수 있어야 한다.

2) 외부환경을 충분히 활용하며 투자가, 고객, 이사회 등과 같이 조직의 성공에 영향을 미치는 위치에 있는 조직 외부의 사람들과 관계를 잘 설정하여야 한다.

3) 제품과 서비스의 개발, 생산 공정, 조직구조, 정보관리 체계를 포함하여 조직의 모든 운영방식을 만들어야 하며 이에 영향을 미칠 수 있어야 한다.

4) 고객의 취향, 기술 또는 세계 경제의 변화처럼 미래의 세계에서 조직에 매우 중요한 시사점을 던져줄 발전들을 평가하고 대비하듯이, 미래를 예견하는 능력을 가져야 한다.

## 4 전문가로서의 커리어 관리

### (1) 커리어의 이해

한사람의 일생 동안 펼쳐지는 직무와 관련된 경험이나 활동의 패턴이 커리어다. 직장 내에서의 구체적인 직책이나 직무를 일반적으로 말할 수 있으며, 이밖에 업무와 관련된 모든 것에 대한 개인의 주관적인 해석까지도 커리어의 정의에 포함시킬 수 있다.

커리어 관리를 잘 한다는 것은 본인의 재능과 적성의 공통분모 영역에서 명확한 비전과 목표에 따라 전략적으로 움직이며, 특히 프로젝트나 깊이 있는 직무 경험을 통해 점차 경쟁력 있는 역량을 개발해 가면서 본인 스스로의 네임벨류를 높여가면서 시장에서의 가치를 지속적으로 높이는 것이다.

그리고 자신의 커리어에 대해 책임 있는 사람은 다른 사람이 아닌 바로 자신임을 인식하고 책임을 져야 한다. 따라서 자신의 목표나 인생의 목적이 무엇인지를 생각하고, 자신이 소유하고 있는 모든 자원들을 적절하게 배치하고 관리해 나가는 관리자의 역할을 충실히 이행해야 하는 것이다.

**커리어 관리 자가진단**

1. **고수형**
   자신의 커리어 목표가 분명하고, 이를 위해 매진하고 있다. 어떻게 하면 더 즐겁게 일하고 발전해 나갈지 고민하면서 자신의 커리어를 적극적으로 관리해 나가고 있는 중이며 업계에 대한 시장상황을 빠르게 파악할 수 있는 정보력도 갖추고 있다.
   - 핵심전략 : 앞으로도 자신이 세운 목표에 따른 전략과 전술을 꾸준히 실천해 나간다면 충분히 성공적인 미래를 만들어 나갈 수 있다.
2. **발전형**
   열심히 직장생활을 해나가고 있으며 발전하고자 하는 욕심도 있는 편이다. 하지만 자신의 커리어관리에 대해 2%가 부족하다고 생각하고 있으며, 그 때문에 자신감이 부족한 측면이 있다. 커리어에 대한 관심이 높은데 비해 실천이 따르지 못해 스트레스를 받을 때도 있을 것이다.
   - 핵심전략 : 좀 더 자신감을 갖고 업무에서 자신만의 노하우를 만들어 나갈 수 있도록 노력해야 한다.
3. **초보형**
   자신의 일에서 만족스런 성과를 경험해 보지 못했을 것이며, 또한 변화를 두려워하고 있을 가능성이 크다. 더 늦기 전에 구체적인 목표와 전략을 수립하여 실천할 필요가 있다. 이를 위해 자신의 업무 영역을 꼼꼼히 살펴보고 업무 수행에 있어서의 장점과 약점을 찾아보면, 자신이 실천해야 할 부분들을 찾을 수 있을 것이다.
   - 핵심전략 : 목표가 있다 해도 전략과 방안이 중요하다. 계획을 꼼꼼히 세워 실천력을 높여야 한다.

4. 무지형
주어진 업무를 해내는데 지쳐 있고, 커리어 관리에 대해 무지한 상태. 장기적인 관점에서 자신이 이루고자 하는 커리어 비전이나 목표가 부적한 점이 문제다.
- 핵심전략 : 현재 자신의 직장생활을 검토해보고 5년 후, 10년 후 자신의 모습을 그려보자. 커리어를 관리해 나가는 것이 중요하다는 마인드부터 갖추는 것이 절실히 필요하다.

HOSPITAL COORDINATOR

## (2) 커리어관리에 필요한 요인

똑같은 사람은 이 세상에 없기 때문에 커리어를 쌓고 인생을 살아가는 방식이 동일한 사람은 아무도 없다. 개인이 자신을 이해하고 자신과 병원간의 상호이해를 추구하면서 진정한 자신의 경력개발 방향을 생각함으로서 원하는 경력을 얻을 수 있다.

자신만의 커리어를 관리하는데 필요한 요인들은 다음과 같다.

### 1) 지금 당장 계획을 세워라.

인생의 로드맵은 어려운 상황을 뚫고 나갈 계획을 성공적으로 달성하는데 도움을 준다. 하버드와 예일대 심리한연구소가 노년에 가정적, 사회적으로 성공한 사람을 찾아 공통점을 찾아봤더니 상위 3%는 인생계획표를 문서로 작성한 사람들이었고, 그다음 10%는 뚜렷한 목적과 방향을 머릿속에만 가지고 있었고, 중간의 60%는 6개월에서 1년의 단기계획만 가진 사람들이었고, 하위 10%는 아무계획 없이 하루하루를 살아가는 사람들이었다는 연구결과가 있다.

### 2) 자기 평가를 하라.

현재 자신의 상황과 앞으로 기대하는 상황, 목적과 동기, 기회나 도전, 장애가 될 요인과 이용 가능한 자원 등에 대하여 평가를 내리는 일련의 과정을 말한다. 자기평가 과정을 통해 자신이 중요하게 생각하는 가치와 목표, 재능과 기술, 특기 등에 대해 명확하게 알게 된다. 이렇게 파악된 사항을 바탕으로 자신의 진로나 커리어를 설정하게 되면 자신에게 가장 적합한 것을 선택하게 될 가능성이 매우 높다.

### 3) 새로운 기술과 경험을 습득하라.

기업체나 산업체에서 주관하는 세미나, 여러 프로그램, 멘토링, 코칭 프로그램 등에 참가해 새로운 기술과 경험을 쌓는다. 이 외에도 독서를 하거나 자신이 형성한 네트워킹을 통해서도 학습이 가능하다. 일반적으로 매년 워크샵이나 훈련코스와 같은 공식적인 학습활동에 최소한 한번 이상은 참가하는 것이 바람직하다.

#### 4) 과거로부터 배워라.

일반적으로 사람들은 자신의 삶에 있어 결과가 좋았던 것만을 받아들이고 학습하려는 경향이 있다. 하지만 과거의 잘못된 결정을 스스로 인정하고 그로부터 교훈을 얻고 변화를 모색할 때 새로운 모습으로 미래를 향해 나갈 수 있다.

#### 5) 돈에 관한 균형 잡힌 사고를 가져라.

금전적 보상이 직업 만족의 요인이 아니라는 것을 보여주는 많은 연구들에 의해 밝혀졌다. 이 연구결과는 돈이 모든 것을 충족시켜 줄 수 없다는 사실은 보여주고 있다. 돈은 중요하긴 하지만 가장 중요한 것은 아니다.

2002년에 MBA 출신들을 대상으로 조사한 WetFeet Press사의 조사 결과는 그들이 대인관계나 지적자극, 커리어의 확장기획, 권한 등을 돈보다 훨씬 더 중요하게 생각하는 것으로 나타났다.

직업을 가지려는 사람들에 있어서 금전적인 보상은 상위 5위 내지 10위의 중요 요인들 중 하나이긴 하지만, 결코 3위안에 들지 않는 것으로 조사 되었다.

#### 6) 사람을 소중하게 생각하라.

조직 바깥에 있는 사람들과의 네트워킹은 최근산업의 동향이나 이슈가 무엇인지 알 수 있도록 해주며 가장 좋은 업무방법을 배울 수 있는 기회를 제공하기도 한다. 다각적인 인적 네트워크를 구축할 필요가 있다.

삶에서 만나는 사람들을 잘 활용하고 또 그들에게 도움을 제공하라. 조직 내에 있는 동료들과의 네트워킹은 새로운 조직 환경에 익숙해지도록 도움을 주고, 새로운 기회를 습득할 수 있는 동시에 조직의 활동이나 목적과 관련된 최근의 정보를 얻을 수 있도록 해준다.

### (3) 연차별 경력관리

경력에 따라 역할, 업무, 습득되는 능력, 찾아오는 고민 등이 달라진다. 경력에 따르는 일반적인 현황과 기준을 이해하고, 부족한 점은 보충하려는 노력이 매우 필요하다.

#### 1) 2년차 이하, 기본을 마음에 새기자

실업대란을 뚫고 힘겹게 입사한 사회초년생, 업무에 배치되어 새로운 업무를 배운다. 병원 내 상사와 동료 등 새로운 사람들과 새로운 조직체계에 적응하는 데에도 힘을 써야 한다.

낯선 임무와 환경에 적응하느라 바쁜 가운데 3개월, 6개월, 9개월째 찾아온다는 3.6.9 슬럼프가 찾아온다. 그런 가운데 1년이라는 시간이 빠르게 지나간다.

그리고 이 시기에는 과연 이 회사를 선택한 것이 잘한 일일까, 내가 고작 이런 일을 하려고 힘들게 직장에 들어왔나, 내 적성에 맞지 않는 건 아닐까, 맞지 않는다면 한시라도 빨리 다른 직장을 구해야 하지 않을까 등 자신의 적성과 실제 직장에서의 역할에 대한 차이 때문에 갈등한다. 또 직장상사와 동료 간의 트러블도 갈등의 원인이다.

이를 극복하기 위해서는 우선 자신이 일하고 있는 병원의 비전과 문화, 맡은 직무가 자신의 목표와 가치관에 상응하는지 따져본다. 이들이 크게 다른 경우가 아니라면 더욱 열심히 기본을 쌓자. 전문가들도 한 직장에서 최소 3년은 일해야 기본이 쌓인다고 이야기한다.

직장에 대한 환상과 현실의 차이를 인정하고 주변선배 또는 전문가와 상담하는 것이 좋다.

### 2) 3년차. 자신을 개발하라

한 직장에서 3년 정도 일을 했다면 상사가 시키는 일만 처리하던 초년생 때와는 달리 자신이 알아서 주도적으로 일을 하게 된다. 병원에 돌아가는 사정도 잘 알고, 업무처리도 능숙해져 요령까지 부릴 수 있는 단계가 된다. 상사와 후배와의 관계에서도 적당히 타협과 조화를 이루며 자신의 실속을 챙기는 노하우도 생긴다.

반복되는 업무에 지겨움을 느껴 매너리즘에 빠지게 된다. 일에 대한 성취감보다는 더 이상 배울 것이 없다는 생각이 들고 도리어 자신이 쌓아온 커리어에 대한 의문이 든다. '이 회사에 평생 눌러앉아 똑같은 일만 하는 건 아닐까', '다른 곳에 가면 더 잘할 수 있지 않을까', '더 즐겁고 멋진 일을 해야 되는 건 아닐까' 등의 생각으로 불안해진다.

이직은 아직 이르지만 필요하다면 진지하게 생각해본다. 그렇지 않다면 여유시간을 잘 활용하여 자기 계발에 힘쓰는 것이 필요하다. 최근 국제의료관광이 각광받고 있다. 이에 대비하여 영어는 물론 제2외국어를 습득하자. 일을 하면서 직무에 관해 전문적인 지식이 필요하다고 느꼈다면 서비스강사과정을 통해 서비스전문가로 공부하거나 대학을 통해 좀 더 의료에 대한 전문지식도 쌓고, 인맥도 쌓을 것을 추천한다.

### 3) 5~7년차. 전문성은 커리어관리의 핵심이다.

경력 5년차 정도 되면 회사에서 능력을 인정받는 실무자의 위치에 서게 된다. 평생직장의 개념이 사라져버린 지금, 커리어의 황금기에 연봉의 상승을 기대하며 이직을 하거나 또는 더 늦기 전에 전직을 준비하는 사람들이 많다. 병원 내에서의 역할이 커진 만큼 가정에서도 역할이 커지는 시기라 책임감이 무거워진다.

최근 경력직 선호도가 높아지면서 높은 연봉과 자기 계발을 위해 이직을 해야겠다는 생각이 많이 든다. 그러나 한편으로는 잘 다니는 회사를 사직하고 괜히 후회하는 건 아닐까 하는 걱정도 앞선다.

무엇보다도 전문성을 업그레이드하는 것이 중요하다. 수시로 정보를 업데이트하고 공부하여 업무 지식에 능통해야 한다. 다양한 모임에 참석하는 것도 중요하다. 폭넓은 정보를 얻을 수 있으며 여기서 얻게 되는 인맥은 현재 또는 미래의 이직이나 전직에도 도움을 줄 것이기 때문이다.

#### 4) 10년차. 리더십을 실행하라

보통 10년차쯤 되면 관리자급이 되는 시기이다. 많은 후배 직원들을 관리하게 되고 어느 정도의 결재권도 갖게 된다.

관리자가 되어 업무에 대한 역할이 바뀌면서 역할 혼동이 찾아오고, 부하직원들과 부딪히는 일이 많아진다. 또한 퇴직과 미래에 대한 불안감이 몰려온다.

자신의 경력도 중요하지만 부하직원의 역량이 곧 자신의 능력을 대변하는 시기이다. 부하직원들의 경력, 인사관리에 신경 써야 한다. 평소에 쌓아놓은 인맥관리를 더욱 두텁게 하는 것이 좋다.

## 4 병원근무의 기본

병원코디네이터가 병원에서 근무하는 기본 마음가짐은 "인생의 궁극적인 목적을 자기의 존재가치를 실현해 나가는 자아실현의 장이자 책임의식을 가지고 최대한 좋은 의료 서비스를 제공해야겠다."는 목표를 가지는 것에서 시작한다고 볼 수 있다. 업무의 효율성과 표정 좋은 자세, 동작의 기본, 좋은 이미지형성을 갖추도록 노력하는 자세가 기본이다.

### (1) 병원의 직장 규율

조직이 잘 맞물린 톱니바퀴처럼 돌아가기 위해서는 조직의 규율을 잘 지켜야한다. 그래야만 조직 구성원 상호간의 팀워크도 좋아질 것이며 능률도 향상되기 때문이다.

1) 병원의 규율은 철저히 지킨다.

2) 행동을 신중히 하고 남을 배려한다.

3) 항상 예의바르고 활기차게 업무에 임한다.

4) 투철한 직업관과 직장관을 가지고 직무에 임한다.

5) 병원의 복무규정, 상사의 지시, 명령을 확실히 지키는 행동이 필요하다.

## (2) 출 근

직장매너에서 가장 기본이 되는 것은 출근시간의 엄수이다.

1) 오늘의 업무 순서를 파악한다.

2) 동료에게 내가 먼저 인사 한다.

3) 용모 및 복장을 다시 한 번 체크 한다.

4) 기운차고 명랑하고 상쾌한 기분으로 하루를 시작한다.

5) 늦어도 업무개시 10분 전까지 출근하여 주변정리를 하고 근무 준비를 차분히 한다.

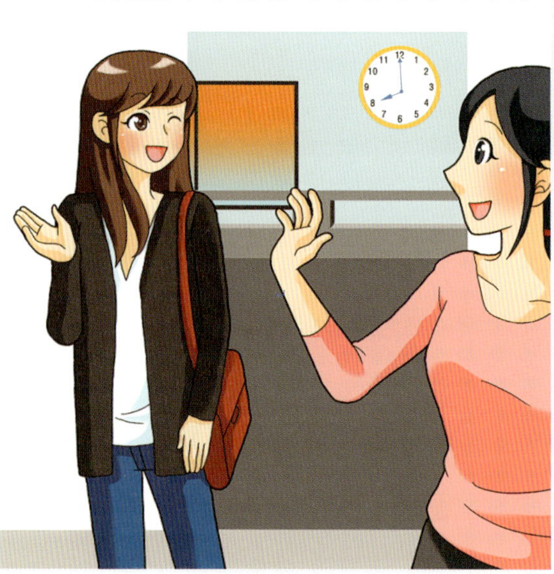

## (3) 근무 중의 태도

밝은 표정과 태도는 인간관계의 가장 기본이다.

1) 모든 동작은 언제나 조용하게 한다.

2) 근무 중 자세는 단정하고 의자는 앞으로 바싹 당겨서 앉도록 한다.

3) 일을 하고 있는 직원에게 말을 걸때는 상대의 이름을 불러서 말한다.

4) 병원 내 통로에서 부득이한 경우 외에는 뛰지 말고 조용히 걷도록 한다.

5) 대화는 간결하게 낮은 목소리로 하고 큰소리를 내거나 웃음소리는 삼가야 한다.

6) 상대가 대화 중 일 때는 사과를 하고 그 다음에 용건을 말한다. (대화 중에 실례입니다만 등)

7) 외출할 때에는 행선지, 용건, 소요시간, 전화번호 등을 옆자리 동료에게 알리고 외출한다. (게시판 기재 및 직속 상사의 허락을 얻는다.)

8) 책상에 비스듬히 기대어 일을 하거나 턱을 괴고 일을 한다는 것은 마음이 해이하다는 뜻이다.

9) 복도라 계단에서 상사나 손님을 만났을 때에는 잠깐 머물러 서서 목례를 하며, 좁은 곳에서는 옆으로 비켜서서 길을 양보하도록 한다.

10) 급한 일로 상사를 앞질러 가야 할 때에는 "실례합니다."라는 인사를 한다.

11) 여러 사람이 옆으로 나란히 서서 통로를 막고 가는 일이 없어야 한다. 상사나 환자, 손님과 나란히 걸을 때에는 상대의 좌측에 서서 걷는다. 그러하지 못한 경우는 3보 뒤에서 걷는다.

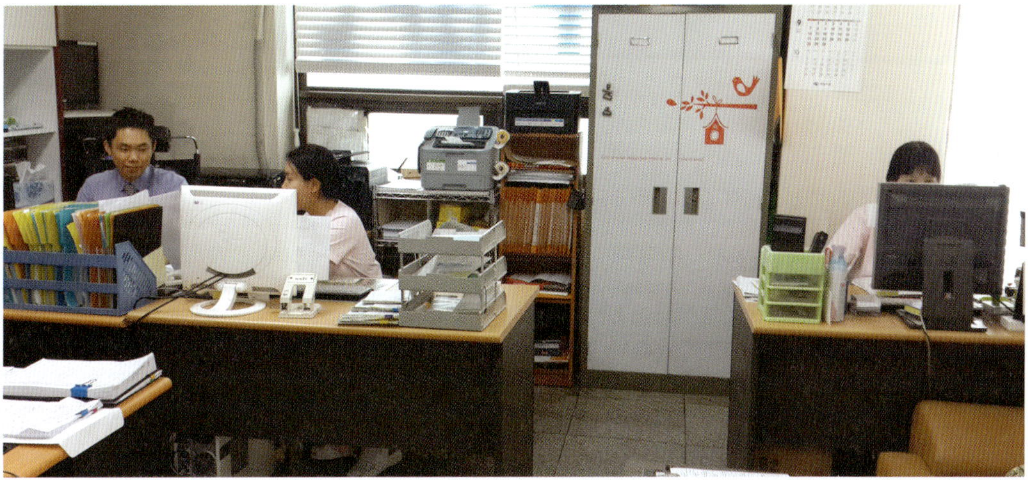

[그림 8-3] 근무 중 모습

### (4) 일과를 끝내고 퇴근 시

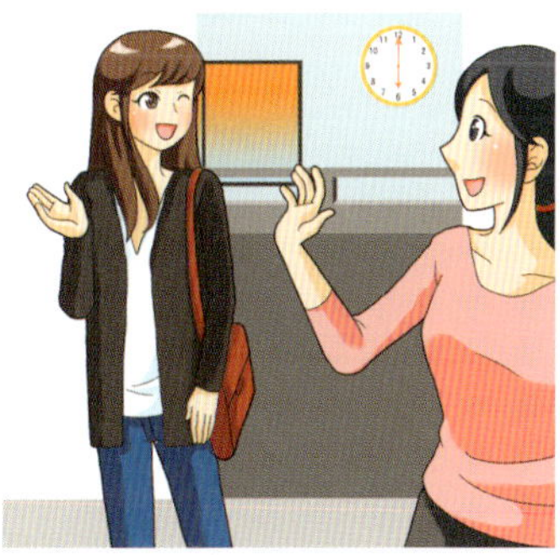

1) 퇴근 시간 전에 미리 서두르지 않는다.

2) 다음날 해야 할 업무를 메모하여 점검한다.

3) 책상 위를 잘 정리 정돈하고 의자를 책상 안으로 넣어 정리한다.

4) 상사나 동료들에게 다정한 인사를 교환한다. "먼저 퇴근하겠습니다."

# 5 서비스 교육훈련

교육훈련의 정의를 내리면 "직원으로 하여금 기능, 직무 기술 및 태도 등을 향상시켜 목표를 달성하고자 하는 계획적이고 조직적인 경영관리 활동이다"라고 할 수 있다.

21세기가 세계화, 정보화가 되어감에 따라 기계나 컴퓨터가 대신 사람의 역할을 하는 기회가 많아지고는 있지만, 이런 기계가 하지 못하는 일 중의 하나가 인적 서비스이다.

## (1) 서비스교육의 중요성

환자에게 친절한 사람은 모두에게 친절하다. 요즘 서비스는 고객감동을 위해 필수적이다. 의료서비스 교육의 내부고객 만족과 고객지향성에 관한 연구를 바탕으로 교육만족에 영향을 줄 수 있는 관계성이 중요하다. 급변하는 시대에 유연하게 대처하며 전략적인 변신으로 글로벌 시대에 맞는 타인과의 조화, 원활한 소통, 교감 등이 가능하도록 서비스 매너 실무에 대한 정보가 중요하다.

### 1) 서비스 교육훈련의 개념

서비스의 질은 종사원의 자질 이상 높아지지 않으므로 병원은 끊임없는 교육훈련을 실시하여 그들의 서비스기술, 직업관, 의료기술, 커뮤니케이션 능력, 가치역량 등의 향상에 주력해야 한다. 기업 내 교육훈련은 경영관리 활동의 하나로서 기업목적 달성을 위하여 고용한 직원의 업무수행 능력을 향상, 발전시키고자 하는데 직접적인 목적이 있다.

서비스산업에 있어 서비스제공자는 서비스 실행과 분리 될 수 없고, 노동집약적인 의료산업에 있어 직원의 질은 서비스품질에 결정적인 영향을 미친다.

직원 교육훈련 시 고려해야 할 사항은 다음과 같다.

① 신입사원 시절의 교육이 중요

월트 디즈니사는 신입사원 훈련에 열심인 회사로 잘 알려진 기업인데, 조직에 첫발을 디딘 신입사원에게 이틀간의 오리엔테이션 프로그램을 실시하면서 디즈니에 얽힌 일화, 월트디즈니의 비전 그리고 심지어는 '일곱 난쟁이'의 이름까지 교육한다.

② 일반적인 직무기술이 아닌 서비스를 차별화시키는 기능에 훈련의 초점을 둔다.

고객은 카운터에 근무하는 종사자의 현란한 금전등록기 취급 솜씨에 감동하는 것이 아니라 안내원, 티켓 발행 담당자, 그리고 주차 담당자의 미소와 친절함에 감동한다. 어떤 형태로든지 고객과 긴밀하게 접촉하는 직원이라면 다음과 같은 사항에 대해 교육받아야 한다.

ⓐ 회사가 팔고 있는 서비스에 대한 전반적이고 구체적인 내용

ⓑ 회사가 확보하고 있는 고객의 유형

ⓒ 고객이 회사가 제공한 서비스를 사용하는 방법

ⓓ 적절한 처신 : 진심어린 행동, 가격 등의 문제에 초점이 맞추어지는 것을 피하면서 고객과의 대화를 품위 있게 이끄는 방법

③ 지속적인 재교육 필요

재교육은 또한 중간 혹은 상위 관리자층에게도 똑같이 중요하다. 시티코프사의 조사에 따르면, 우수한 회사의 거의 모든 종업원들은 적어도 1년에 1주일 정도는 꼬박 학교에 간다고 하며, IBK 근로자는 매년 적어도 40시간씩 교육을 받고, 승진한 직원은 즉각적으로 승진에 따른 재교육을 받는다고 한다.

경영자의 역할을 강화시키기 위한 '경영 훈련'의 내용으로는 다음과 같은 것들이 있다.

ⓐ 교육과 상담
ⓑ 보상과 표창
ⓒ 협상 기술
ⓓ 갈등 관리
ⓔ 시간 관리
ⓕ 스트레스 관리
ⓖ 실행 계획과 규범
ⓗ 직무와 관련된 태도에 대하여 선발된 사람들과의 인터뷰

④ 충분한 자금과 시간을 투자

직원의 능동적인 참여를 촉진시키려면 근무시간 중 시간을 할당하여 교육을 실시한다.

회사의 인적 자원 개발에 대한 진중한 열의를 종업원에게 인식시킬 수 있다.

⑤ 위기 상황일수록 교육을 강조

## 2) 의료서비스교육의 중요성

구체적인 활동은 다른 진료와 경영활동을 충분히 고려해 그들과의 관련 하에서 실시되어야 한다. 의료서비스의 특징이 그 목적성이 다양하고 고객과의 접점활동이 중요하기 때문이다. 따라서 직원서비스 교육훈련은 매우 중요한 의미를 가진다. 교육훈련을 유력한 경영기능의 하나로서 인정하고 계획적, 지속적으로 개발하는 데에 기업 내 교육훈련의 현대적 의미가 있는 것이다.

병원에서의 서비스교육훈련은

① 직원의 능력을 개발하고 동기를 부여 하여 직무수행에 있어 긍정적인 행동, 태도, 의지로 변화되는 것을 말한다.
② 내부고객만족 측면에서는 교육훈련을 통해 직원들은 개인의 성장을 기대할 수 있고 훌륭한 서비스를 배우고 실행하고 싶은 마음이 생겨 자아성취를 이룰 수 있다.
③ 개인의 목표성취와 병의원의 목표사이의 연관성을 이해하게 될 것이다.

④ 평소 단절된 부서간 의사소통의 장을 마련한다는 점이 또 다른 부가적인 장점이 되겠다.

기존고객 유지비용의 5배에 이르는 신규고객 유치비용을 절감하고 고객의 가치를 생애가치로 전환하여 장기적인 환자관리를 통한 병원브랜드의 연속성이 기대되고, 이에 기인한 병의원과 내부고객의 가치를 고객과 공유하는 진정한 파트너십이 가능한 병의원으로 거듭나게 될 것이다.

### 3) 서비스교육의 종류

병원에서 실시되는 서비스교육은 병원의 경영전략과 연계된 교육을 지향한다. 병원조직의 특성으로 인하여 필요한 교육의 형태는 다양한 직종간의 갈등을 해결하기 위한 조직 내 커뮤니케이션 교육, 고객을 이해하기 위한 서비스마인드 교육, 내부고객만족을 위한 스트레스관리 교육 등이 있다. 교육훈련 대상, 장소, 내용, 방법 등에 따라서 다양하게 분류된다.

[표 8-2] **교육훈련의 종류**

<table>
<tr><th>분류기준</th><th colspan="3">교육종류</th></tr>
<tr><td rowspan="2">교육대상</td><td>신분별</td><td colspan="2">임시적 교육, 직원 교육</td></tr>
<tr><td>계급별</td><td colspan="2">평사원 교육, 중간관리자 교육, 경영자 교육</td></tr>
<tr><td rowspan="2">교육실시 장소</td><td>사내교육</td><td colspan="2">• 직장교육(On the Job Training),<br>• 직장 외 교육(Off the Job Training)</td></tr>
<tr><td>사외교육</td><td colspan="2">대학, 교육기관, 연수원</td></tr>
<tr><td rowspan="3">교육내용</td><td>신입</td><td colspan="2">임직교육, 기초교육</td></tr>
<tr><td rowspan="2">직원</td><td>직무교육</td><td>직업학교 교육, 실습교육</td></tr>
<tr><td>교양교육</td><td>일반교양강좌, 기초훈련, 외국어교육</td></tr>
<tr><td rowspan="7">교육종류</td><td>강의식</td><td colspan="2">직접강의, TV강의</td></tr>
<tr><td>통신식</td><td colspan="2">우편, 전자메일, 인터넷 동영상</td></tr>
<tr><td>회의식</td><td colspan="2">자유토의, 배석토의, 담화, 분반토의</td></tr>
<tr><td>시청각</td><td colspan="2">영화, 차트, 컴퓨터, TV강의</td></tr>
<tr><td>참여식</td><td colspan="2">역할연기, 감수성 훈련, 비즈니스 게임</td></tr>
<tr><td>자기개발</td><td colspan="2">사외위탁, 언어교육</td></tr>
<tr><td>워크샵</td><td colspan="2">• 사외집체, 전 직원, 중간관리자, 토의<br>• 사례연구, 스트레스관리</td></tr>
</table>

### 4) 의료기관 서비스교육 기획절차

[표 8-3] 서비스교육 기획절차

| 순 서 | 의 미 |
|---|---|
| 요구도 조사 | 강의의 필요성과 문제점을 파악하기 위하여 모니터링 결과, 병원 내부 고객들의 자체 평가, 환자와의 직접·간접 대화에서 나온 평가 등을 조사하고 분석하여 교육 목적을 달성할 수 있도록 한다. |
| 교육 목적과 목표의 설정 | 의료서비스 교육의 소재는 인사예절, 전화예절, 대화예절, 용모복장, 시선처리, 안내 등으로만 한정할 수 있으나, 어떤 내용을 어떻게 말할 것인가를 강의의 주제를 먼저 결정하고, 자료를 수집하여 평소의 강의 주제와 관계없는 것처럼 생각했던 주제도 상황에 따라 고려한다. |
| 서비스 교육 내용 선정 | 유명한 교수법 강연자 Bob Pike에 따르면 90분 동안 강의할 때, 교육생들은 평균 20분 정도만 제대로 집중한다고 한다. 따라서 병원 내부고객의 집중을 유지하려면 적절한 시간배분과 교육내용이 필요하다. |
| 서비스 교육 방법 결정 | 병원코디네이터는 서비스 교육 시 상황에 따라서 적절한 강의 방법을 선택하여 활용할 수 있어야 한다. |
| 교안 작성 | 강사가 강의를 하기 위해서 '무엇을', '어떻게', 가르칠 것인가? 라는 진행계획을 써 놓은 것이 교안작성이다. |
| 교육 실시 | 성공적인 커뮤니케이션에서 말은 7%, 음성 38%, 시각 55%의 영향을 미친다고 하였다. 따라서 병원 내부고객들에게 미칠 수 있는 효과의 93%가 음성과 시각을 통해 전달된다는 것을 보여 준다. |
| 평 가 | 병원에서 내부고객을 대상으로 다양한 서비스 강의 내용을 하고 난 후에는 강의 시트를 이용하여 강사 본인은 물론 교육에 참가한 내부고객들을 대상으로 평가를 한다. |
| 피드백 | 교육생들의 행동, 태도 등에 대한 잘한 것은 강화하고, 잘못된 것은 고쳐나가도록 도움을 주는 피드백 과정을 수행한다. |

서비스교육은 효과가 즉각적으로 나타나는 것이 아니라 시간과 투자가 요구되는 분야이다. 지속적인 축적과정을 통하여 효과가 나타날 수밖에 없는 분야이기도 하다. 서비스교육은 개개인의 업무 수행능력 향상과 경쟁력 강화에 깊은 영향을 미치게 되는 분야로써 그 중요성이 매우 증대되고 있다.

# 핵심요약

## ▣ 인적 자원의 유지 관리

인적 자원의 확보, 개발, 활용, 보상, 유지와 관련되는 모든 전반적인 활동을 말한다.

## ▣ 내부마케팅의 개념

| 성공요인 | 목 표 | 전 략 |
|---|---|---|
| • 직원들의 태도관리<br>• 의사소통 관리 | • 주목표 : 의료 기관에 최적의 서비스문화를 장착시키는 것<br>• 세부목표 : 직원의 만족 극대화 | • 대상 : 의료직, 행정직<br>• 영어 : 관리방법<br>인적자원정책<br>내부훈련정책<br>계획수립절차<br>• 방법 : 선발전략<br>교육전략<br>동기부여전략<br>지식경영전략 |

## ▣ 중간관리자로서의 리더십

중간관리자의 리더십은 매우 중요하다. 조직은 혼자 일하는 곳이 아니다. 탁월한 통찰력으로 전략 방향을 수립했다고 하더라도, 그것을 실행할 직원이 없다면 또는 직원들이 그 방향대로 움직이지 않는다면 그 전략은 무용지물에 지나지 않는다.

- 직원 교육 : 새로운 패러다임에 대한 교육
- 조직 내 갈등 관리 : 갈등에 대한 지원체계 마련
- 비전제시 및 가치 공유 : 구성원의 경력개발에 대한 지원
- 후배 인력 양성 : 다양한 직무경험을 통한 개인의 발전 지원
- 구성원과의 신뢰감 형성 : 중요한 의사결정에 구성원의 참여 기회 제공

## ▣ 고객가치의 측면에서 리더의 역할

- 리더로부터 격려, 지도를 바라는 관리자와 작업자들과의 관계를 잘 유지할 수 있어야 한다.
- 외부환경을 충분히 활용하며 투자가, 고객, 이사회 등과 같이 조직의 성공에 영향을 미치는 위치에 있는 조직 외부의 사람들과 관계를 잘 설정하여야 한다.
- 제품과 서비스의 개발, 생산 공정, 조직구조, 정보관리 체계를 포함하여 조직의 모든 운영방식을 만들어야 하며 이에 영향을 미칠 수 있어야 한다.
- 고객의 취향, 기술 또는 세계 경제의 변화처럼 미래의 세계에서 조직에 매우 중요한 시사점을 던져 줄 발전들을 평가하고 대비하듯이, 미래를 예견하는 능력을 가져야 한다.

▣ 자신만의 커리어를 관리하는데 필요한 요인

- 지금 당장 계획을 세워라.
- 자기 평가를 하라.
- 새로운 기술과 경험을 습득하라.
- 과거로부터 배워라.
- 돈에 관한 균형 잡힌 사고를 가져라.
- 사람을 소중히게 생각하라.

▣ 직원 교육훈련 시 고려해야 할 사항

- 신입사원 시절의 교육이 중요
- 지속적인 재교육 필요
- 충분한 자금과 시간을 투자
- 위기 상황일수록 교육을 강조
- 일반적인 직무기술이 아닌 서비스를 차별화시키는 기능에 훈련의 초점을 둔다.

▣ 서비스교육 기획절차

- 요구도 조사
- 교육 목적과 목표의 설정
- 서비스 교육 내용 선정
- 서비스 교육 방법 결정
- 교안 작성
- 교육 실시
- 평가
- 피드백

# 연습문제

## 객관식

**01** 인적자원의 유지 관리가 아닌 것은?

① 확 보
② 개 발
③ 활 용
④ 화 폐

**02** 서비스 태도의 영역이 아닌 것은?

① 열 정
② 평 가
③ 애 정
④ 리 더

**03** 리더십의 역할이 아닌 것은?

① 수용적으로 병원의 문제점 발견 및 평가
② 조직의 성장과 발전을 위한 분석과 지휘
③ 조직 구성원들의 성과를 올리는 분위기
④ 적절한 동기부여로 조직원의 자아 실현도모

**04** 중간 관리자의 수행 역할로 맞지 않는 것은?

① 리더의 중요한 역할을 교육과 동기부여이다.
② 직원 교육은 새로운 패러다임에 대한 교육이다.
③ 비젼 제시와 가치관 공유에 대한 지원은 아니다.
④ 중요한 의사결정에 구성원의 참여 기회를 제공하는 것이다.

**05** 설득의 원리에서 가장 많이 차지되는 순서로 바르게 연결된 것은 무엇인가?

① 논리적 근거 > 감정적 측면 > 신뢰적 측면
② 신뢰적 호감 > 감정적 측면 > 논리적 근거
③ 감정적 측면 > 신뢰적 호감 > 논리적 근거
④ 논리적 근거 > 공감과 경청 > 이성적 측면

## TEST Q 주관식

**01** 전문가 도서의 커리어 관리를 쓰시오

**02** 고객가치의 측면에서 리더의 역할을 쓰시오.

**03** 중간 관리자로서의 리더쉽을 쓰시오.

**04** 인적자원의 유지관리에 대하여 쓰시오.

**05** 병원코디네이터의 근무기본을 쓰시오.

▶ 정답 및 해설 _ p.222

Chapter 09

# 병원의 전반적인 업무와 질(QI)의 향상

## 1 병원의 전반적인 업무

### (1) 병원 원무 관리

병원원무 관리는 진료비를 비롯한 병원경영활동에 관한 의사결정에 필요한 여러 정보를 수집·작성·전달·처리·분석하는 정보처리과정을 말하며, 관리란 특정조직의 목적을 달성하기 위해 조직구성원들이 수행하는 담당업무가 합리적으로 수행될 수 있게 하는 인간 활동을 말한다. 통상적으로 원무 관리는 병원업무 중 의료진의 환자진료 업무관리, 행정 및 사무처리 전 과정의 업무를 말한다.

#### 1) 원무 관리의 범위

원무 관리의 일차적인 업무는 창구 및 창구 지원업무가 있으며, 초진, 재진접수, 수납 및 예약, 수급자격 관리, 환불, 안내 및 불편상담, 제증명 발급, 응급실 업무, 입원 수속, 퇴원 수속 등 이 있다. 이차적인 행정관리 업무에는 재원환자관리 및 소송, 외래·입원 수입관리, 계약기간관리, 통계 및 사무, 원무기획 등이 있다.

원무 관리업무는 외래 진료실, 응급실, 입원실, 각종 검사실 등 환자가 직접 진료를 받는 현장과 원무부서를 연결하는 진료지시를 확인하고 소정의 진료차트를 수납하는 행위가 기본적인 업무의 흐름으로 볼 수 있다.

#### 2) 원무 관리의 특성

① 원무 관리자의 자질 : 일반적인 사무기능 및 전산기능, 의료보장제도에 대한 지식 및 업무처리 능력을 갖춤과 동시에 무엇보다 환자의 심리적 불안감과 긴장감을 이해하고 친절하고도 편안하게 대응할 수 있어야 하며 환자의 시간가치를 존중하고 환자중심 서비스를 위한 전문성을 가져야 한다.

② 원무 관리의 전문성 : 사회보장제도의 적용확대로 인하여 관련법령의 제정 및 공포에 따라 환자의 증가와 진료비 업무처리가 복잡해졌을 뿐만 아니라 업무량이 매우 증가하여 의료에 관한 사무의 확대 필요성과 별도 전문 관리체계의 필요성이 대두되었다.

③ **병원경영 환경변화** : 의료 수요 변화(노인인구의 증가)는 진료 과목의 다양화 등 의료의 사업구조에 많은 영향을 미치고 있고, 병원 업무의 전문화로 인해 진료지원 부서에서 병원사무가 분리되는 조직체계의 정비가 필요하다.

## (2) 병원의 인사관리

병원의 인사관리는 병원조직의 목적을 달성하는데 필요한 인력을 획득하고 조직 활동에 유용한 훈련 및 교육과정을 거쳐 동기를 부여하고 계속적으로 유지하여 가는 일련의 과정이라고 정의한다.

### 1) 병원 인사관리의 특성

① 노동집약적 조직
② 동기요인의 다양성
③ 다양한 직종의 집합
④ 이질집단의 집합조직
⑤ 통제와 조정의 어려움
⑥ 의존적이면서 배타적인 인간관계

### 2) 인사고과의 목적

① 인력개발
② 근로 의욕 증진
③ 인사배치 및 이동
④ 성과측정 및 보상
⑤ 인력계획의 타당성 결정

## (3) 병원의 행정관리

병원행정은 국민들의 보건의료에 관한 욕망을 충족시키기 위하여 병원운영에 필요한 인사, 재무, 물자 등을 관리하는 활동이라고 할 수 있다.

### 1) 병원행정의 내용

① 행정체제 및 효율성 관리
② 병원의 조직 및 기능에 대한 강화
③ 병원행정요원에 대한 교육 및 연수

④ 의료기기 장비의 적정관리와 효용성 제고
⑤ 병원구성원들의 직무관리 및 갈등해결 문제
⑥ 병원의 의무기록 · 정보시스템에 대한 표준화 개발
⑦ 병원의 인사 · 기획 · 예산 · 재무 · 회계 · 통계의 관리

## (4) 병원의 직무관리

### 1) 직무분석

직무담당자가 달성하여야 하는 성과와 해당 직무의 중요도 및 난이도 등을 분석 · 수집하여 체계적으로 밝혀내는 일련의 과정을 말한다.

### 2) 직무분석의 절차

① 직무정보의 수집
② 직무정보의 검토
③ 배경정보에의 수집
④ 직무분석의 목적의 결정
⑤ 직무 기술서 및 직무명세서의 작성

## (5) 병원의 재무관리

자금을 합리적으로 조달하는 것과 조달된 자금을 합리적으로 운용하는 것을 말한다.

### 1) 재무관리의 목표

① 자본수익성 : 병원수익이 없으면 병원 유지, 존속, 성장이 불가능해진다.
② 재무유동성 : 병원의 지급유무와 능력을 의미한다.
③ 재무안정성 : 자본의 수요와 공급의 조화를 의미한다.

### 2) 재무관리의 기능

① 자본 계획 : 병원의 예산과 규모를 결정한다.
② 자본 조달 : 병원활동에 소요되는 자본 조달을 의미한다.
③ 자본 통제 : 자본계획과 조달을 효과적으로 조정하는 것이다.
④ 자본 운용 : 병원운영에 필요한 비용에 투자하고 자본을 운용하는 것이다.

### (6) 병원의 회계 관리

병원은 환자에게 의료를 서비스하기 위해 많은 재화나 용역을 구입하거나 공급하는 경제활동을 하게 되는데 이와 같은 경제활동을 측정하는 것이 측정기능이다.

#### 1) 회계 관리의 원칙

① 계속성의 원칙
② 명료성의 원칙
③ 신뢰성의 원칙
④ 안정성의 원칙
⑤ 중요성의 원칙
⑥ 충분성의 원칙

#### 2) 재무제표의 종류

① 대차대조표 : 일정시점에 있어서 자산과 부채 및 기본자산의 상태를 표시하는 회계보고서를 말한다.
② 손익계산서 : 손익계산서는 일정기간 동안의 경영성과인 손실과 이익을 표시하는 것이다.
③ 현금 흐름표 : 현금 흐름표는 일정기간의 자금흐름 및 주요 원천, 사용처에 대한 정보를 나타내는 표를 말한다.

## 2 질(QI)의 향상

의료법에 근거한 의료기관 평가제도(현 의료기관 인증제도)의 시행 후 의료의 질에 대한 병원들의 관심이 매우 높아졌고 의료의 질을 향상시키기 위한 활동들이 활발하게 전개되고 있다. QI는 질향상의 일시적인 활동이 아니라 지속적으로 시행해야 함을 강조하는 질 관리 용어이다.

### (1) 의료의 질 향상 활동의 구체적 배경

① 의료기관 운영의 효율성
② 환자 중심 진료와 의료의 질의 밀접한 관계
③ 의료의 질에 초점을 맞추는 정부의 의료정책
④ 의료 서비스 질에 대한 소비자의 다양한 욕구

### (2) 의료의 질 현황의 문제점

① 의료기관 간의 수준차이
② 부적절한 의료서비스

### (3) 의료의 질 향상의 요소 및 저해 요인

| 향상 요소 | 저해 요인 |
|---|---|
| 효 율 | 너무 많은 절차 |
| 적정성 | 의사소통의 부족 |
| 수용성 | 핵심 지도자의 상실 |
| 합법성 | 기능 장애적인 문화 |
| 형평성 | 통합과 균형의 부족 |
| 효능 및 효과 | 공통된 방향성의 결여 |

## 3 질(QI) 향상의 실무

### (1) 질 향상 활동의 10단계

① 목표설정
② 팀 구성
③ 주제 선정
④ 문제 분석
⑤ 조사 및 현황파악
⑥ 조사 결과의 분석
⑦ 지표와 목표 설정
⑧ 질 향상 계획 수립
⑨ 실행
⑩ 결과 평가

### (2) 질 향상을 위한 자료 수집 방법

① 평가시점에 따른 분류 : 동시적 평가, 후향적 평가
② 조사방법에 따른 분류 : 사정 또는 감사, 면접, 설문

### (3) 질 향상을 위한 의사소통도구

① 흐름도
② 런 차트
③ 파레토 차트
④ 브레인스토밍
⑤ 명목집단기법
⑥ 원인 및 결과도
⑦ 상호작용 집단법

### (4) 병원 문서관리

#### 1) 문서관리의 필요성

어느 업종이든 사무활동의 주가 되는 것이 문서이며, 직장생활에서 자신의 생각을 정리하고 표현하는 수단이 업무문서이다. 따라서 신속한 사무의사소통의 기능과 의사보존 기능의 수행을 위해서 각종 공문서의 효과적인 작성과 처리절차, 관리방법에 대해 알고 있어야 한다.

문서관리를 함으로써 얻을 수 있는 효율성은 다음과 같다.

① 시간과 노력의 낭비 방지
② 구성원의 이동이나 부재 시 업무 공백 방지
③ 불필요한 문서들로 인한 사무실 공간 효율성 저해 방지
④ 과거의 경험과 노하우를 제대로 관리, 보관, 보존하여 경제적 이득과 업무발전 도모

#### 2) 문서의 종류

문서의 종류로는 정보를 간단히 전달하는 메모, 일의 결과를 전달하는 보고문서, 생각을 설득력 있게 전달하는 기획서가 있는데 그 중 가장 어려워하는 기획서 작성법에 대해 알아보자.

① 기획서의 중요성

기획은 지적 에너지다. 지식경영이 중시되는 오늘날, 기획력이 있는 사람이 대접 받는 것은 틀림없는 사실이다.

문서를 만들 때에는 목적이 있게 마련인데 기획서의 목적은 바로 '기획을 실현'하기 위한 것이다. 다시 말해 기획서는 결정권을 가진 사람들을 설득하여 내 편에 서게 함으로써 기획을 채택하게끔 만들려는 것이다.

따라서 읽는 사람의 관심을 불러일으키고 그를 움직일 만한 힘을 가지고 있어야 한다. 사람들이 읽지 않는 기획서는 제 사명을 완수할 기회조차 갖지 못한 것이고 읽어도 관심을 갖지 않고 내버린

다면 노력이 헛수고로 돌아가기 때문이다.

설득력 있는 기획서를 만들기 위해서는 무엇보다 먼저 기획을 정확하고 이해하기 쉽게 매력적으로 표현하는 것이 중요하다. 내용이 정확하지 않으면 기획서는 신뢰를 얻을 수 없다. 또 내용이 아무리 중요해도 사람들이 이해하지 못한다면 그저 휴지 조각에 지나지 않는다.

② 기획서 작성

5W 2H 1T 로 기획의 체계를 명확하게 구체화하는 것이 기획서 작업이다.

- 기획을 실행할 경우를 산정하여 부족한 요소를 검토, 추가한다.
- 초안 작성 때 생길 수 있는 문제를 검토하여 해결책을 제시한다.
- 5W 2H 1T에 따라 애매한 부분을 구체화한다.

ⓐ 기획의 문제의식(목적)을 분석한다.
ⓑ 기획에 대한 상대의 진의를 탐색한다.
ⓒ 접점(콘셉트)을 찾는다.
ⓓ 콘셉트에 맞춰 기획을 재검토한다.
ⓔ 5W2H1T를 기준으로 콘셉트에 부응하는 형태로 기획을 재조립한다.

5W 2H 1T

| | | | |
|---|---|---|---|
| 5 W | Why | 왜 이 기획을 입안하는가? | 이유, 의의, 배경 |
| | What | 이 기획으로 무엇을 하려 하는가? | 기획의 내용 |
| | When | 언제 어떠한 일정으로 추진하는가? | 실시시기, 기간 |
| | Who | 누가 하는가? | 실행자, 관계자 |
| | Where | 어디에서 실시하는가? | 대상지역, 장소 |
| 2 H | How much | 비용과 이익은 어떠한가? | 예산, 이익 계획 |
| | How | 이 기획을 어떻게 추진하려 하는가? | 방법 수단 |
| 1 T | Target | 무엇에 대해 이 기획을 실시하는가? | 대상, 기획의 표적 |

# 핵심요약

## ▣ 병원 원무 관리

원무 관리는 병원업무 중 의료진의 환자진료 업무관리, 행정 및 사무처리 전 과정의 업무를 말한다.

## ▣ 원무 관리의 특성

- 원무 관리자의 자질 : 일반적인 사무기능 및 전산기능, 의료보장제도에 대한 지식 및 업무처리능력을 갖춤과 동시에 무엇보다 환자의 심리적 불안감과 긴장감을 이해하고 친절하고도 편안하게 대응할 수 있어야 하며 환자의 시간가치를 존중하고 환자중심 서비스를 위한 전문성을 가져야 한다.
- 원무 관리의 전문성 : 사회보장제도의 적용확대로 인하여 관련법령의 제정 및 공포에 따라 환자의 증가와 진료비 업무처리가 복잡해졌을 뿐만 아니라 업무량이 매우 증가하여 의료에 관한 사무의 확대 필요성과 별도 전문 관리체계의 필요성이 대두되었다.
- 병원경영 환경변화 : 의료 수요 변화(노인인구의 증가)는 진료 과목의 다양화 등 의료의 사업구조에 많은 영향을 미치고 있고, 병원 업무의 전문화로 인해 진료지원 부서에서 병원사무가 분리되는 조직체계의 정비가 필요하다.

## ▣ 병원의 인사 관리

병원의 인사관리는 병원조직의 목적을 달성하는데 필요한 인력을 획득하고 조직 활동에 유용한 훈련 및 교육과정을 거쳐 동기를 부여하고 계속적으로 유지하여 가는 일련의 과정이라고 정의한다.

## ▣ 병원인사관리의 특성

- 노동집약적 조직
- 동기요인의 다양성
- 다양한 직종의 집합
- 이질집단의 집합조직
- 통제와 조정의 어려움
- 의존적이면서 배타적인 인간관계

## ▣ 질(QI)의 향상 활동의 10단계

- 목표설정
- 팀 구성
- 주제 선정
- 문제 분석

- 조사 및 현황파악
- 조사 결과의 분석
- 지표와 목표 설정
- 질 향상 계획 수립
- 실행
- 결과 평가

### ▣ 질 향상을 위한 의사소통도구

- 흐름도
- 런 차트
- 파레토 차트
- 브레인스토밍
- 명목집단기법
- 원인 및 결과도
- 상호작용 집단법

### ▣ 문서관리를 함으로써 얻을 수 있는 효율성

- 시간과 노력의 낭비 방지
- 구성원의 이동이나 부재 시 업무 공백 방지
- 불필요한 문서들로 인한 사무실 공간 효율성 저해 방지
- 과거의 경험과 노하우를 제대로 관리, 보관, 보존하여 경제적 이득과 업무발전 도모

# 연습문제

## 객관식

**01** 다음 중 병원 원무 관리의 중요성으로 틀린 것은?

① 원무 관리자의 자질
② 원무 관리의 전문성
③ 병원경영 환경변화 파악
④ 병원 재무 파악

**02** 병원 인사관리의 특성이 아닌 것은?

① 노동집약적 조직
② 동기요인의 다양성
③ 다양한 직종의 집합
④ 비의존적인 인간관계

**03** 의료의 질 향상 활동의 구체적 배경은 무엇인가?

① 의료기관 운영의 효율성
② 의료의 질에 초점을 맞춘다
③ 의료의 질보다 환자중심의 관계
④ 의료 서비스 질에 소극적인 욕구

**04** 의료의 질 향상의 저해요인이 아닌 것은?

① 복잡하고 많은 절차
② 효능 및 효과
③ 의사소통의 부족
④ 기능장애적인 문화

**05** 질 향상을 위한 의사소통 도구로 짝지어진 것은?

① 브레인스토밍, 브르셔
② 브르셔, 명목집단기법
③ 런차트, 파레토차트
④ 상호작용 집단법, 리플렛

## TEST Q 주관식

**01** 병원 인사관리의 특성을 쓰시오.

**02** 문서관리의 효율성을 쓰시오.

**03** 질 향상을 위한 의사소통 도구에 대하여 쓰시오.

**04** 질(QI)의 향상에 대하여 쓰시오.

**05** 의료기관의 질 향상의 저해요인을 쓰시오.

▶ 정답 및 해설 _ p.223

# 정답 및 해설

## 제1장

### 객관식

01 ①　02 ③　03 ②　04 ②　05 ④

### 주관식

01 고객들의 병원 서비스에 대한 욕구도 동반적으로 상승되어 이제 병원은 더 이상 질병만을 치료하는 기관이 아니다. 병원에도 전문서비스 개념이 도입되고 병원서비스 전담 인력이 필요하게 되었다. 이러한 의료 환경의 변화를 통하여 병원코디네이터의 개념이 자리를 잡게 되었다. 국내에 병원코디네이터가 도입된 지 10년 정도로 1994년 미국의 선진의료서비스를 투어 하던 중 병원코디네이터라는 직종을 벤치마킹하여 우리나라 실정에 맞게 그리고 1차 의료 기관에 맞게 바꾸어 도입한 치과에서 시작되었다.

02
- 조정하다.
- 대등하게 하다.
- 동격으로 하다.
- 적절한 관계로 하다.
- 조화하여 움직이다.

03
- 소개환자의 비율이 증가한다.
- 직원들 간의 갈등해소로 병원 이직률이 낮아진다.
- 병원홍보, 마케팅에 참여로 병원경영에 도움을 준다.
- 의사의 진료에 대한 집중력이 높아지고 수입이 증대된다.
- 대기시간 관리와 면밀한 상담 등을 통해 진료서비스에 대한 만족도가 높아진다.

04
- 서비스 마인드
- 열정과 리더십
- 전문 지식과 서비스 기술
- 자신의 면모를 표현하는 이미지 메이킹 스킬(Image Making Skill)
- TPO 시간(Time), 장소(Place), 상황(Occasion)을 고려하여 자신을 표현하는 기술

05
- TPO 시간(Time), 장소(Place), 상황(Occasion)을 고려하여 자신을 표현하는 기술

## 제2장

### 객관식

01 ④　02 ①　03 ④　04 ②　05 ①

### 주관식

01

| 구분 / 요소 | Hardware적 CS요소 | Software적 CS요소 | Humanitary적 CS요소 |
|---|---|---|---|
| | 고객이 직접적으로 접하는 물질적인 요소 | 고객과 직·간접적으로 접하는 무형의 요소 | 무료진료, 사회적 공헌 정도, 명성, 병원정보 등 |
| | 병원시설, 진료장비, 진료환경, 주차장, 부대시설 등 | 제품 및 서비스를 제공하는 제공자 즉 직원들과 접하면서 느끼게 되는 요소 | 직원태도, 복장, 말투, 친절, 처리절차, 전화응대 등 |

02
① 이질성 (Heterogeneity)
② 무형적(Intangibility)
③ 소멸성(Perishability)
④ 동시성(Inseparability)

03 병원조직의 목적은 병원의 사회적 역할과 경영목적을 조직구성원의 노력과 자원의 조직화를 통해 가장 효율적이고 효과적으로 달성하는 것이다. 즉, 조직화 과정을 통해서 조직의 유효성을 최대화하고 아울러 다양한 이해관계 집단의 요구를 조화롭게 수용하는 것이다.

**04** 고객만족이란 고객이 재화나 서비스를 구매하려고 사용할 때 제공받은 제품이나 서비스가 고객의 욕구 및 기대를 최대한 충족하는 것을 의미한다.

**05**
- 의원과 치과의원, 한의원 [1차 병원]
- 병원, 치과병원, 한방 병원 [2차 병원]
- 요양병원 [2차 병원]
- 종합병원 [3차 병원]

## 제3장

### 객관식

**01** ① **02** ② **03** ③ **04** ① **05** ③

### 주관식

**01** 내적 이미지, 외적 이미지

**02**
- 자신을 알라
- 자신을 개발하라
- 자신을 포장하라
- 자신을 말하라
- 자신에게 진실하라

**03**
- 평소 거울을 자주 보는 습관을 기른다.
- 얼굴 근육 훈련과 표정 훈련을 지속적으로 한다.
- 밝고 좋은 생각과 마음의 여유를 가지려는 노력을 기울인다.
- 근육 훈련만으로 표정이 자연스럽게 밝아지는 데는 한계가 있다는 점을 명심한다.

**04**
- 바른 몸가짐은 바른 행동의 기본이다.
- 겉으로 보이는 용모도 인격의 일부분이다.
- 용모는 직업의식의 적극적 표현이다.
- 단정한 몸차림은 상대방에게 신뢰를 주고, 좋은 대인관계의 바탕이 되며, 일의 성과에도 영향을 준다.
- 때와 장소에 맞는 몸가짐은 자신을 소중히 할 뿐만 아니라 자신의 삶을 풍요롭게 한다.

**05**
- 감정이입
- 건강증진
- 실적향상
- 마인드 컨트롤
- 신바람
- 호 감

## 제4장

### 객관식

**01** ② **02** ④ **03** ④ **04** ① **05** ②

### 주관식

**01**

| | | |
|---|---|---|
| 에티켓(Etiquette) | 예의범절 | • 선택의 여지가 없는 '의무사항'이라 할 수 있음<br>• 사람으로서 지켜야 하는 당연한 도리 |
| 매 너(Manner) | 방법, 방식, 태도 | • 복수형으로 예의범절<br>• 제3자의 '희망사항' 이라 할 수 있음(선택사항) |
| 예절(禮節) | | • 사회생활에 있어서 남에게 실례가 되지 않도록 하기 위해 공손하고, 삼가는 몸가짐<br>• 사회질서를 유지하기 위하여 지켜야 할 도리 |

**02**
- 상대방의 눈을 보는 응대
- 일대일 응대
- 차별 없는 응대
- 선착순 응대

**03**

| | |
|---|---|
| 내향형(Introversion) | 외향형(Extraversion) |
| 직관형(Intuition) | 감각형(Sensing) |
| 감정형(Feeling) | 사고형(Thinking) |
| 인식형(Perceiving) | 판단형(Judging) |

**04**

| 신중형(Conscientiousness) | 안정형(Steadiness) |
|---|---|
| 사교형(Influence) | 주도형(Dominance) |

**05** 명함을 건넬 때와 마찬가지로 일어선 채로 두 손으로 받는다. 이때 "반갑습니다."라고 한마디 덧붙이는 것이 좋다. 명함을 받으면 그 자리에서 상대방의 기관명, 직위, 성명을 확인하여 대화 도중에 상대방의 신원사항을 잊어버려 명함을 꺼내보는 일이 없도록 한다. 상대방의 이름이 읽기 어려운 한자일 경우는 상대방에게 물어서 확인한다. 명함을 동시에 서로 주고받을 때는 오른손으로 주고, 왼손바닥으로 받아 오른손 바닥으로 받쳐 들고 인사하며, 상대방이 먼저 명함을 꺼냈으면 일단 명함을 받은 후 나의 명함을 꺼내어 오른손으로 건네준다.

## 제 5 장

### 객관식

**01** ① **02** ③ **03** ④ **04** ② **05** ③

### 주관식

**01**
- 진료 차트에 내용을 정확하게 기록한다.
- 질(Quality)을 강조한다.
- 고객의 마음을 이해한다.
- 시각적인 자료를 다양하게 활용한다.
- 고객의 참여를 적극적으로 유도한다.
- 신뢰성과 책임감 있는 상담자의 태도를 보인다.
- 진료 내역에 대한 상세한 설명을 하고, 세부가격 내역서를 제공한다.

**02**
- 경 청
- 사실인정
- 공감표현
- 문제해결

**03**
- 고객을 위해 최선을 다하려는 마음자세
- 자신의 업무와 고객에 대한 완벽한 이해
- 고객의 입장이 되어 자신의 마음을 바꾸어 생각해보는 자세
- 자신의 감정을 때와 장소에 따라 조절할 수 있는 자세
- 자신이 하고 있는 일을 즐기는 마음
- 항상 업무에 대한 자신을 키우려는 자세
- 순간, 순간 상황에 맞는 대처능력을 키우려는 자세

**04** 언어적 커뮤니케이션, 비언어적 커뮤니케이션

**05** 문제인식, 공감, 해결방법 모색, 현장적용, 불만사례 매뉴얼 구축활용

## 제 6 장

### 객관식

**01** ③ **02** ④ **03** ① **04** ② **05** ①

### 주관식

**01** 진실의 순간"(MOT : moment of truth) 또는 "결정적 순간"을 말한다.

**02**
- 정보 접점 : 광고매체, 전화, 홈페이지, 게시판, 병원의 이미지 등
- 대인 접점 : 접수창구직원, 간호사, 의사, 안내요원, 경비원 등
- 시설 접점 : 휴게실, 대기실, 주차장, 병원건물, 의료기기 / 장비, 화장실 등

**03**
- 병원의 진료능력
- 병원시설의 제한
- 의료의 진료계획
- 환자의 편리한 시간대

04 • 예약 확인
• 고객의 의견 존중
• 고객의 개성 존중
• 고객의 시간 존중

05 • 협력업체만족도조사(FSI : Family Satisfaction Index)
• 직원만족도조사(ESI : Employee Satisfaction Index)
• 외부고객만족도조사(CSI : Customer Satisfaction Index)
• 부서 간 만족도조사(ICSI : Internal Customer Satisfaction Index)

## 제7장

### 객관식

01 ④ 02 ② 03 ④ 04 ④ 05 ③

### 주관식

01 제품, 가격, 유통, 촉진

02 • 감성 마케팅
• 온라인 마케팅
• VIP마케팅

03 CRM(Customer Relationship Management : 고객관계관리)의 사전적인 의미는 고객과 관련된 자료를 분석하여 고객 특성에 기초한 마케팅 활동을 계획, 지원, 평가하는 관리체계를 의미하며 영업, 마케팅, 고객관리 프로세스를 모두 포괄한다.

04 병원의 내부 환경을 분석하여 강점과 약점을 발견하고, 외부환경을 분석하여 기회와 위협을 찾아 강점은 살리고 약점은 보완하며, 기회는 활용하고 위협은 억제하는 마케팅 전략 수립이다.
• 강점 : 경쟁기업과 비교하여 소비자로부터 강점 파악
• 약점 : 경쟁기업과 비교하여 소비자로부터 약점 파악
• 기회 : 외부환경에서 유리한 기회요인 파악
• 위협 : 외부환경에서 불리한 위협요인 파악

05 • Needs : 음식물과 같은 인간의 기본적인 요구사항
• Wants : 인간의 필요에 대한 구체적인 제품이나 서비스에 대한 바람.
• Products, Offerings : 구체적인 욕구를 충족시키는 재화, 서비스, 행사, 경험, 조직체, 사람, 정보, 아이디어, 홍보 등이다.

## 제8장

### 객관식

01 ④ 02 ② 03 ① 04 ③ 05 ②

### 주관식

01 • 지금 당장 계획을 세워라.
• 자기 평가
• 새로운 기술과 경험을 습득하라.
• 과거로부터 배워라.
• 돈에 관한 균형 잡힌 사고를 가져라.
• 사람을 소중하게 생각하라.

02 • 리더로부터 격려, 지도를 바라는 관리자와 작업자들과의 관계를 잘 유지할 수 있어야 한다.
• 외부환경을 충분히 활용하며 투자가, 고객, 이사회 등과 같이 조직의 성공에 영향을 미치는 위치에 있는 조직 외부의 사람들과 관계를 잘 설정하여야 한다.
• 제품과 서비스의 개발, 생산 공정, 조직구조, 정보관리 체계를 포함하여 조직의 모든 운영방식을 만들어야 하며 이에 영향을 미칠 수 있어야 한다.
• 고객의 취향, 기술 또는 세계 경제의 변화처럼

미래의 세계에서 조직에 매우 중요한 시사점을 던져 줄 발전들을 평가하고 대비하듯이, 미래를 예견하는 능력을 가져야 한다.

**03** • 직원 교육
• 조직 내 갈등 관리
• 비전제시 및 가치 공유
• 후배 인력 양성
• 구성원과의 신뢰감 형성

**04** 인적 자원의 유지관리란 인적 자원 확보, 개발, 활용, 보상, 유지와 관련되는 모든 전반적인 활동을 말한다.

**05** 업무의 효율성과 표정 좋은 자세, 동작의 기본, 좋은 이미지형성을 갖추도록 노력하는 자세가 기본이다.

## 제 9 장

### 객관식

**01** ④ **02** ④ **03** ① **04** ② **05** ③

### 주관식

**01** • 노동집약적 조직
• 동기요인의 다양성
• 다양한 직종의 집합
• 이질집단의 집합조직
• 통제와 조정의 어려움
• 의존적이면서 배타적인 인간관계

**02** • 시간과 노력의 낭비 방지
• 구성원의 이동이나 부재 시 업무 공백 방지
• 불필요한 문서들로 인한 사무실 공간 효율성 저해 방지
• 과거의 경험과 노하우를 제대로 관리, 보관, 보존하여 경제적 이득과 업무발전 도모

**03** • 흐름도
• 런 차트
• 파레토 차트
• 브레인스토밍
• 명목집단기법
• 원인 및 결과도
• 상호작용 집단법

**04** QI는 질 향상의 일시적인 활동이 아니라 지속적으로 시행해야함을 강조하는 질관리 용어이다. 효율, 적정성, 수용성, 합법성, 형평성, 효능 및 효과가 있다.

**05** • 너무 많은 절차
• 의사소통의 부족
• 핵심 지도자의 상실
• 기능 장애적인 문화
• 통합과 균형의 부족
• 공통된 방향성의 결여

# 제1회 코디네이터 모의시험

**01** 바람직한 상담환경이 아닌 것은?

① 가급적이면 오픈된 공간을 활용한다.
② 환자의 이해를 돕기 위한 시각적인 자료를 준비해 둔다.
③ 메모도구나 달력, 거울 등을 모아둔다.
④ 정의의 공간으로 상담의 위치를 정한다.

**02** 설득의 원리에서 가장 많이 차지되는 순서로 바르게 연결된 것은 무엇인가?

① 논리적 근거 > 감정적 측면 > 신뢰적 측면
② 신뢰적 호감 > 감정적 측면 > 논리적 근거
③ 감정적 측면 > 신뢰적 호감 > 논리적 근거
④ 논리적 근거 > 공감과 경청 > 이성적 측면

**03** 의료산업의 경쟁이 심화되는 이유가 아닌 것은 무엇인가?

① 대기업의 의료산업 분야 진출로 대형병원의 감소
② 병원 의원들의 전문 클리닉화, 체인화, 그룹화, 대형화
③ 의학전문 대학원 도입과 직업의식의 변화로 의사 증가
④ 전국의 단일생활권으로 경쟁병원 확대

**04** 비즈니스 매너로 옳지 않은 것은?

① 명함은 전용의 지갑 등에 깨끗이 보관한다.
② 명함을 드릴 때 정중례로 하면서 드린다.
③ 명함에는 메모를 하지 않는다.
④ 명함을 드릴 때 소속과 이름을 정확하게 말한다.

**05** 병원코디네이터로서 원무업무를 볼 때 접수등록에 해당되는 업무가 아닌 것은 무엇인가?

① 고객의 건강보험 급여 여부를 확인한다.
② 인적사항은 고객의 프라이버시이기 때문에 공개된 장소에서 받지 않는다.
③ 선택 진료여부와 담당 의사 선택을 위한 정보를 제공한다.
④ 받으실 진료가 보험인지 성형목적으로 비보험인지를 확인한다.

**06** 진료를 마감하는 고객에게 필요한 상담으로 맞는 것은 무엇인가?

① 고객 스스로 느끼지 못한 좋은 점에 대하여 설명한다.
② 가장 시급한 진료가 무엇인지 확인한다.
③ 고객의 인적사항을 체크한다.
④ 진료의 흐름과 비용을 설명한다.

**07** 바람직한 서비스커뮤니케이션이 아닌 것은?

① 격려나 긍정적인 마음으로 대화하기
② 권유형이나 의뢰형으로 말하기
③ 수용의 정신으로 판단하고 생각하기
④ 상대방에 대한 존중과 적절한 반응하기

**08** 의료관광의 구성요소로 맞지 않는 것은 무엇인가?

① 적절한 비용
② 수준 높은 의료기술
③ 고객응대 서비스
④ 고객알선마케팅

**09** 전화 커뮤니케이션의 마인드는 친절, 신속, 예의, (　　)이다. 괄호 안에 들어가는 말은?

① 정확
② 준비
③ 정성
④ 마음가짐

**10** 리더십의 역할이 아닌 것은?

① 조직의 성장과 발전을 위한 분석과 지휘
② 수용적으로 병원의 문제점 발견 및 평가
③ 조직구성원들이 성과를 올릴 수 있는 분위기 조성
④ 적절한 동기부여로 조직원의 자아실현 도모

**11** MOT의 설명으로 옳은 것은 무엇인가?

① MOT는 고객유지마케팅을 의미한다.
② MOT는 카누경기에서 유래했다.
③ MOT는 결정적 순간을 의미한다.
④ MOT는 얀칼슨 사장이 품질관리로 제창하였다.

**12** 병원인사관리의 필요성에 대한 이유가 바르게 연결된 것은 무엇인가?

① 공정한 인사 – 인권을 존중하여 불평이 없는 인사관리가 필요하다.
② 인화단결 – 직원계층간의 유대감과 소외감이 없는 인사관리가 필요하다.
③ 공정한 보상 – 직무배당과 승진, 상벌, 평가 등이 공정한 인사관리가 필요하다.
④ 안정보장 – 해당직무에 대한 공정한 대가를 지급하여 불평이 없는 인사관리가 필요하다.

**13** 병원접점이 아닌 것을 고르시오.

① 건물간판
② 병원 홈페이지
③ 병원 접수대
④ 건물카페테리아

**14** 서비스의 4가지 특징이 아닌 것은?

① 무형성
② 이질성
③ 비동시성
④ 소멸성

**15** SWOT 요소의 사례를 잘못 들은 것은 무엇인가?

① 위협 – 경제적으로 소비자 위축된 것이 우리병원의 위협이 될 수 있다.
② 강점 – 미용 및 성형 고객의 증가 추세로 우리병원에 유리하게 작용된다.
③ 약점 – 진료장비의 낙후로 잦은 고장으로 고객의 불만이 많다.
④ 기회 – 주변의 아파트와 상가 밀집지역이라서 상주주민들이 많으며 노출이 쉽다.

**16** 서비스 태도의 영역이 아닌 것은?

① 열정
② 애정
③ 평가
④ 리더

**17** 상담의 자세로 옳지 않은 것은 무엇인가?

① 고객을 존중하는 마음을 가진다.
② 고객이 이해 할 수 있도록 말의 속도를 천천히 한다.
③ 연령과 관계없이 존칭을 한다.
④ 충분한 설명과 도구 활용으로 고객의 이해를 돕는다.

**18** 방향지시 자세로 올바르지 않은 것은?

① 손가락을 모으고 손바닥 전체를 펴서 방향을 가리킨다.
② 손등을 보이게 하여 손목을 굽지 않도록 한다.
③ 오른쪽 방향은 오른손으로 왼쪽 방향은 왼손을 사용한다.
④ 가장 좋은 방향안내는 동행이다.

**19** 병원상품의 가격책정을 할 때 고려할 점으로 적당하지 않은 것은 무엇인가?

① 병원 상품의 원가와 시설장비의 투자를 고려하여 가격책정을 해야 한다.
② 타 병원과 차별성이 있거나 특별한 진료상품이라면 고객의 저항력은 고려대상이 아니다.
③ 병원은 전문 인력으로 구성되어 있기 때문에 일반상품보다 병원상품은 인력비용이 많은 차지를 한다.
④ 주변 병원을 모니터링 하여 적정한 비용을 설정하고 치료비에 대한 확실한 근거를 마련해야 한다.

**20** 접점요소가 잘못 연결된 것은 무엇인가?

① 시설접점 - 주차시설, 건물, 인테리어 요소
② 인적접점 - 친절도, 의사소통, 매너
③ 정보접점 - 장비, 기구, 시스템
④ 인적접점 - 성실성, 이미지, 태도

# 제2회 코디네이터 모의시험

**01** 의료서비스 만족 요소가 아닌 것은?

① 신뢰성
② 반응성
③ 보장성
④ 무형성

**02** 원무 관리의 업무 범위가 아닌 것은 무엇인가?

① 전반기능업무
② 중앙기능업무
③ 후방기능업무
④ 협의관리업무

**03** DISC의 설명으로 옳지 않은 것은 무엇인가?

① 다양한 고객 유형을 익혀 현장에서 고객을 유형별 특징을 파악하여 응대할 수 있다.
② 주도형, 사교형, 친숙형, 신중형의 4가지 영역으로 구분된다.
③ 개인의 행동이나 성격 등을 파악하여 그에 대한 접근을 쉽게 할 수 있다.
④ 자신의 행동유형을 알고 강점을 활용하고 단점을 극복할 수 있다.

**04** 서비스태도의 영역이 아닌 것은?

① 열정
② 애정
③ 평가
④ 리더

**05** 병원 인사관리의 필요성에 대한 이유가 바르게 연결된 것은 무엇인가?

① 공정한 인사 – 인권을 존중하여 불평이 없는 인사관리가 필요하다.
② 인화단결 – 직원계층간의 유대감과 소외감이 없는 인사관리가 필요하다.
③ 공정한 보상 – 직무배당과 승진, 상벌, 평가 등이 공정한 인사관리가 필요하다.
④ 안정보장 – 해당직무에 대한 공정한 대가를 지급하여 불평이 없는 인사관리가 필요하다.

**06** 전화 커뮤니케이션의 마인드는 친절, 신속, 예의, (　　)이다. 괄호 안에 들어가는 말은?

① 정확　　② 준비
③ 정성　　④ 마음가짐

**07** 불만의 원인이 되는 부정적 서비스가 아닌 것은?

① 기대가 충족되지 못했기 때문에
② 병원의 사정으로 고객이 원하는 약속시간보다 앞당겨 질 때
③ 자신의 피해를 보고 있다고 생각할 때
④ 설명이 부족하여 오해가 생겼을 때

**08** 예약의 원칙이다. 옳지 않은 것은?

① 약속시간은 고객이 원하는 대로 많이 잡는다.
② 도착 후 늦어도 10분 안에 볼 수 있도록 한다.
③ 문제 환자의 경우 다른 환자와 같이 약속을 잡지 않는다.
④ 초진 고객의 예약은 가급적 빨리 해준다.

**09** 고객관리마케팅의 핵심을 잘 설명한 것은 무엇인가?

① 상품에 관점을 두고 있다.　　② 고객점유율이 경쟁요소이다.
③ 판매에 주된 목적이 있다.　　④ 판매자 위주의 마케팅이다.

**10** 접점요소가 잘못 연결된 것은 무엇인가?

① 시설접점 – 주차시설, 건물, 인테리어 요소
② 인적접점 – 친절도, 의사소통, 매너
③ 정보접점 – 장비, 기구, 시스템
④ 인적접점 – 성실성, 이미지, 태도

**11** 병원코디네이터의 필요성이 아닌 것은?

① 면밀한 상담과 진료계획 설정으로 진료서비스의 만족도 증가
② 의사의 진료에 대한 집중력이 증가하고 병원 수익이 증가됨
③ 병원홍보 마케팅의 참여로 병원경영에는 도움이 됨
④ 대기시간의 관리로 환자들의 불만발생률을 증가시킨다.

**12** 병원의 질 향상을 저해하는 요인으로 설명이 옳지 않은 것은 무엇인가?

① 조직의 비전과 목표의식이 뚜렷하지 않은 경우
② 질 향상 업무를 수행할 수 있는 리더의 부재
③ 고객의 다양한 욕구를 충족시킬 수 없는 재정적인 이유와 진료부의 권위의식
④ 병원의 복잡한 절차와 단계

**13** 서비스는 비표준적이고 고도로 가변적이기에 서비스를 하는 사람마다 다르게 나타나는 것은 무엇인가?

① 무형성
② 이질성
③ 비동시성
④ 소멸성

**14** 마케팅 개념의 변화를 잘 설명한 것을 고르시오.

① 사회지향적인 마케팅 – 시장지향적인 마케팅 – 판매지향적인 마케팅 – 생산지향적인 마케팅
② 시장지향적인 마케팅 – 판매지향적인 마케팅 – 생산지향적인 마케팅 – 사회지향적인 마케팅
③ 시장지향적인 마케팅 – 생사지향적인 마케팅 – 사회지향적인 마케팅 – 판매지향적인 마케팅
④ 생산지향적인 마케팅 – 판매지향적인 마케팅 – 시장지향적인 마케팅 – 사회지향적인 마케팅

**15** 직장매너이다. 옳지 않은 것은?

① 출근은 20분 전에 하고 퇴근은 업무가 끝난 후에 한다.
② 지각과 결근 시에는 동료에게 업무에 관한 협조를 구하여 고객에게 피해가 가지 않도록 한다.
③ 보고를 할 때는 먼저 지시한 것부터 한다.
④ 지시를 받을 때는 끝까지 들은 후 질문과 의견을 제시한다.

**16** 다음의 문장에서 괄호 안에 맞는 용어는 무엇인가?

( )이란 직무담당자가 직무의 성과와 중요도, 난이도 등을 분석, 수집하는 과정이다

① 직무수행
② 직무분석
③ 직무명세서
④ 직무기술서

**17** 의료관광 코디네이터로서 갖춰야 할 능력이 아닌 것은 무엇인가?

① 관광시장 분석과 나라별 의료관광 선호도 분석
② 고객소통 능력과 의료상담 능력
③ 신뢰적인 이미지를 갖춘 전통적인 외모
④ 의료 관광법 습득과 국제적 의료분쟁 대응력

**18** 이미지 관리 중 옳지 않은 것은?

① 헤어스타일은 짧게 커트하거나 묶어 올리는 것보다 긴 머리를 유지하는 것이 좋다.
② 메이크업은 따뜻한 느낌을 주는 색으로 자연스럽게 한다.
③ 유니폼은 자주 세탁해서 입고 다림질에 주의해야 한다.
④ 귀걸이는 귀에 부착하는 형태로 지나치게 크거나 늘어지는 것을 피한다.

**19** 고객응대의 기본 원칙이 아닌 것은?

① 일대일 응대
② 차별 없는 응대
③ 예약순 응대
④ 눈을 보며 응대

**20** 정중한 인사로 감사를 표현하거나 사과를 할 때, 진료가 종결된 고객을 배웅할 때 사용하는 인사는 무엇인가?

① 보통례
② 목례
③ 정중례
④ 감사례

# 제3회 코디네이터 모의시험

**01** 병원상품의 가격책정을 할 때 고려할 점으로 적당하지 않은 것은 무엇인가?

① 병원 상품의 원가와 시설장비의 투자를 고려하여 가격책정을 해야 한다.
② 타 병원과 차별성이 있거나 특별한 진료상품이라면 고객의 저항력은 고려대상이 아니다.
③ 병원은 전문 인력으로 구성되어 있기 때문에 일반상품보다 병원상품은 인력비용이 많은 차지를 한다.
④ 주변 병원을 모니터링 하여 적정한 비용을 설정하고 치료비에 대한 확실한 근거를 마련해야 한다.

**02** 대기실 관리를 하려고 한다. 옳지 않은 것은?

① 대기시간이 길어지는 것을 대비해 볼거리를 다양하게 한다.
② 환자의 동의하에 실제 환자의 수술 장면을 볼 수 있게 제작하여 홍보한다.
③ 고객층에 맞는 읽을거리의 다양성이 필요하다.
④ 진료상품의 패키지 및 메뉴판으로 고객들에게 진료에 대한 접근성을 높인다.

**03** 리더십의 역할이 아닌 것은?

① 조직의 성장과 발전을 위한 분석과 지휘
② 수용적으로 병원의 문제점 발견 및 평가
③ 조직구성원들이 성과를 올릴 수 있는 분위기 조성
④ 적절한 동기부여로 조직원의 자아실현 도모

**04** 전화 커뮤니케이션의 마인드는 친절, 신속, 예의, (　　)이다. 괄호 안에 들어가는 말은?

① 정확　　② 준비
③ 정성　　④ 마음가짐

**05** 병원코디네이터 채용 시 고려할 점이 아닌 것은 무엇인가?

① 병원근무를 위한 직업의식과 올바른 가치관 측정
② 고객과의 친밀한 관계성을 위한 대인관계 능력 측정
③ 직무에 맞는 적합한 능력을 갖고 있는지의 지식 측정
④ 직원과 고객을 통솔할 수 있는 강한 리더십 측정

**06** 병원의 질 행상을 저해하는 요인으로 설명이 옳지 않은 것은 무엇인가?

① 조직의 비전과 목표 의식이 뚜렷하지 않은 경우
② 질 향상 업무를 수행할 수 있는 능력 있는 리더의 부재
③ 고객의 다양한 욕구를 충족시킬 수 없는 재정적인 이유와 진료부의 권위의식
④ 병원의 복잡한 절차와 단계

**07** 정중한 인사로 감사를 표현하거나 사과를 할 때, 진료가 종결된 고객을 배웅할 때 사용하는 인사는 무엇인가?

① 보통례　　② 목례
③ 정중례　　④ 감사례

**08** 질 향상이 일시적인 활동이 아니라 지속적으로 시행해야 함을 강조하는 질 관리 용어는 무엇인가?

① Risk Management　　② TQM
③ CQI　　④ QA

**09** 고객응대의 기본 원칙이 아닌 것은?

① 일대일 응대　　② 차별 없는 응대
③ 예약순 응대　　④ 눈을 보며 응대

**10** 마케팅 개념의 변화를 잘 설명한 것을 고르시오

① 사회지향적인 마케팅 - 시장지향적인 마케팅 - 판매지향적인 마케팅 - 생산지향적인 마케팅
② 시장지향적인 마케팅 - 판매지향적인 마케팅 - 생산지향적인 마케팅 - 사회지향적인 마케팅
③ 시장지향적인 마케팅 - 생사지향적인 마케팅 - 사회지향적인 마케팅 - 판매지향적인 마케팅
④ 생산지향적인 마케팅 - 판매지향적인 마케팅 - 시장지향적인 마케팅 - 사회지향적인 마케팅

**11** MOT의 설명으로 옳은 것은 무엇인가?

① MOT는 고객유지마케팅을 의미한다.
② MOT는 카누경기에서 유래했다.
③ MOT는 결정적 순간을 의미한다.
④ MOT는 얀칼슨 사장이 품질관리로 제창하였다.

**12** 원무 관리의 업무가 아닌 것은 무엇인가?

① 전반기능업무 ② 중앙기능업무
③ 후방기능업무 ④ 협의관리업무

**13** 상담의 절차와 주요 포인트가 연결되지 못한 것은 무엇인가?

① 경청 - 듣고, 말하고, 질문하여 고객의 욕구를 파악하는 것이 중요하다.
② 가치설득 - 증례로 신뢰를 주며 실용 가치를 강조하여 설득을 할 수 있다.
③ 반론 - 고객의 의문을 해결시키고 부적절한 부분을 이해시켜야 한다.
④ 종결 - 마음의 변화가 있기 전에 결제를 촉구하는 것이 좋다.

**14** 의료관광코디네이터로서 갖춰야 할 능력이 아닌 것은 무엇인가?

① 관광시장 분석과 나라별 의료관광 선호도 분석
② 관광소통 능력과 의료상담 능력
③ 신뢰적인 이미지를 갖춘 전통적인 외모
④ 의료관광법 습득과 국제적 의료분쟁 대응력

**15** 고객심리에 따른 행동 유형 중 팔짱을 끼거나 다리를 꼰 자세는 무엇을 의미하는가?

① 긍정적인 신호이다. 기대와 약간의 걱정의 표현이다.
② 곰곰이 생각하는 것이다.
③ 자기 방어 자세이다.
④ 거부반응의 부드러운 표현이다.

**16** 불만 고객 응대 시 3변의 변화가 아닌 것은?

① 사람의 변화
② 조직시스템의 변화
③ 시간의 변화
④ 장소의 변화

**17** 병원에서 활용되는 마케팅으로 쉽게 접근할 수 없는 것은 무엇인가?

① 소개자 마케팅
② 오감 마케팅
③ 내부게시판 마케팅
④ 전단지 마케팅

**18** 서비스의 4가지 특징이 아닌 것은?

① 무형성
② 이질성
③ 비동시성
④ 소멸성

**19** 직장매너이다. 옳지 않은 것은?

① 출근은 20분 전에 하고 퇴근은 업무가 끝난 후에 한다.
② 지각과 결근 시에는 동료에게 업무에 관한 협조를 구하여 고객에게 피해가 가지 않도록 한다.
③ 보고를 할 때는 먼저 지시한 것부터 한다.
④ 지시를 받을 때는 끝까지 들은 후 질문과 의견을 제시한다.

**20** 병원코디네이터의 상담 역할에 대하여 잘못 설명한 것은 무엇인가?

① 환자의 욕구를 파악할 수 있다.
② 고객과의 관계를 증진시킬 수 있다.
③ 검사결과를 진단하고 계획한다.
④ 의사를 도와 고객에게 치료적 조언을 한다.

# 모의고사 답안

## 제1회

| | | | | | | | | | |
|---|---|---|---|---|---|---|---|---|---|
| 01 ① | 02 ② | 03 ① | 04 ② | 05 ② | 06 ① | 07 ③ | 08 ④ | 09 ① | 10 ② |
| 11 ③ | 12 ② | 13 ④ | 14 ③ | 15 ② | 16 ③ | 17 ③ | 18 ② | 19 ② | 20 ③ |

## 제2회

| | | | | | | | | | |
|---|---|---|---|---|---|---|---|---|---|
| 01 ④ | 02 ② | 03 ② | 04 ③ | 05 ② | 06 ① | 07 ② | 08 ① | 09 ② | 10 ③ |
| 11 ④ | 12 ③ | 13 ② | 14 ④ | 15 ③ | 16 ② | 17 ③ | 18 ① | 19 ④ | 20 ④ |

## 제3회

| | | | | | | | | | |
|---|---|---|---|---|---|---|---|---|---|
| 01 ② | 02 ② | 03 ② | 04 ① | 05 ④ | 06 ③ | 07 ④ | 08 ③ | 09 ④ | 10 ④ |
| 11 ③ | 12 ② | 13 ④ | 14 ③ | 15 ③ | 16 ② | 17 ④ | 18 ③ | 19 ③ | 20 ③ |

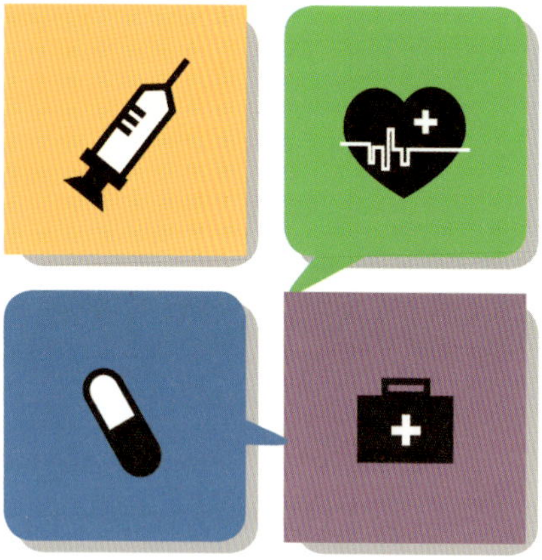

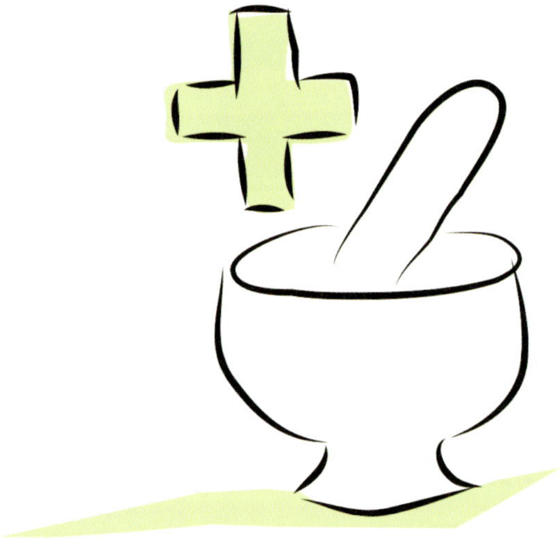

# Part 02

# 서비스 실무

# Chapter 01 피부과 코디네이터

## 1 피부과의 개요

피부과는 피부 및 피부 부속기에 증상이 나타나는 모든 질환을 진료하고 치료하는 분야이다. 기존의 경구약, 도포제, 냉동 치료, 광선 치료, 면역 치료 등 많은 치료법을 이용해 여러 피부과 질환들을 치료하며, 최근에는 레이저 치료술이 발달하여 많은 피부과 영역에서 레이저를 사용하고 있다.

### (1) 역사 및 발전사

피부는 사회적 흐름에 따라 치료의 목적과 더불어 미용의 목적이 함께 발전되었다.

피부과에서는 접촉 피부염 및 피부 알레르기, 피부 병리 및 피부 종양, 감염성 피부 질환, 광 의학, 기미 및 색소성 질환, 모발, 아토피 피부염, 건선 및 구진 인설성 피부 질환, 여드름, 피부외과, 레이저, 백반증, 피부 혈관 질환, 결체조직 질환 및 수포성 피부 질환, 피부 노화 분야 등 분야의 세분화로 전문성이 높아졌다.

## 2 피부과의 역할

최근 서구화된 식습관과 환경 그리고 강한 자외선 노출 및 현대인의 스트레스, 그 외 뚜렷한 원인 없이 내분비계통의 호르몬 영향으로 광범위한 피부질환들이 발생되고 있다.

이에 피부과에서 진료하고 있는 대표적인 질병은 다음과 같다.

- 직업피부질환
- 약진, 홍반과 두드러기 : 약물 발진, 다형홍반, 두드러기
- 구진인설질환 : 건선, 박탈피부염, 유건선, 편평태선
- 물집질환 : 유사천포창, 보통 천포창, 낙엽 천포창
- 피부부속기 질환 : 여드름, 주사, 탈모, 손발톱질환
- 색소 이상증 : 백반증, 기미, 흑자, 주근깨
- 피부혈관질환, 결합조직질환 : 홍반성 루푸스, 피부경화증, 피부 근육염

- 표피와 부속기의 모반과 종양 : 피부 종양, 점
- 습진 : 아토피 피부염, 접촉 피부염, 지루성 피부염, 동전모양습진, 건조 습진, 부위별 습진
- 감염피부질환 : 세균 피부질환, 진균성 피부질환, 결핵성 피부질환, 기생충성 피부질환, 바이러스성 피부질환
- 가려움증, 정신피부질환과 신경 피부질환 : 가려움증, 만성단순태선, 가려움발진, 발모벽, 인공피부염
- 물리적 피부질환과 스포츠 피부질환 : 화상, 땀띠, 열성 홍반, 동창, 동상, 침수족, 굳은살, 티눈, 이물 반응

피부과에서 상담을 진행하기 위해 코디네이터는 피부에 적용되는 시술의 범위와 피부의 변화, 호전이 되는 피부조직의 위치 등 전문적인 지식을 갖추고 있어야 한다.



## (1) 피부의 구조

### 1) 표 피

표피는 피부의 바깥쪽을 말하며 외부 자극으로부터 피부를 보호한다. 표피에는 혈관과 신경이 없고, 각질층, 과립층, 유극층, 기저층으로 이루어져 있으며 세포가 표면으로 이동하면서 각질이 된다. 각질층은 피부를 관리한다는 의미로 외관상 보이는 피부인 각질층 표면을 정리하는 것을 말한다. 주기적으로 세포분열을 통해 새로운 세포를 생성하는 기저층에서는 피부의 밝기에 영향을 주는 멜라닌 색소가 만들어 진다.

### 2) 진 피

진피는 표피 밑에 있는 피부층으로 피부의 탄력과 보습에 영향을 주고 살균작용을 한다. 진피는 신경을 가지고 있으며 피부에서 매우 중요한 조직으로 망상층, 유두층으로 구분된다. 피부의 두께와 주름을 결정하고 피부의 탄력과 수분을 유지하는 역할을 한다. 노화가 진행되면 콜라겐과 엘라스틴의 생성이 감소되어 피부가 저하되며, 수분 부족으로 인한 건조증상을 유발한다.

### 3) 피하 지방층

피하조직은 진피와 근육 사이에 있는 부분으로서 지방을 함유하고 있어 피하지방 조직이라고 부른다. 탄성조직으로 구성되어 있어 외부의 충격이나 내부의 압력에 저항하고, 표피와 진피에 영양분을 공급하여 열의 방출을 막아준다.

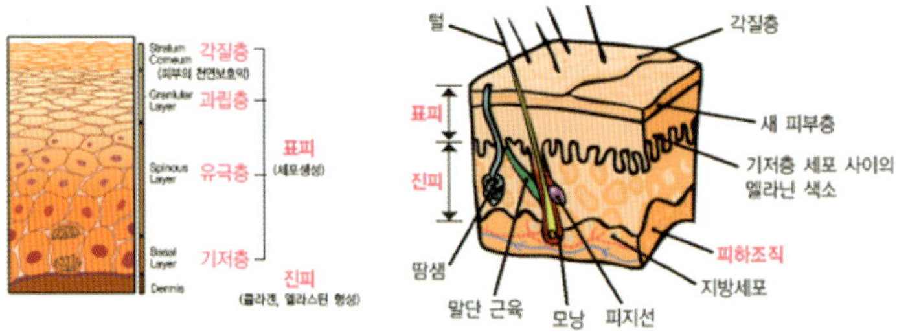


[그림 1-1] **피부의 구조**

**피부색을 결정하는 요소**

- 멜라닌
- 혈액소
- 각질층의 두께
- 나 이
- 건강 상태
- 혈관의 분포(혈액량)
- 카로텐
- 개인차
- 계절

HOSPITAL COORDINATOR

## (2) 피부의 기능

### 1) 보호 및 장벽 기능

피부는 외부에 노출되어 있어서 유해 물질과 직접 접촉하지만, 피부 표면의 세포막이 미생물 증식, 물리적, 화학적 물질, 자외선 및 광선 등 외부환경으로부터 피부를 보호한다.

### 2) 체온조절작용

피부는 열의 부도체로서 체온을 조절하는 기능을 한다. 피부에 존재하는 많은 혈관은 체온의 변화에 빠르게 적응할 수 있다. 체온 상승 시 모세혈관을 확장하여 땀으로 열을 발산하고, 외부의 온도가 떨어질 시 모세혈관의 기모근의 수축으로 열을 지키는 등 시상하부에 있는 체온조절중추가 자율신경을 통해 일정한 체온으로 유지시킨다.

### 3) 분비작용

피부에는 피지선과 한선이 있어 땀과 피지, 노폐물을 분비할 수 있고 이들이 결합하여 천연보호막인 표피지질을 만든다. 피부의 피지선은 피지와 노폐물을 배출하고 수분 함유량을 유지한다. 피부는 땀을 통해서 노폐물을 배출하는 기능이 있어서 맑은 피부를 유지하도록 돕는다.

### 4) 지각작용

피부에는 지각을 할 수 있는 신경들이 존재한다. 차가움을 느끼는 Krause소체, 통각과 촉각을 느끼는 자율말초 신경, 압각을 느끼는 Vater-Pacini소체, 온각을 느끼는 Ruffini소체, 촉각을 느끼는 Meissner소체, 촉각과 자극 속도를 탐지하는 Merkel disk, 털의 움직임을 감지하는 모낭신경말단이 있다.

### 5) 표정기능

사람의 얼굴에는 감정 상태를 표현할 수 있는 30여 개의 근육이 있다. 반복적으로 사용하는 근육의 피부는 주름이 형성되어 얼굴의 고유한 인상을 결정짓는다. 근육의 사용이 많아서 생기는 주름에는 눈가, 미간, 이마 및 팔자 주름 등이 있다.

### 6) 흡수작용

피부표면의 지방막은 수용성 물질의 침투가 어렵지만 지용성 물질을 흡수한다. 피부의 다양한 약제와 화장품 및 기타 제제의 경피 흡수가 가능한데, 각질층과 피부 표면의 피지는 산소와 영양분의 흡수 능력을 저지시키기 때문에 아름다움을 유지하기 위하여 각질과 피지를 관리하는 역할이 필요하다.

### 7) 대사 작용 및 면역 반응

피부에서는 비타민 D의 생성이 가능하며 피하지방에서는 영양소의 저장과 신진대사가 일어날 수 있다. 신체의 방어체계를 제어하고 자극하는 신호 물질인 사이토카인이 분비되어 면역과 염증 반응에 대처할 수 있다.

## 3 피부과의 특성

피부과에서는 색소질환, 주름, 피지, 여드름, 레이저 관리, 레이저 외 시술, 약물 부작용으로 인한 피부질환들을 관리하게 된다. 피부의 유형별 특징과 그에 따른 피부 관리, 질환별 나타나는 현상과 원인, 임상양상에 대하여 이해해야 한다.

### (1) 피부의 유형 및 피부 관리

피부는 사람마다 외모가 다르듯이 개인차가 많다. 대부분 20세가 되면 완전한 성인피부가 되고, 나이가 증가함에 따라 서서히 노화가 시작된다. 노화는 자연의 섭리에 따라 발생하는 것으로 지속적인 관리와 노력으로 지연시킬 수 있다. 따라서 개개인 피부의 유형을 정확하게 파악하고, 그에 따른 피부 관리를 권장해야 한다.

피부의 유형에는 정상피부, 건성피부, 지성피부, 민감성피부, 복합성피부, 여드름 피부, 기미피부가 있다. 피부 타입의 특징 및 피부 관리는 [표 1-1]에 제시된 바와 같다.

[표 1-1] **피부 타입의 특징 및 피부 관리**

| 피부타입 | | 특 징 | 피부 관리 |
|---|---|---|---|
| 정상 피부 | | • 피부의 혈색이 좋고 광택이 있음<br>• 피지와 땀의 분비가 적당하여 부드럽고 촉촉한 느낌<br>• 화장이 잘 받음 | • 계절의 변화를 고려하여 일상적 관리<br>• 충분한 수면과 적당한 운동, 균형 잡힌 식습관으로 현재의 상태를 유지하는 데 목적 |
| 건성 피부 | | • 각질이 많이 생김<br>• 보습력이 없어서 피부 당김과 잔주름이 많이 생김<br>• 탄력이 없고 피지 분비량이 불규칙적 | • 수분 공급이 가장 중요함<br>• 순한 제품을 사용해야 함<br>• 물을 많이 마시고 영양공급 필요 |
| 지성 피부 | | • 피부가 번들거리며 피부 결이 거칠고 모공이 큼<br>• 여드름이 생기며 화장이 잘 지워짐 | • 이중 세안으로 피부를 청결하게 보호<br>• 수분선 화장품을 사용하며, 모공을 막거나 자극적인 화장품의 사용 절제 |
| 민감성 피부 | | • 표피가 얇아 얼굴이 쉽게 붉어지고, 열이 쉽게 나며 조그만 자극에도 예민하게 반응<br>• 실핏줄이나 모세혈관의 확장으로 피부색이 일정하지 않음 | • 지나친 세안과 알코올이 함유된 토너 등은 자극제한<br>• 자외선과 외부자극으로부터의 진정 위주로 관리 |
| 복합성 피부 | | • T존 부위에 피지 분비량이 많으며 번들거림<br>• 눈 밑은 건조하고 잔주름이 형성되며 이마와 볼에 트러블이 생김 | • 건조해지기 쉬운 눈과 입 주위는 유분을 공급하고 T존 부위는 세심한 세안<br>• 순한 화장품으로 유·수분 조절 |
| 기타 피부 | 여드름 | • 피부 전체에 피지 분비물이 많고 피부 표면에 과각질화 현상<br>• 피부 결이 거칠고 피부색이 칙칙함 | • 철저한 세안, 유분이 많은 화장품 사용 절제, 살균성이 있는 수분 공급 화장수 사용<br>• 피지 제거를 위한 머드팩 사용 |
| | 기미 | • 피부 표면이 얇아 보이며 외부 자극에 민감<br>• 햇빛에 얼굴이 칙칙해지며 피곤에 의하여 기미가 진해짐 | • 강한 자외선과 뜨거운 외부환경을 피하는 것이 좋음<br>• 비타민 C가 함유된 식품류를 섭취하고 정신적 스트레스를 피하며 충분한 휴식과 수면 |

## (2) 과 색소 질환

### 1) 기미(Melasma)

기미는 표피에서만 없어진 것으로 완치가 되지 않고, 건강이 좋지 않으면 치료한 기미가 다시 올라 올 수 있다. 기미가 올라오는 원인은 약하지만 유전적인 영향, 자외선, 임신, 피임약, 호르몬 질환, 갑상선 기능, 화장품에 의해서 나타난다. 기미는 일광 노출이 되는 이마, 뺨, 윗입술, 관자놀이 부위에 다양한 크기의 갈색반이 올라온다.

### 2) 주근깨(Freckle)

주근깨는 관리만 잘하면 더 이상 악화되지는 않는다. 기미가 외부환경에 의한 후천적인 것에 비해 주근깨는 5~6세에 생기기 시작하면서 성인이 되어 옅어지는 선천적인 질환이다. 자외선 노출에 의해 멜라닌 색소가 과다 침착되어 발생하기도 한다. 주근깨는 얼굴, 목, 어깨, 손 등의 일광 노출 부위에 주로 발생한다.

### 3) 지루 각화증(검버섯, Seborrheic Keratosis)

자외선에 의한 광노화에 가장 많은 영향을 받는 색소질환이다. 자연 소실이 불가능하므로 반드시 치료가 필요하다. 또한 지루 각화증은 노화과정과 연관이 있어 연령이 증가함에 따라 크기와 수가 증가하고, 얼굴과 손등, 팔, 목 등에서 자주 나타난다.

### 4) 오타모반(Ota's neves)

오타모반은 살아있는 점으로 점점 커지기 때문에 조기치료가 필요하다. 1938년 오타에 의해서 처음 기술된 질환으로 진피 내의 멜라닌 세포에 의해 색소침착이 발생하지만, 발생기전이나 원인이 불명확하고, 유전적인 경향은 없는 것으로 알려져 있다. 오타모반은 갈색, 회청색, 흑청색의 반점이 삼차신경의 제1 및 제2분지가 지배하는 부위인 눈 주위, 관자놀이, 이마, 광대뼈 부위, 코 부위에 나타난다.

### 5) 후천성 양측성 오타 모반

기미와 비슷하지만 20대 초반에 발병한다. 후천성 양측성 오타 모반은 조기 치료를 하지 않으면 진피층까지 내려가게 된다. 기미보다도 치료의 효과가 좋고, 표피와 진피의 위축 또는 변성 등에 의해서 유발될 수 있다.

#### 6) 흑자(Lentigo)

흑자는 잡티로 멜라닌 세포의 기능이 활발하여 발생하는 색소성 반점이다. 일광노출과 관련 없이 유년기에 안면과 구강점막을 포함한 피부에 나타나는 단순흑자, 중년기 이후에 안면, 목, 손등 주로 일광노출된 부위에 생기는 노인성 흑자가 있다.

#### 7) 점(Spot)

점은 모반 세포의 증식이 원인이며, 유아 시기에는 표피와 진피 사이에 위치하고 나이가 들면 진피내로 증식하게 된다.

#### 8) 하안와구 색소침착 및 색소성 화장품 피부염

하안와구 색소침착은 눈 아래 피부가 어두워지는 현상으로 다크써클 이라고도 한다. 한편 색소성 화장품 피부염은 화장품의 잘못된 사용으로 발생하는 색소침착이다.

### (3) 저색소 질환

저색소 질환은 일반치료와 시술이 불가능한 질환으로 큰 전문병원에서만 치료가 가능하다. 증상으로는 백반증, 탈색모반, 백색증 등으로 나타나게 된다.

#### 1) 백반증(Vitiligo)

백반증의 원인은 확실하지 않으나 다양한 가설로 자가 면역설, 신경 체액설, 멜라닌 세포 자가 파괴설, 기타 고유 세포 결손과 유전 요인이 제시되고 있다. 백반증의 발생연령은 40세 이전에 발병되고, 가족력은 30%, 무증상이며 백반 부위의 털이 탈색, 노출 부위에 호발 한다. 태양광선의 노출, 스트레스, 임신, 자극이나 상처는 백반증을 악화 시키는 요인이 된다.

#### 2) 탈색 모반(Nevus depogmentosus)

탈색 모반은 효과적인 치료가 없으며, 멜라닌 세포에서 형성된 멜라닌 소체가 각질 형성세포로 이동하지 않는 것이 원인이 되어 나타난다. 규칙적인 모양부터 톱니모양의 경계를 보이는 다양한 크기의 백색반이 편측성으로 나타나고, 가족력이 없는 선천적인 질환으로 병변은 몸통, 하복부, 하지 등에 나타난다.

### 3) 백색증( Albinism )

백색증은 근친결혼에 의한 상 염색체성 열성 유전이 원인이 된다. 멜라닌 세포는 존재하나 멜라닌 합성 결핍으로 멜라닌이 거의 없는 것으로 피부 백색증, 얼굴 백색증으로 나타난다. 치료법은 효과적인 치료 방법이 없어 화상을 입을 수 있는 일광노출을 피하고, 광선 차단제를 도포하는 것이 최선이다.

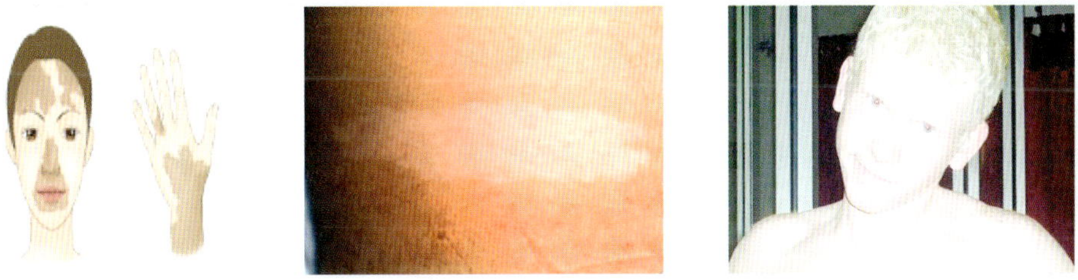

[그림 1-2] 저색소 질환 백반증(첫 번째), 탈색모반(두 번째), 백색증(세 번째)



## (4) 주 름

### 1) 원 인

내적인 혈액 순환의 장애와 유전적 소인, 영양상태, 스트레스, 질병과 외적인 자외선, 바람, 추위나 비누, 화장품 등에 의한 피부자극 및 직업의 작업 환경 등이 원인이 되어 주름이 생겨난다.

### 2) 종 류

수분의 손실로 인해서 발생하는 주름과 피하지방의 감소로 인하여 발생하는 일시적인 주름, 표피 및 진피의 탄력섬유와 교원섬유의 파괴에 의한 진성 주름이 있다.

### 3) 연령별 주름 발생과정

25세~39세에 보통 눈 주위의 탄력을 잃는 피부변화가 나타나기 시작하고, 40세에 들어서면서 코와 윗입술 사이에 이어진 움푹 들어간 인중혈이 있는 곳에 주름이 더욱 깊어진다. 입술 윗부분이 처지고, 양미간과 이마 주름이 발생한다. 50세에는 목에 주름이 생기고, 아래턱이 처지기 시작하며 60세 이후부터 얼굴의 피부와 뺨의 피하조직이 얇아지면서 중력에 의해 피부에 탄력이 없어지며 처짐 현상이 나타난다.

#### 4) 치 료

화학적인 박피, 기계적인 박피, 레이저를 이용한 시술, 자가 지방 혹은 히알루론산을 주사하는 주입법, 근육마취법인 보톡스, 수술에 의한 방법인 안면 거상술과 기타 비타민을 주사하는 등의 다양한 방법이 있다.

### (5) 피 지

#### 1) 피지(Sebum)의 성분

피지에서 분비하는 피지와 표피에서 생산되는 지질로 구성되어 있다. 성분은 스쿠알로(squalene)가 12%, 왁스 에스터(wax ester)가 25%, 중성지방(triglyceride) 57%, 그 외 약간의 콜레스테롤 포함하고 있다.

#### 2) 피지의 기능

피지는 동물에게 있어서 채취유발, 성적 흥분을 유도하는 역할을 하며 반사작용을 한다. 인간의 피지는 모발이 있는 곳에서는 모발 보호 역할을 한다. 모발이 없는 곳은 표피에 있는 지방 성분과 함께 피지가 피부의 수분 손상 방지 및 외부로부터 피부를 보호하는 역할을 한다.

#### 3) 피지선의 성장 및 조절

피지선은 손바닥과 발바닥을 제외한 전신에 분포하고 있으며, 피지선은 태생 13~14주 사이에 성장하게 된다. 출생 시에는 산모의 남성호르몬인 안드로겐에 의해서 크기가 증가되며 소아기를 거치면서 크기가 감소된다. 20~30대 사이에 피지선은 완전히 성숙하고, 여성은 60~70대 이후, 남성은 80대 이후에 점차 감소하게 된다.

피지 분비를 조절하는 것은 안드로겐, 에스트로겐, 합성비타민 A제제가 있다.

### (6) 여드름

여드름은 얼굴(99%), 등(60%), 가슴(15%)에 발생한다. 주로 구진이나 농포는 피부의 상층부에 발생하는 염증반응이다. 결절이나 낭종은 보다 깊은 하층부에서 일어나는 피부 염증 반응이 나타나고, 임상경과는 악화와 호전을 반복하는 경향이 있다. 여드름의 치료에는 약물 국소도포, 경구투여, 물리적 요법, 박피술, 여드름 흉터 치료법이 있다.

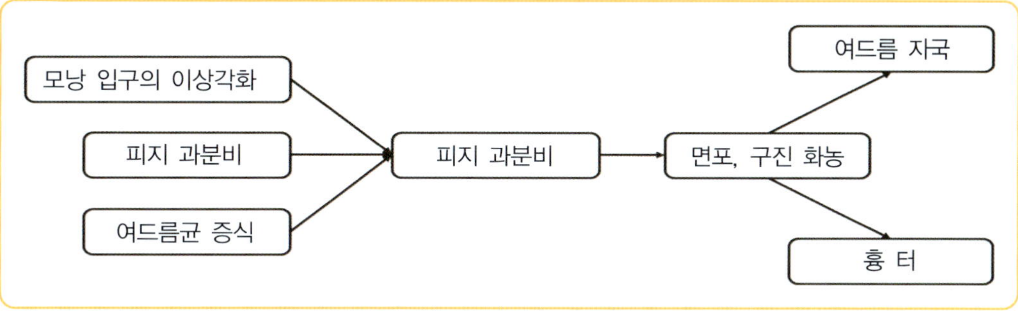


[그림 1-3] 여드름 진행 과정

## (7) 레이저 종류와 기능

### 1) 더블로 리프팅

강한 초음파 열에너지(HIFU)를 이용하여 진피층과 SMAS(근막)층에 각각 자극을 주는 비수술 방법으로 한 번의 시술로도 피부 당김이 이루어져 주름개선과 리프팅효과를 동시에 볼 수 있는 방법이다.

- 진피(Dermis) : 콜라겐세포의 섬유아세포로 여러 타입의 콜라겐 생산
- SMAS(Superficial Muscloaponeurotic System) : 피부 처짐과 주름의 원인이 되는 주된 표정 근육층
- 적응증 : V라인, 탄력, 주름, 처진 눈썹, 턱 밑살

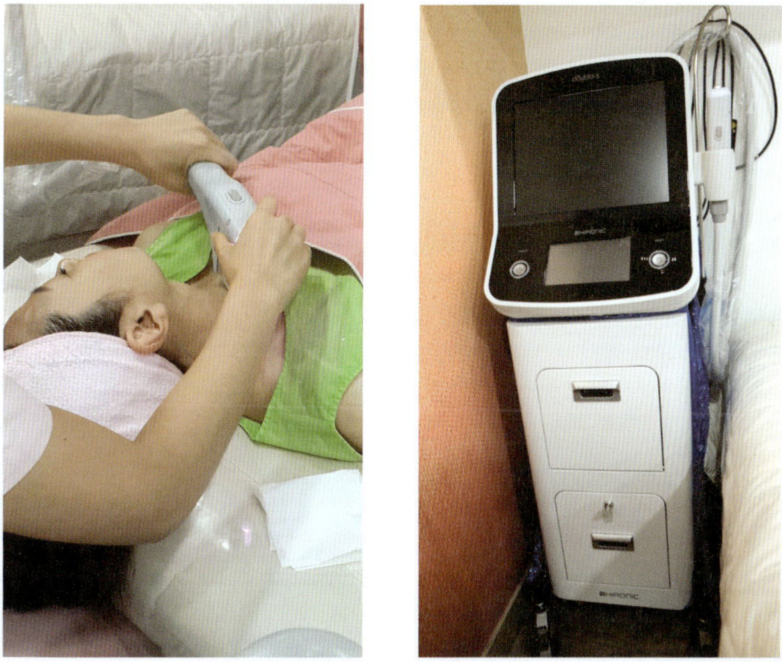

[그림 1-4] 더블로 리프팅 시술 및 기계

## 2) I2PL( Intense Pulsed Light)

I2PL은 아주 강한 파장의 빛을 주기적으로 방출시켜서 여러 가지 피부질환을 치료하는 시술로 얼굴 전체를 치료하며 복합적인 파장의 빛이 골고루 도달하게 하여 한 번의 치료로 주근깨, 잡티 등의 색소질환은 물론 홍조, 칙칙한 피부 톤 등 기존에 치료하기 어려웠던 증상을 동시에 치료한다.

- 적응증 : 기미, 주근깨, 잡티, 모공, 안면홍조, 잔주름, 제모

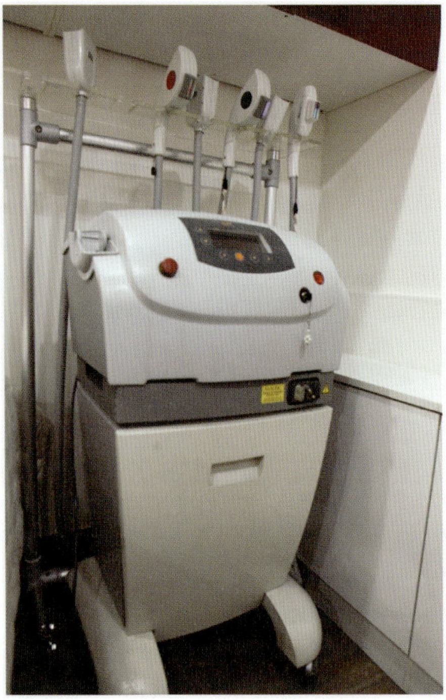

[그림 1-5] I2PL 시술

### IPL 주의사항

- 장시간 차단이 되는 썬 크림을 발라준다.
- 1주일 동안 사우나, 찜질방, 무리한 운동은 삼가한다.
- 시술 부위에 열을 가하면 좋지 않다.
- 차가운 팩과 냉찜질이 좋다.
- 3주 동안 무리한 마사지, 각질 제거제를 사용하지 않는다.
- 세안은 가볍게 하고, 보습제나 재생크림으로 관리해 준다.
- 시술 부위에 각질 및 작은 딱지가 생기면 자연적으로 떨어질 때까지 기다린다.

### 3) E-토닝 및 레이저 토닝

1064nm 파장대의 Spectra VRM Q-스위치 모드로 주위 조직에 대한 손상과 흉터 걱정 없이 기미와 색소부위 멜라닌 색소만을 선택적으로 파괴하는 색소성 병변을 치료하는 기계이다. 동양인의 깊고 짙은 기미제거 치료에 좋고 효과적으로 진피 콜라겐 활성화를 촉진한다. 통증이 거의 없고, 색소침착 등 부작용 발생우려가 거의 없다.

- 적응증 : 기미, 잡티, 검버섯, 오타모반

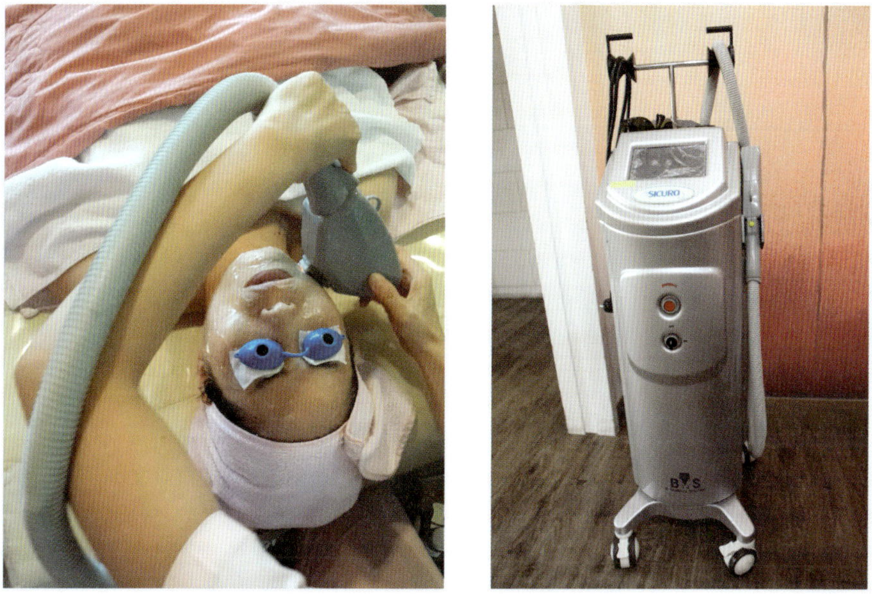

[그림 1-6] E-토닝 및 레이저 토닝 시술 및 기계

### 4) 프락셀

마이크로 레이저 빛(500~2,000개)을 피부 표피층부터 진피층까지 침투시켜 자극을 받은 피부 조직이 정상적인 피부 조직으로부터 재생활동을 촉진시킴으로써 콜라겐 및 탄력섬유의 생성과 증식을 통해 다양한 피부 질환을 개선할 수 있다.

- 적응증 : 여드름 자국 및 흉터, 눈 및 입가 주름 개선, 피부 톤 밑 피부결 개선, 모공 축소, 피부탄력, 튼 살, 미백

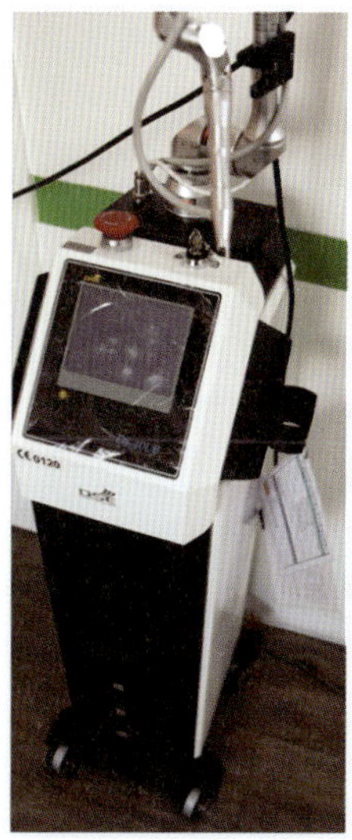

[그림 1-7] 프락셀

**레이저 시술 후 주의사항**

- 시술 후 붉은 증상이나 약간의 통증은 3~4시간 정도 지나면 사라진다.
- 색소가 더 짙어 보일 수 있으며, 딱지가 생기는 경우 보통 7~10일 정도 후에 자연스럽게 탈락될 때까지 자극을 피해준다.
- 시술 받는 동안에는 딥 클렌징이나 각질 제거제 사용은 피한다.
- 시술 후 건조해질 수 있으며 충분히 보습제를 발라 주시면 좋다.
- 시술 후 1주일간은 격한 운동이나 사우나, 찜질방은 피해주시고, 간단한 샤워는 가능하다(시술 당일 얼굴에서 땀이 나거나, 열이 날 수 있는 행동은 금물입니다.).
- 기초 마지막 단계에서는 꼭 자외선 차단제를 발라준다.
- 시술 후 2~3일 정도는 술, 담배를 삼가한다.
- 기타 궁금하신 사항이 있으시면 병원으로 전화 주시거나 내원한다.

HOSPITAL COORDINATOR

## (8) 레이저 외 시술

### 1) MTS(Microneedle Thearpy System) 또는 더마스탬프(Derma stamp)

수백개의 미세바늘이 달려있는 롤링형태의 기구 또는 스탬스가 표피에 자극을 주어 진피 재생을 유도하는 방법이다.

- 적응증
  - 약물의 피부장벽 투과율 증가
  - 활동성 여드름 개선 효과
  - 탈락 효과(필링 효과)
  - 상처 치유과정에서의 콜라겐 증식
  - 흉터(화상흉터) 개선 효과

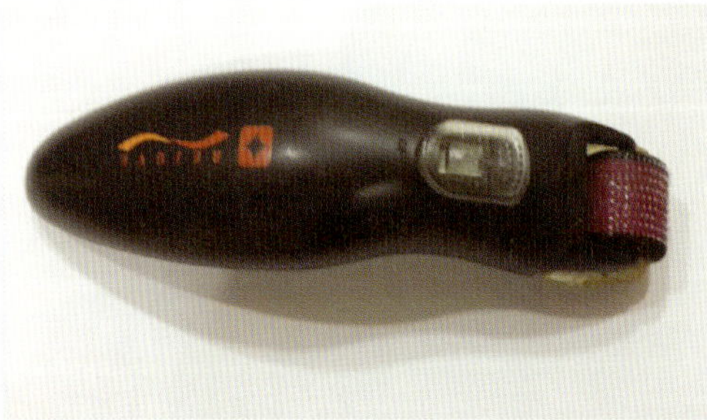

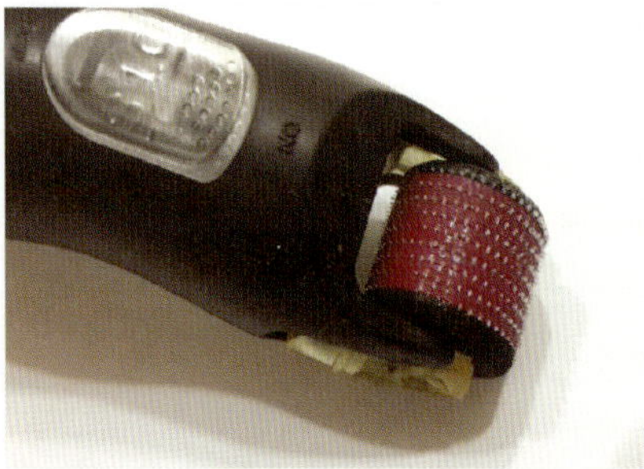

[그림 1-8] MTS

## 2) PRP(Platelet Rich Plasma)

혈소판이 풍부한 혈장이란 뜻으로 혈장과 혈구의 분획 사이에 함유된 농축성분이다. 혈소판 내에 풍부하게 있는 성장인자를 이용하여 줄기세포를 활성화시켜 피부를 재생 시키는 시술이다.

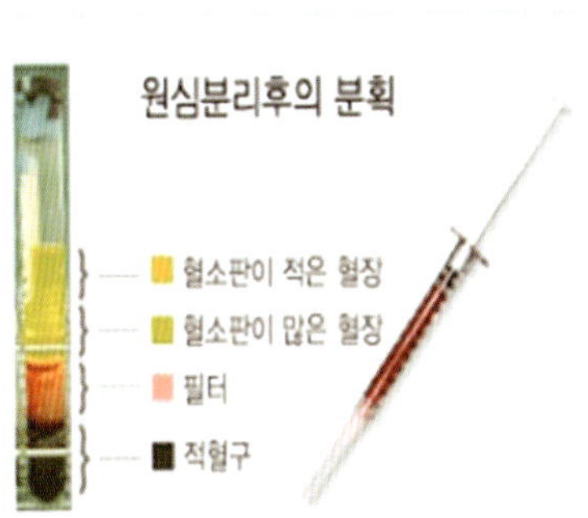




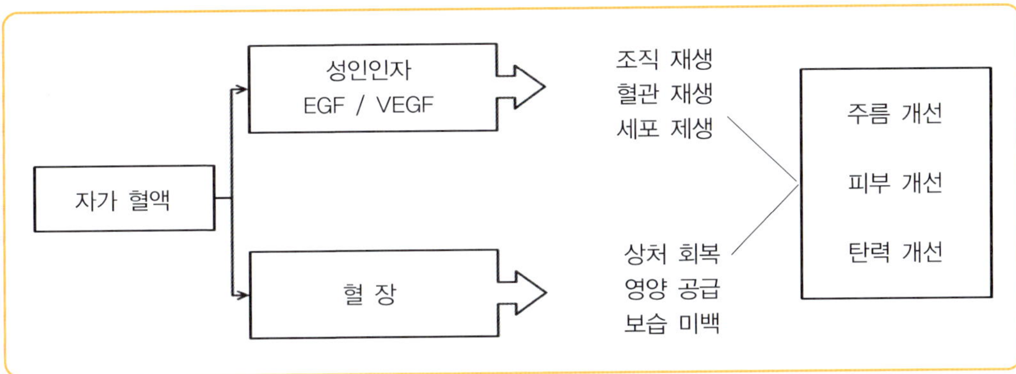


[그림 1-9] PRP의 원리 및 효과

**PRP 자가 혈 피부 재생술의 장점**

- 자연스럽고 효과적인 지속성
- 알레르기와 같은 부작용이 없어 안심
- 다른 시술과의 병행에 의한 상승효과
- 간단한 시술로 일상생활 가능

HOSPITAL COORDINATOR

## 3) MGF(Multi Growth Factor)와 PRP(Platelet Rich Plasma) 차이점

MGF와 PRP의 차이점은 [표 1-2]를 통해 확인 할 수 있다.

[표 1-2] MGF와 PRP의 차이점

| MGF(Multi Growth Factor) | PRP(Platelet Rich Plasma) |
|---|---|
| • 초기단계의 줄기세포 성장인자와 다른 성분을 혼합해 농축함<br>• 나이와 건강상태에 영향을 받지 않음<br>• 시술 후 몇 시간 또는 1~2일 후 효과<br>• 통증이나 부작용 없음<br>• 혈액 추출하지 않음<br>• 시술과정, 시술 시간도 빠름 | • 자신의 혈액을 추출, 혈소판이 많이 함유된 혈액 사용<br>• 건강상태에 따라 효과에 영향<br>• 시술 후 10일~28일에 효과 나타남<br>• 통증, 멍 들거나 붓는 현상이 발생<br>• 다량의 혈액을 추출해야 함<br>• 시술 과정이 번거로움 |

### 4) PDT(Photodynamic Therapy)

광역동 요법으로 빛이나 레이저에 반응하는 광 과민제를 피부에 침투시킨 후 특정파장 및 혹은 레이저를 조사하여 치료하는 방법이다. 원하는 부위를 선택적으로 파괴하거나 재생시키는 치료법이다.

- 적응증
  - 여드름 약 복용에 부담을 느끼시는 분
  - 잦은 재발성 여드름으로 장기 치료가 필요하신 분
  - 여드름 치료와 함께 피지 과다, 모공 확대, 블랙헤드 등 동시에 치료를 원하시는 분

### 5) 도트필링

특수 화학약품(TCA)을 이용하여 흉터가 생긴 부분을 집중적으로 박피하는 방법으로 흉깊은 흉터 부분의 진피 층에서 콜라겐이 재생되면서 건강한 피부를 만들게 되며 흉터부분이 좋아지게 된다.

### 6) 스킨 스케일링

초음파와 글리콜릭산이나 쿰스 용액을 이용하여 각질층만 제거하는 것으로 가벼운 박피이다. 여드름 등의 염증이 쉽게 가라앉고 치료약물의 흡수를 높이는 역할을 한다.

- 적응증
  - 성인 여드름에 효과적
  - 기본적인 여드름 제거
  - 여드름으로 변할 수 있는 피지를 미연에 방지
  - 여드름 생성을 근본적으로 막아줌

### (9) 약물 부작용과 피부질환

#### 1) 약진(Drug eruption)

약물을 내복, 주사, 좌약, 흡입 및 경피적 방법으로 투여한 후에 본래의 목적과 달리 피부에 발진이 발생한 경우를 의미한다.

원인은 면역학적, 비면역학적 반응에 의해서 발생한다. 한 가지 약물이 여러 가지 형태의 발진을 유발하기도 하고, 서로 다른 약물이 동일한 병변을 보일 수도 있다. 반구진상 약진, 두드러기가 비교적 흔하게 나타난다.

전신의 증상으로 고열, 간 장애, 신장 장애, 조혈기관의 손상 등이 나타나게 되면 치료를 위해 원인 약제를 즉각적으로 투여 중지하고, 용법, 용량을 선택 및 조절하여 항히스타민제나 스테로이드를 투여한다. 경증은 대부분 예후가 좋은 편이다.

#### 2) 스테로이드 부작용

전신적 부작용으로 부신 기능 억제, 고혈당증, 당뇨병 등이 발생하며, 국소적 부작용으로 표피에서는 피부위축, 건조증, 백반증과 유사한 탈색 병변이 나타나고, 진피에서는 섬유모세포 증식을 억제하여 혈관이 충격에 의해 쉽게 파열된다. 혈관의 경우 혈관이 확장 되어 부종, 염증, 농포를 형성하게 된다. 그 외에 여드름 발진, 수포 형성, 안면의 주사성 발진, 홍반, 모낭염, 피부 궤양, 알레르기성 접촉피부염, 비립종 등이 나타난다.

## 4 피부과의 코디네이터 업무 역할

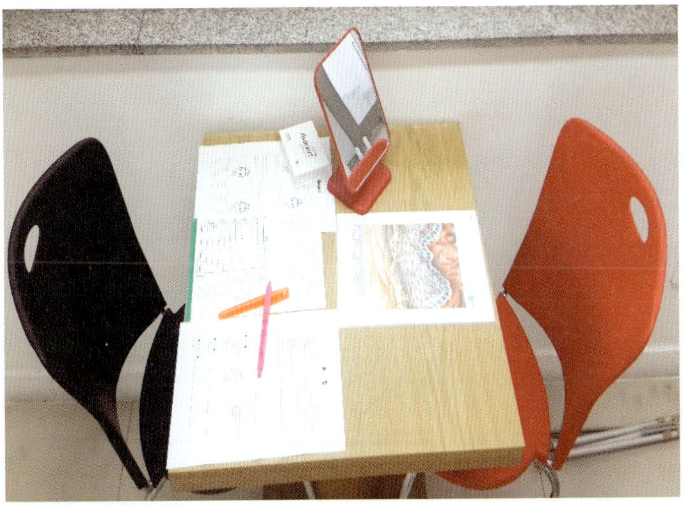

[그림 1-10]

## (1) 업무종류

① 접수, 수납, 고객응대
② 전화 상담 및 고객 치료 예약 안내
③ 고객 관리
④ 재무 · 회계 관리
⑤ 물품(의료, 일반) 관리
⑥ 병원 마케팅(각종 매체, 제휴, 원내 프로모션 기획)
⑦ 직원 관리 및 서비스 교육
⑧ 의료 보험 청구

## (2) 코디네이터의 대화법

### 1) 들어주기

짧은 시간에 효율적 상담을 위해 대화의 방향을 잡아주는 것이 코디네이터의 역할이다.

고객이 질문에 편하게 답할 수 있도록 중간에 끊지 않고, 고객이 말하고 있는 동안 시선은 고객의 눈가와 가슴 위를 본다. 고개를 끄덕이거나 '예' 소리, 입술과 눈가에 약간씩 힘을 주는 표정으로 긍정하고 공감하고 있다는 몸짓을 보여준다. 고객이 말하는 순간부터 자연스럽게 가끔씩 중요한 부분은 메모를 한다. 서로의 의자 높이가 같아야 하고, 상담 테이블이 너무 커 멀리 떨어져 있게 되면 고객의 목소리가 커진다. 가능한 너무 맞은편 앞이나 바로 옆이 아닌 그 중간쯤이 좋다.

### 2) 말하기

상담을 할 때 큰 소리로 말한다고 해서 더 잘 들리는 것은 아니다. 코디네이터가 많은 말을 하게 되면 설득력이 없어진다. 달변 보다는 진실 되고 솔직한 한마디가 고객의 마음을 열기 때문에 고객을 상담하고 싶다면 고객의 눈을 바라보고 한 번의 진한 미소는 열 마디 보다 더 많은 말을 전달할 것이다. 고객을 향한 몸짓과 적당한 제스처는 또 하나의 말이 된다.

### 3) 고객과의 대화내용

고객과의 상담 중에는 정치, 남의 험담, 종교, 사생활, 음담패설은 피해야 한다. 고객 상담에는 피부에 관한 내용과 건강, 문화, 취미생활, 이미지 메이킹, 메이크업 등 생활정보가 상담의 주를 이루어야 한다.

### (3) 피부 관리 상담을 위한 7가지 조건

#### 1) 애 정

고객 최선을 다하고, 자기직업을 사랑하고, 정성이 가득한 상담을 하여야 한다.

#### 2) 지식과 경험

이론과 실기, 고객에 대한 애정과 경험을 좀 더 발전되고 새로운 것을 받아들일 수 있는 유연성을 가져야 한다.

#### 3) 고객의 요청사항이 우선

고객이 원하는 것을 최대한 존중하고 상담하여야 한다.

#### 4) 들을 때와 말할 때의 구분

상담은 기본적으로 상담자가 들어주고 함께 공감을 하는 것으로 고객이 주가 되어 이루어져야 한다.

#### 5) 결과를 기다리는 자세

때로는 상담의 결과가 내일 아니면 두 달 후에 나타날 수도 있다. 최선을 다했다면 믿음을 갖고 고객의 변화되는 모습을 기다려야 한다.

#### 6) 상담 중 고객의 반이 NO일 때 준비

고객은 상담한 것 들을 모두 선택하지 않을 수 있다. 고객의 부정과 거절에 미소로서 다시 시작할 수 있는 마음가짐이 필요하다.

#### 7) 눈높이 낮추기

고객의 연령, 성격, 직업, 학력 등을 고려하여 오해의 소지를 만들지 않도록 눈높이에 맞는 대화법과 사용어휘를 선택하여 상담을 진행한다.

**상담 시 주의사항**

- 진료 차트에 상담 내용을 기록한다.
- 비용문제를 확실하게 해둔다.
- 질문을 유도한다.
- 전문용어의 사용에 주의한다.
- 진료비에 대해 사과하지 않는다.
- 치료계획 시 환자의 참여를 유도한다.
- 짧은 문장을 사용한다.

HOSPITAL COORDINATOR

Chapter 02 체형 및 비만 클리닉 코디네이터

## 1 체형 및 비만클리닉의 개요

비만의학(obesity medicine)이란 최근 심각한 공중보건 문제로 대두하고 있는 과체중 또는 비만을 해결하기 위하여 의학적 관리 및 처치를 하는 의학을 뜻한다.

과체중 혹은 비만은 많은 만성 질병들을 악화시키며, 그 예로는 고혈압, 관절염, 담석증, 고지혈증 그리고 골격계통의 질환 등이 있다. 비만이 신체적 건강에 주는 영향 외에 수많은 정신적, 사회심리학적 영향들이 존재한다. 정신적 사회심리학적 요소들은 궁극적으로 건강과 전반적인 안녕상태에 영향을 미치기 때문에 비만의 사회적인 영향은 매우 광범위하게 나타난다.

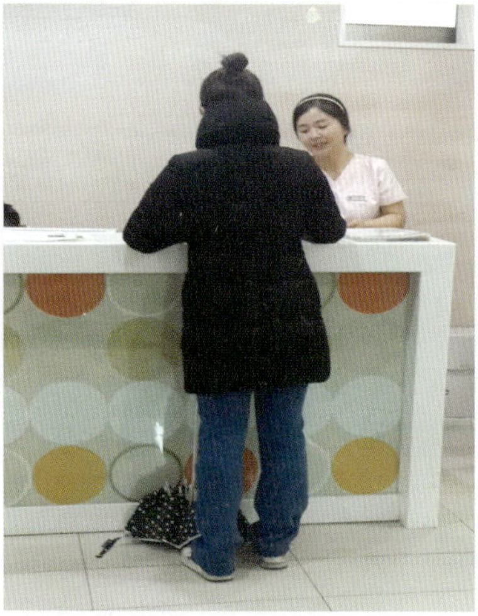

[그림 2-1]

체중과 신장으로 공식화되어 있는 체질량지수(BMI)는 체중과 질병 사이에서의 관계를 평균적으로 평가하는 역학 연구에 일반적으로 사용되고 있다. 비만은 체중, 유전자 기능, 건강 상태, 기초 대사량, 섭취량, 활동량, 인종, 그리고 내분비 호르몬에 영향을 받으며, 체중의 변화와 비만의 시작 시점(유아기, 사춘기 또는 성인기)은 건강에 중요한 영향을 가져올 수 있다.

### (2) 역사 및 발전사

예나 지금이나 사람들이 살을 빼려는 목적은 다양하다. 고대부터 근대까지 비만은 시대에 따라 새롭게 규정되었으며, 다이어트를 하는 방법도 계속 변화되어 왔다.

#### 1) 고 대

다이어트(diet)의 어원은 그리스어 디아이타(diaita)에서 유래했다. 디아이타는 체중감량을 위한 올바른 식이요법이라는 의미 뿐만이 아니라 생활방식이라는 넓은 의미를 지닌다. 즉 건강을 인간의 생존과 성공의 근간으로 보고, 정신적 건강과 육체적 건강을 지키는 방법을 제시한 것이다.

그리스와 로마시대의 의사들은 사람이 무엇을 먹느냐에 따라서 신체가 다르게 기능을 한다고 생각했다. 그리고 음식마다 인간에게 끼치는 영향이 제각기 다르다고 믿었다.

### 2) 중 세

서구의 초창기 교회에서는 여성들이 자신의 몸을 어떻게 다루는가를 매우 중요하게 생각했다. 그리고 13세기에 젊은 여성들의 높은 사망률이 금식을 귀하게 여기는 그리스도교의 교리 때문일지도 모른다는 가설도 있다.

심지어 중세 시기에는 루이지 코르나로(Luigi Cornaro, 1467~1566), 진 앙텔름 브리야 사바랭(Jean Anthelme Brillat Savarin, 1755~1826) 등은 당대 최고의 지성인들과 어깨를 나란히 할 만큼 각광받는 다이어트 전문가로서 평가받으며 한 시대를 풍미하기도 했다.

『신학대전』의 저자인 토마스 아퀴나스(Thomas Aquinas, 1225~1274)는 너무 뚱뚱한 나머지 시신이 관에 들어가지 않을 만큼 거구였다. 그런데도 불구하고 탐식은 곧바로 지옥의 문제이며 비만은 악마의 유혹이자 지옥의 구더기 같다며 저주를 퍼붓기도 했다.

또한 낭만주의 시대를 대표하는 시인이자 당대 청소년의 최고 인기스타였던 영국의 시인인 조지 고든 바이런(George Gordon Byron, 1788~1824)은 비만은 문학적 창의력을 죽인다고 믿었다. 그는 단식을 하거나 식초를 자주 먹었지만 이내 스트레스가 쌓이자 폭식으로 이를 풀기도 했다.

오스트리아 황제 요제프 1세의 황후인 엘리자베트 폰 비텔스바흐(Elisabeth von Wittelsbach, 1837~1898)는 몸무게가 48kg밖에 나가지 않았음에도 매일같이 설사약을 먹고 강도 높은 운동으로 살을 빼려 노력했다.

독일의 철학자인 프리드리히 빌헬름 니체(Friedrich Wilhelm Nietzsche, 1844~1900)는 당시 최고의 다이어트 전문가로 알려진 코르나로의 기법을 직접 해보았다. 하지만 효과를 못보고는 건강을 해치기만 할 뿐이라며 퉁명스럽게 말했다고 한다.

### 3) 현 대

현대에 이르러 비만의 인구가 급속도로 증가하면서 비만은 심각한 질병으로 인식되어졌다.

날씬함의 시대는 제1차 세계대전 이후 1920년대의 신여성과 함께 부상했다. 전쟁으로 소년이 얼마 남아있지 않은 상황에서 여성을 소년 같이 보이게끔 가슴을 납작하게 누르는 것이 유행이었다. 전쟁 당시 연합국은 독일 여성에 대해 뚱뚱하고 유행에 뒤떨어진 옷차림을 하고 있다고 묘사하면서 정치선전을 했다.

오늘날에는 다음과 같이 날씬한 몸을 부추기며 다이어트를 위한 마케팅을 실시하는 식품회사나 병원들도 많다. 우리나라에서는 환자들의 관심사에 따라 1990년대 후반부터 비만치료를 위한 병원이 늘어났다. 비만클리닉에서는 식이요법, 운동요법, 약물 및 침구요법과 병행하였고, 보조적인 수단으로 노폐물 배출과 신진대사를 촉진시키는 각종 마사지나 수기(手技)요법, 광선요법, 전기요법 등을 시행하고 있다.

## 2 체형 및 비만클리닉의 역할

비만 의학은 비만으로 고통받는 환자들을 위한 식이요법, 운동요법, 행동수정요법, 약물요법 등으로 연구와 임상을 실시하고 있으며, 비만클리닉에서는 환자에게 맞춘 다이어트프로그램을 통해 비만의 합병증을 예방하고, 건강을 지키기 위한 대안을 마련하고 있다.

내원하는 환자들에게 상담을 진행하는 과정에서 비만이라고 불리는 이유, 비만으로 진행되는 과정, 비만으로 판정된 이유, 비만일 때의 신체 구성 성분, 비만을 치료하게 될 단계와 비만 치료 시술의 진행방향을 상담한다. 환자에게 전문화된 상담을 진행하기 위해서는 다음과 같은 내용을 기본 배경으로 알아야 한다.

### (1) 비만이란

비만은 단순히 체중이 많이 나가는 것이 아니다. 지방세포의 비정상적인 증가로 체중이 증가된 상태이며 만성질환의 하나이다. 단순성 비만의 원인은 섭취한 에너지와 소비한 에너지의 불균형인데 식습관, 운동부족, 유전적 요인, 환경적 요인에 의해 유발된다. 비만은 신체에 지방이 과잉 축적되어 골격상 및 육체적 요구 한계의 이상으로 체중이 증가된 상태, 다른질환에 의해 유발된 비만상태, 호르몬 이상에 의한 비정상적인 대사 등에 의한 신체의 양호하지 않은 상태이다. 체지방이 체내에 필요 이상으로 축적이 되어 비만상태가 되면 고혈압, 당뇨, 관상동맥 질환 등의 유병률이 매우 높아진다.

### (2) 지방과 셀룰라이트 차이

#### 1) 지방(FAT)

지방은 인체 내 20%를 차지하는 생명체의 중요성분으로 영양소 중에 가장 농축된 에너지원(1g당 9kcal)이다. 또한 지용성 비타민 및 필수 지방산의 공급원이며 체온조절과 신체기관의 보호 작용을 한다. 지방이 축적되는 위치에 따라서 내장지방과 피하지방으로 분류된다. 내장지방은 복부의 장기 사이의 장간막 부분에 지방이 축적되는 것으로 내장 지방이 많을수록 당뇨병, 심장병, 고혈압 등의 합병증이 발생할 위험이 높다. 그러나 식사요법과 함께 운동요법을 꾸준히 병행한다면 쉽게 체지방을 줄일 수 있다. 피하지방은 피부 밑의 지방으로 섭취한 음식 중 남은 잉여분을 지방의 형태로 저장하여 비상시 사용하게 되는데, 복부 피하지방은 주로 여성에게서 많이 나타나며 제일 나중에 에너지로 사용되기 때문에 좀처럼 쉽게 빠지지 않는다.

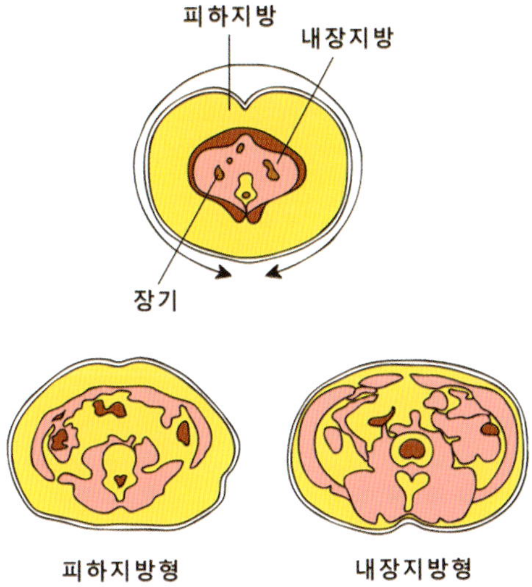


[그림 2-2] 내장지방형 비만과 피하지방형 비만

① 지방의 기능

지방은 체온을 유지하고 체내에서 농축된 에너지의 급원이 되어 활동에너지로 이용된다. 체지방은 축적이 되어 에너지 섭취가 부족할 때 바로 쓰이게 되고, 외부의 충격을 흡수하여 신체를 보호하는 등 중요한 기능을 한다. 지방은 식사 후에 느끼는 만복감인 satiety value가 탄수화물이나 단백질 보다 높아서 오랫동안 포만감을 느끼도록 해준다. 즉 고지방 식이는 위에 머무는 시간이 길기 때문에 쉽게 공복감을 느끼지 못한다.

## 2) 셀룰라이트(Cellulite)

수분, 노폐물, 지방으로 구성된 물질이 신체의 특정한 부위에 뭉쳐 있는 질긴 상태로 이것이 뭉쳐 튀어나와 있거나 움푹 들어가 있어서 피부표면이 울퉁불퉁한 것처럼 보인다. 주로 혈액순환 또는 림프순환이 잘 안 되는 경우, 운동부족, 노폐물, 독소, 수분 등의 배출이 제대로 이루이지지 않은 경우에 생기며, 그 대부분은 진피 아래에 생긴다.

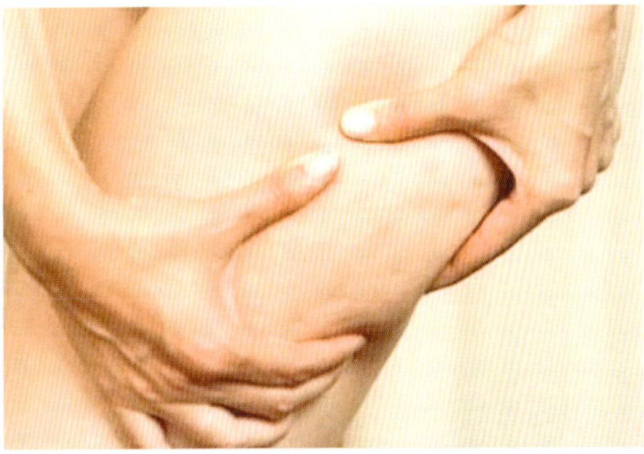

[그림 2-3]

체내에 쌓인 노폐물 및 수분은 지방과 섞여 셀룰라이트를 형성하는데, 이것이 진피층으로 밀고 올라와서 피부 표면이 고르지 못하게 된다.

① 대상 및 발생 부위

셀룰라이트는 평소 편식이 심하게 있는 사람이거나 동물성 지방 또는 당분을 많이 섭취한 사람들에게 많이 생기게 된다. 스트레스를 많이 받거나 피로가 쌓여 있는 경우, 임산부 등에게 많이 나타나는 경향이 있다. 셀룰라이트는 전 연령층에서 나타나며, 특히 여성에게 많이 나타난다.

셀룰라이트는 엉덩이, 허벅지, 팔, 배, 무릎 주위 등에서 발생하며 체형과는 상관없이 나타난다.

## 3 비만 클리닉의 특징

### (1) 비만의 원인 및 클리닉의 증가 요인

비만은 식습관(과식)의 문제, 사회경제적인 회식문화, 운동부족, 심리적인 요인, 스트레스에 의한 단순성 비만과 유전성, 선천성, 가족성 비만, 원인 질환에 의해 비만이 유발되는 증후성 비만이 있다.

식습관의 서구화, 운동량의 감소, 생활습관의 변화, 비만으로 인한 만성질환의 증가, 외모지향의 사회적 인식 변화로 인해 비만 클리닉도 증가하고 있다.

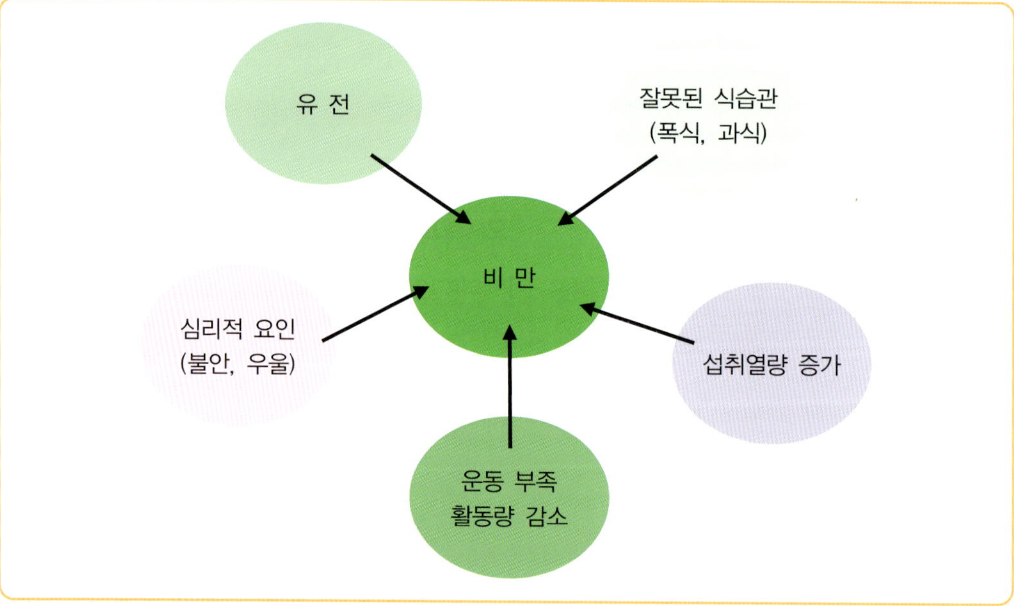


[그림 2-4] 비만의 원인

## 1) 비만 진단법

① **신체질량지수**(Body Mass Index : BMI)

신체질량지수(BMI)는 체지방의 정도를 간편하게 반영하여 널리 사용되고 있는 지표이다. 판정기준은 성인의 경우 23~25가 정상이고, 30 이상이면 비만으로 판정한다.

아시아인의 경우에는 신체질량지수가 23이 넘으면 보통 과체중으로 분류한다.

우리나라에서는 23을 정상 기준으로 판정하는 것이 바람직 한다. 체질량지수의 계산과 판정은 [표 2-1]을 통해 확인할 수 있다.

[표 2-1] **신체질량지수의 계산 및 판정**

| 신체질량지수 계산 | 판 정 | | |
|---|---|---|---|
| $BMI = \frac{체중(kg)}{신장^2(m^2)}$ | 16.5 이하 | 저체중 | • 감염성 질환<br>• 영양불량<br>• 골다공증<br>• 월경 이상<br>• 갑상선 기능 이상<br>• 피부 노화 |
| | 23 | 정상 | • 가장 건강한 체중 상태<br>• 질병발병률 적음 |
| | 25~26.9 | 과체중 또는 비만 가능성 | • 과체중 · 비만 가능성<br>• 비만으로 인한 건강상의 문제와 다른 질병의 유발 가능성 |
| | 30 이상 | 비만 | • 심장질환<br>• 고혈압<br>• 당뇨병 등 성인병 질환의 위험률 증가 |

② **표준체중을 이용한 비만도**(상대체중, Relative weight)

표준체중은 가장 건강한 생활을 하기 위하여 요구되는 체중으로 브로카(Broca)변법을 흔하게 사용하고, 표준체중의 20%가 초과되는 것을 비만이라고 한다. 로러(Rohrer)지수 등과 같은 간이 판정법도 사용된다. 브로카 지수의 계산 방법과 로러의 계산 방법 및 판정에 대한 내용은 [표 2-2]에 제사된 바와 같다.

$$비만도(\%) = (실제체중 / 표준체중) \times 100$$
$$표중체중 = (신장cm - 100) \times 0.9$$

[표 2-2] 비만도 및 비만의 간이 판정법(체중은 kg, 신장은 cm 단위)

| 판정법 | 방법 | 적용과 판정 |
|---|---|---|
| 브로카(Broca) 지수 | 표준 체중 = (신장 − 100) × 0.9<br>$\frac{\text{체중}}{\text{표준 체중}} \times 100$ | • 90 이하 : 체중부족<br>• 90~120 : 정상<br>• 120 초과 : 비만 |
| 로러(Rohrer) 지수 | $\frac{\text{체중}}{\text{신장}^3} \times 10^7$ | • 100 이하 : 체중부족<br>• 100~160 : 정상<br>• 160 초과 : 비만 |

③ 피하지방 두께 측정에 따른 체지방량

과다하게 축적된 체지방이 약 50% 정도가 피하에 위치하고 있어 피하의 두께를 측정하는 것으로 신체의 지방량을 단순하게 측정하지만 캘리퍼를 이용하여 정확한 결과를 얻을 수 있다. 체지방량에 따른 기준은 [표 2-3]에 제시된 바와 같다.

[표 2-3] 체지방량 분류

| 분 류 | 체지방 | |
|---|---|---|
| | 남 | 여 |
| 정 상 | 8~16% | 20~25% |
| 경 계 | 17~20% | 26~30% |
| 비 만 | > 20% | > 30% |

④ 생체 측정법

최근에 이용되고 있는 체지방 측정은 생체전기 저항법(체성분분석기 사용법), 초음파법, 전산화단층촬영 등을 이용하고 있다. 생체전기 저항법은 일정한 전압을 받아 주파수에 따라 낮은 저항이 발생하고 이때 발생하는 임피던스를 이용하여 체지방을 평가한다. 초음파법은 신체 측정을 원하는 부위에 초음파기를 대면 자동으로 체지방량의 데이터가 나오도록 제작된 편리한 방법으로 피하지방두께 측정의 오류를 줄였고, 캘리퍼를 정확히 사용해야 하는 불편함이 줄었다. 측정이 힘들었던 고도비만자의 지방량도 측정할 수 있는 장점이 있다.

전산화 단층촬영은 지방층을 화상으로 직접 볼 수 있는 가장 좋은 방법으로 보고되고 있다. 피하지방, 내장지방의 지방량을 각각 알 수 있고 신체부위별 지방량을 측정할 수 있다. 그러나 여러 부위를 촬영해야 하므로 고가의 비용이 들어 아직 보편화가 되지 않았다.

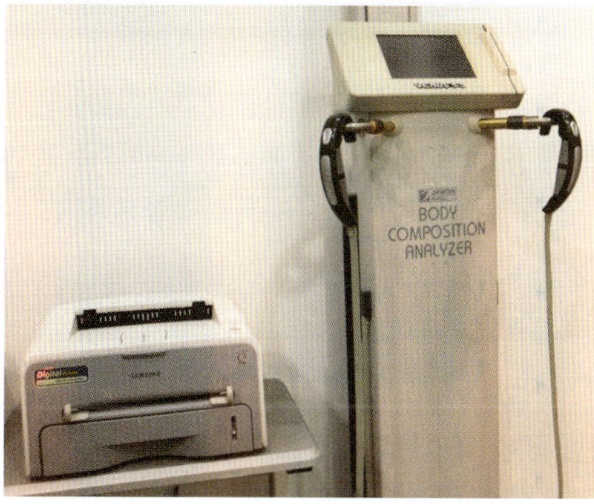

생체전기 저항법(체성분분석기)

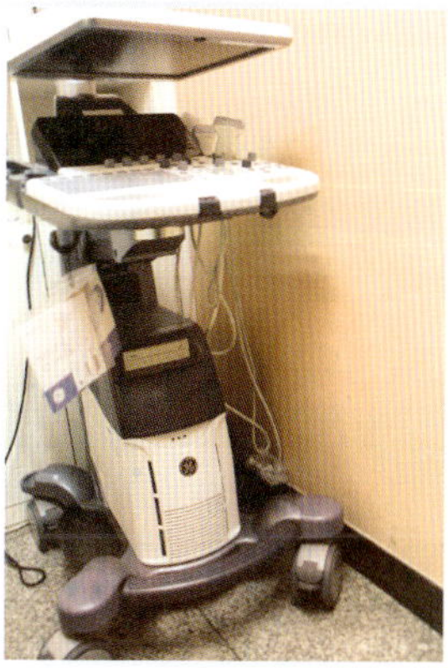
초음파 측정법(초음파기)

[그림 2-5] **생체 측정법**

⑤ 복부비만의 판정

복부비만의 측정은 간단하게 '허리 - 엉덩이둘레 비'를 이용한다. 남성은 0.95 이상, 여성은 0.85 이상이면 복부 비만으로 판정한다. 최근에는 허리둘레가 복부 지방량을 쉽게 반영한다고 하여 허리둘레만을 측정하기도 한다. 여성의 경우 80cm, 남성의 경우 90cm 이상이면 복부 비만으로 판정한다.

## (2) 비만치료의 필요성

### 1) 질병의 원인으로써의 문제점

질병이 발생하면 수명이 짧아지고, 호흡곤란과 행동이 불편해지면서, 당뇨병, 고혈압, 뇌졸중, 심장병 등 성인병의 위험이 발생한다. 체중이 증가하면서 관절염을 빨리 악화시킨다. 또한 암의 발병률이 높아져 정신적인 스트레스가 심각해진다.

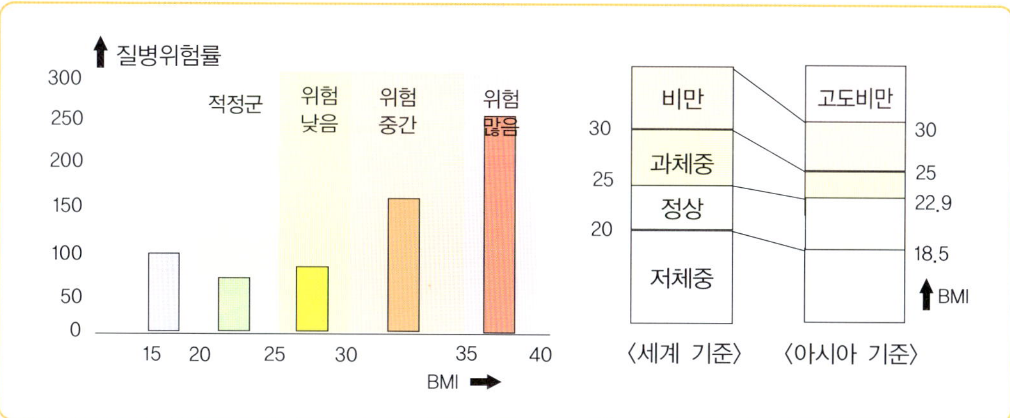


[그림 2-6] **질병의 원인**

### 2) 비만과 관련된 질환들

비만으로 인한 합병증으로 호흡기 질환, 심장질환, 고혈압, 지방간, 담석증, 관절질환, 동맥경화증, 고지혈증, 신장 질환 등에 영향을 준다. 비만에 의한 합병증은 [그림 2-7]과 같다.

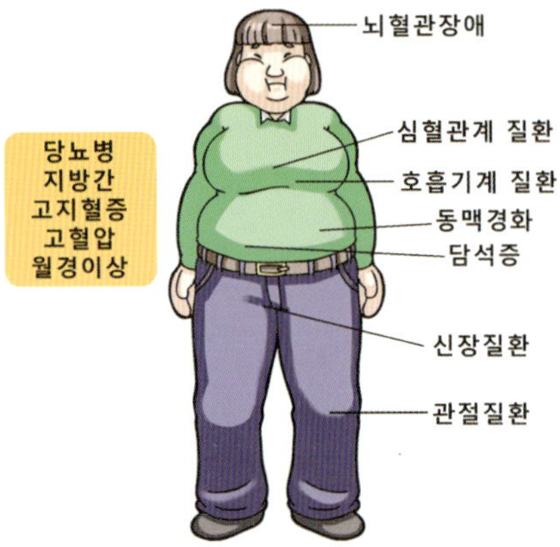


[그림 2-7] 비만의 합병증

## (3) 비만치료의 종류

### 1) 식이요법

비만 치료를 위하여 열량과 GI(당지수, 탄수화물)가 낮은 식품을 섭취하는식습관이 중요하다. 또한 양질의 단백질 섭취하면서 저염식의 식사를 해야 한다. 식이요법을 제대로 수행하지 않았을 경우 영양불균형으로 인한 2차 질환이 발생하고, 잘못된 식습관으로 거식증, 탈모, 철 결핍성 빈혈, 골다공증 등이 유발된다.

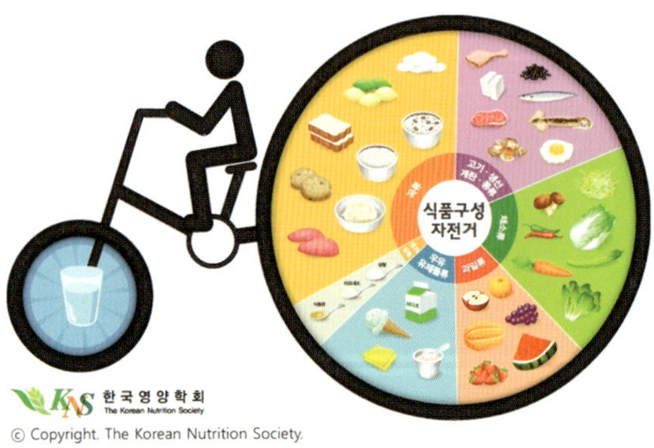


[그림 2-8] 식품구성 자전거

[표 2-4] 식사요법의 5W 1H

| | | |
|---|---|---|
| 5 W | Why | 무언가 먹고 싶다면 왜 그런 생각이 들었는지 알아야 한다. |
| | What | 고지방, 고칼로리 식사는 피하고 신선한 과일이나 야채를 많이 먹는다. |
| | When | 항상 일정한 시간, 절대로 식사를 거르지 않는다. |
| | Who | 가족이나 친구들과 함께 식사한다. |
| | Where | 음식을 반드시 식탁에서만 먹는다. |
| 1 H | How | 천천히 여유 있게 먹는다. |



식이요법은 다음과 같이 실시한다.

① 섭취 열량과 소비 에너지량의 균형을 생각하여 음식량을 정한다.
② GI(당지수)가 낮은 양질의 단백질을 충분히 공급한다.
③ 식사시간 30분 전후를 제외하고 물을 충분히 마신다.
④ 탄수화물과 지방 음식의 섭취량을 줄인다.
⑤ 충분한 비타민과 무기질을 공급한다.
⑥ 탄수화물 대사의 보조인자인 비타민 B군을 충분히 섭취한다.
⑦ 섬유소가 풍부한 채소류를 섭취하고 짜거나 자극적인 음식을 피한다.
⑧ 인스턴트식품, 탄산음료수, 단맛의 간식을 섭취하지 않도록 한다.

## 2) 수술 요법

수술 요법에는 지방 흡입술, 초음파 이용 지방 제거술 등이 있다. 지방흡입술은 석션기를 이용하여 피하지방을 제거하는 방법으로 몸매의 교정이 가능하기 때문에 부분 비만해결이 어려운 사람들에게 효과적이다.

## 3) 운동요법

운동은 소비열량을 증가시켜주므로 체지방 소모에 도움이 된다. 또 운동을 통해 근육량을 유지하면서 지방량을 감소시킬 수 있고, 운동능력 저하를 예방할 수 있다. 운동요법은 특히 산소 운반능력의 증가로 기초대사량을 항진시켜 요요를 방지한다. 운동은 본인이 좋아하는 운동으로 지속적으로 꾸준하게 해야 하며 이러한 운동은 심리적 스트레스 해소에도 도움이 된다. 또한 운동의 효과는 체온 상승이다. 음식을 섭취했을 때

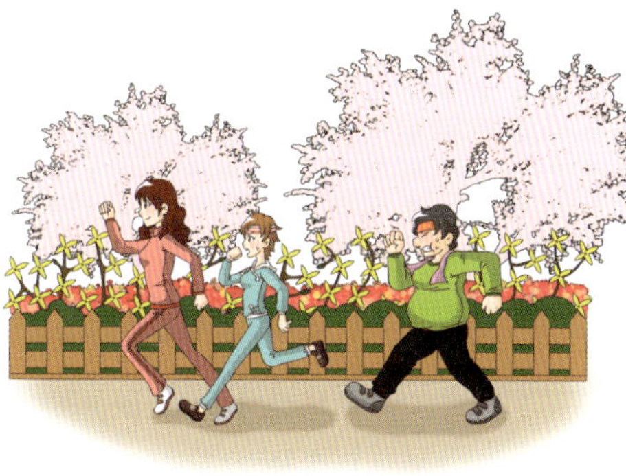

[그림 2-9]

나타나는 DIT(식인성체열산생) 발열 효과도 다이어트에 도움이 된다. 또 운동으로 인해 몸 안의 중심 온도인 내장 온도가 올라가게 되면 곧 바로 식욕 조절 중추가 있는 시상의 하부를 자극하여 식욕을 억제하게 된다는 것이다. 한편 운동으로 식욕이 조절된다는 이론의 근거는 호르몬 자극이 있다. 운동을 하면 체내의 여러 가지 호르몬 분비가 촉진되는데, 특히 에피네프린(Epinephrine)과 노르에피네프린(Norepinephrine)은 당과 지방을 분해하여 혈액 중의 농도를 증가시키고 이 때 높아진 혈당은 시상하부에 영향을 미쳐 식욕을 억제하게 된다는 것이다. 따라서 식사 전에 운동을 하면 식사 시에 음식 섭취량이 상당히 줄어들 수 있다. 식욕을 감소시킨다는 연구 결과들이 많아 과식과 폭식의 예방에도 도움이 된다고 할 수 있다.

운동 처방에는 세 가지 주요 구성 요소들이 포함된다.

첫째, 일상생활에서 활동량을 늘리고 계단을 오르는 등 움직이도록 장려하는 것이다.

둘째, 격렬한 신체활동이 포함된 규칙적인 유산소운동 즉, 에어로빅, 수영, 걷기, 등산 등을 지속적으로 꾸준히 하는 것이다.

셋째, 근육운동을 조금씩 늘려나가야 한다.

### 4) 약물요법

약물요법에는 식욕 억제제, 열 발생 촉진제, 지방흡수 방해제, 섬유소 보호제 등이 있다.

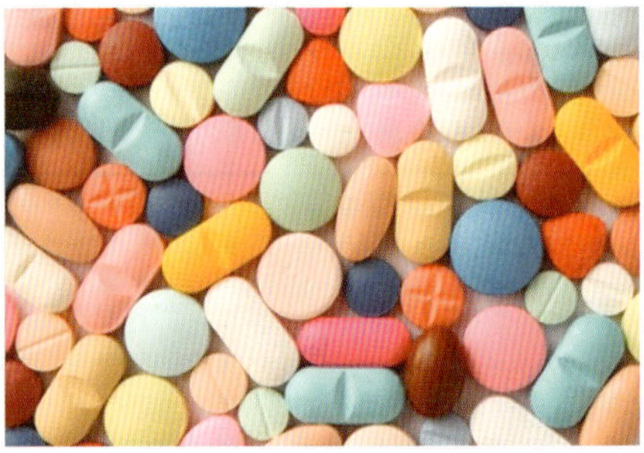

[그림 2-10]

① 사용되는 약물

ⓐ 펜타민

펜타민계 약물은 노르에피테프린 분비를 자극함으로서 식욕 억제 효과가 나타나는 것이다. 1990년대에 펜프루라민과 펜타민 병합치료로 사용된 적이 있으나, 1997년 심장 판막증의 부작용이 발생하여 펜프루라민이 FDA에서 승인이 취소됨에 따라 병합요법은 더 이상 사용되지 않고, 펜프루라민 단일 치료만이 현재까지 사용되고 있다.

ⓑ 프로작

항우울제로 개발된 약물이다. 말단부에서 분비된 세로토닌 재흡수를 막아서 신경 접합부의 세로토닌 농도를 증가시킴으로서 식욕을 억제한다. 탄수화물 섭취와 지방 섭취량 사이의 차이는 보이지 않는다. 단지 사용 시 체중감소 효과를 보이나 장기적으로 복용 시 약효과가 복용 전에 비하여 의미 있는 차이를 보이지 않는다.

ⓒ 부프로피온

주로 과식을 하는 사람, 프로작에 반응을 보이지 않는 사람과 금연 후 식욕증가를 보이는 사람에게 투여하면 효과를 보이는 약물이다. 이 약물은 간질환자, 대식증 거식환자에게는 사용해서는 안 된다. 또한 푸링, 교감신경 유사 약제와 병용 투여 시 맥이 떨어지며불면 등 심각한 부작용이 생길 수 있으므로 단일 약제로 사용해야 한다.

ⓓ 푸 링

적절한 체중 감량요법(식이요법 및 운동요법)에 반응하지 않는 경우, 초기 체질량지수(Body Mass Index : BMI)가 30kg/m$^2$ 이상, 또는 다른 위험인자(고혈압, 당뇨, 고지혈증)가 있는 BMI 27kg/㎡ 이상인 비만 환자에서 칼로리 제한을 기본으로 하는 액물이다. 외인성 비만 치료 시 체중감량요법의 단기간 보조요법으로 이 약은 다른 식욕억제제와 병용하지 않고 단독으로만 사용해야 한다.

ⓔ 토파맥스

간질 약물로 개발되어 현재 임상에서 많이 사용된다. 혈압 강하 및 혈당 감소에 우수한 효과를 보임으로 고혈압 및 당뇨병을 동반한 비만환자에게 적합하며, 폭식 조절에도 좋은 효과를 보인다. 중추신경에 작용하여 졸음, 현기증이 유발될 수 있으며, 신결석이 보고되어 있으므로 복용 시 주의를 요하며 충분한 수분공급이 필요하다.

ⓕ 시부트라민

항우울제로 개발되었으나 임상 실험과정 중 항우울 효과가 떨어진 반면, 체중 감량 효과가 우수하여, 다시 비만약물로 개발된 약물이다. 오랫동안 항상 배고픈 사람, 탄수화물에 대한 탐식이 많은 사람, 짭짤하고 단것을 좋아하는 사람에게 사용되고 있었으나 몇 년 전 약물로 사용되는 것이 금지되어서 병원처방을 할 수 없게 되었다.

ⓖ 올리스타트

지방흡수를 억제하는 약물로 제니칼을 많이 사용하고 있다. 식전이나 중간에 물과 함께 액제를 복용하면 위에서 물과 결합하여 젤라틴 덩어리를 형성한다. 식이 지방의 소화, 흡수를 방해하는 췌장 리파아제 억제제로서 위와 소장 점막에 주로 작용한다. 이 약물은 매우 안전한 약물로서 심각한 부작용은 그동안 보고된 예가 없다. 부작용으로는 주로 소화기 증상이었다. 이것에는 방귀와 유출물, 기름진 얼룩, 대변절박, 복부팽만, 기름진 대변 등이다.

**약물 불편 호소 증상**

- 수면 장애
- 구토
- 어지럼증
- 눈의 경련
- 속 쓰림
- 손발 떨림
- 무기력감

신경의 예민 등으로 2~3일간의 적응 기간이 지나도 진정이 되지 않으면 복용량과 시간의 조정을 유도한다. (복용의 중단도 고려한다.)

HOSPITAL COORDINATOR

## 5) 사용되는 주사요법

① 지방 분해 주사

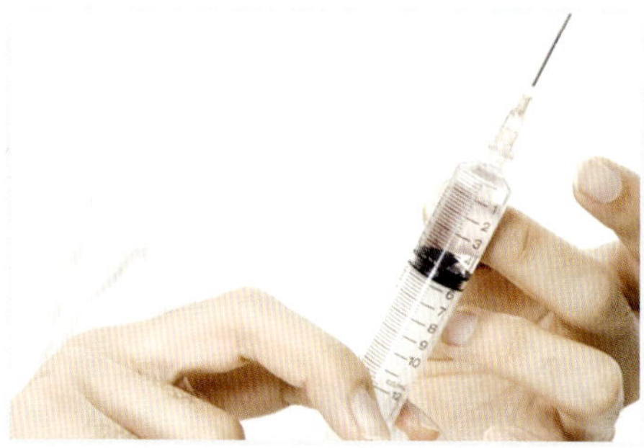

지방분해주사는 지방을 분해할 수 있는 아미노필린 약물을 대부분 사용한다. 살 빼고 싶은 부위에 직접 주사해 지방이 녹아 배출하게 하는 방법으로 피하지방에 이와 같은 지방분해 약물을 직접 주사해 복부, 팔, 다리 등 인체의 특정 부위에 축적된 지방을 분해하는 것이다.

주사 후 지방세포내의 지방 성분들에서 자장 형태의 성분들을 변화시켜 에너지원으로 사용될 수 있는 '자유 지방산' 이라는 형태로 바뀌게 되면, 이렇게 바뀐 자유지방산은 연료로 소비된다.

**주사요법 상담 시 주의사항**

1. **주사 부위 두드러기** : 긁거나 연고 등을 바르지 말고 주사부위를 조금 시원하게 해주면 시간이 지나면 가라앉는다. (진정되지 않으면 내원하여 진정주사 투입)
2. **약물이 목으로 느껴지는 구토 현상** : 멀미하는 듯한 느낌의 증상은 한 두 시간이 지나면 진정되나 증상이 계속 진행 되면 미지근한 물 복용한다.
3. **주사 시술 후 당일 사우나나 통 목욕 금지** : 감염의 원인이 된다.

HOSPITAL COORDINATOR

② 메조테라피

피부를 구성하는 피부의 중피에 약물을 주사하여 지방분해의 직접적인 효과를 얻는 치료를 통틀어서 메조테라피라고 한다. 기존의 약물이나 주사요법과는 달리 직접 목표하는 부위에만 주사하기 때문에 적은 양으로 치료효과를 극대화 할 수 있으며, 전신적인 부작용을 극소화할 수 있다. 주사를 통해 약물을 직접 중피층에 주입하므로 빠르고 직접적인 효과를 기대 할 수 있다. 메조테라피는 초기에 만성통증, 스포츠 손상, 혈액순환장애 등에 사용되다가 최근에 비만 미용 노화 방지 등의 적용 분야가 확대되어 시술이 이루어지고 있다.

ⓐ 원리 및 특징

피하지방층에서 미세혈류의 장애 개선, 수분정체 및 부종 개선, 정맥림프 흡수 증가를 통해 지방분해 촉진시킨다. 지방분해 특징을 가진 약물, 미세 혈액순환(수분저류와 분종)을 개선시키는 약물, 지방분해 특징을 가진 약물, 결합조직의 이상을 개선하는 약물 등을 복합해서 주사한다.

ⓑ 금기증

허혈성 심장질환, 당뇨병, 신장질환, 항응고제, 임신 약물에 과민반응을 보이는 사람에게는 주사를 금지하고 있다.

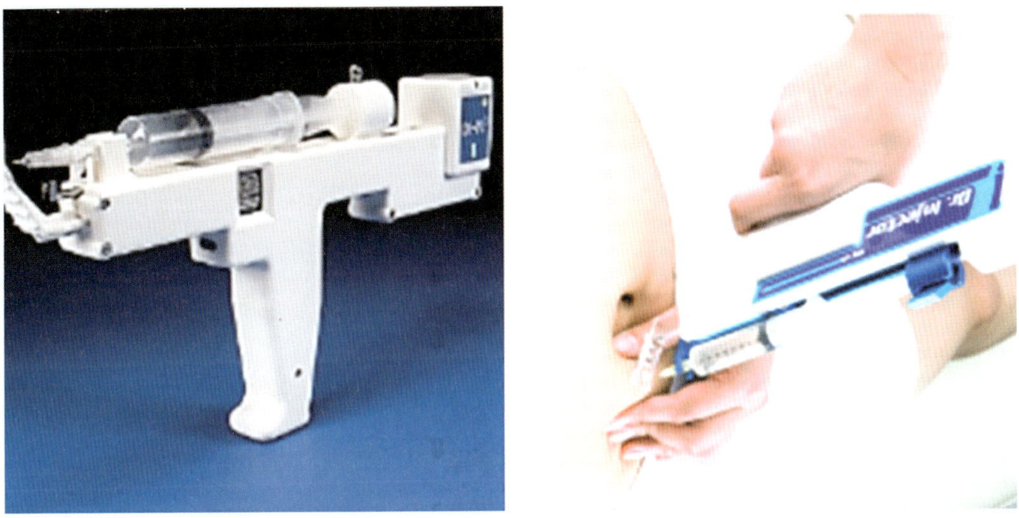

[그림 2-11] **메조테라피 기구**

③ HPL(레이저 지방 융해술)

지방 분해 및 순환을 강화시키는 일련의 저장성 약물로 수술하지 않고 약물과 기계시술을 병행한다. 지방을 융해시키는데 효과가 있는 레이저를 이용하여 지방을 분해하는 신개념 체형성형치료이다.

ⓐ 원리 및 특징

약물을 피하 지방층에 주입하면 삼투압 현상에 의해서 지방 세포는 부풀려지고 약물 등의 작용에 의해 지방용해가 촉진된다. 더불어 저출력 레이저를 조사하면 지방세포에 pore가 형성되면서 지방세포 파괴와 분해가 강력하게 일어난다. 또한, 피부 바로 밑의 지방세포까지 용해 흡수함으로서 피부가 수축을 유발하여 늘어진 피부나 처진 피부의 교정에도 좋은 결과를 얻을 수 있다.

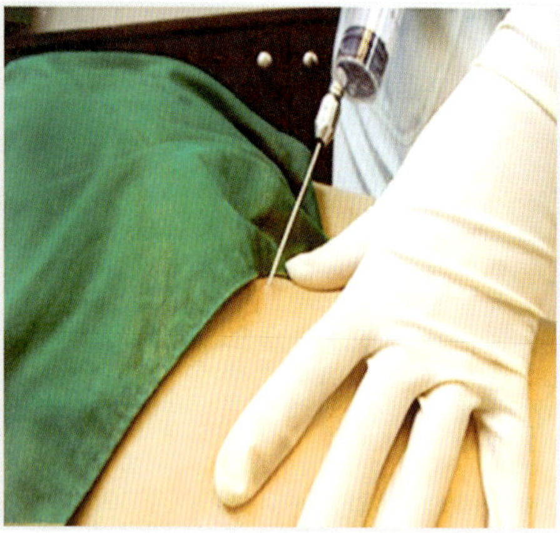
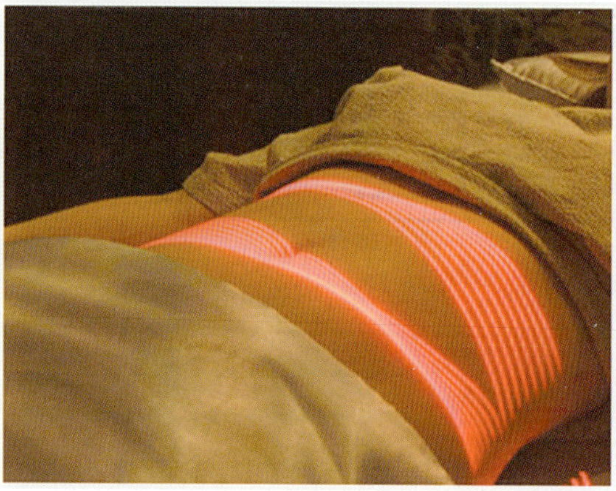

[그림 2-12] HPL(레이저 지방 융해술) 시술

④ PPC(Phosphatidylcholine)

지방을 중화시키는 성분으로 국소부위 군살제거를 위한 지방분해를 목적으로 사용하고, PPC 약물 투여로 염증을 유발하여 지방세포 파괴를 10% 유도한 후 지방을 배출 시킨다. 최근 PPC 주사는 인체에 유해하다고 하여 사용이 금지되었다.

ⓐ 원리 및 특징

PPC란 콩 레시틴에서 추출한 지방질 분해효소로서 최근 수년간 미국, 유럽, 남미 등 해외에서 선풍적인 인기를 끌고 있는 지방분해 주사약물이다. PPC는 과거에는 간 세포막 결합 및 재생에 사용되던 약물이었으나 1988년 프랑스 파리에서 열린 메조 테라피 학회에서 이탈리아 의사인 Sergion magguiori에 의해서 지방분해 효과가 있다는 것이 보고되었다.

PPC는 지방세포의 결합을 파괴시켜서 지방질을 액체로 녹여 소변이나 땀으로 배출되게 하는데, 최근 병원에서는 사용이 금지되었다.

⑤ 카복시테라피

이산화탄소($Co_2$)를 투입하여 직접적인 지방세포의 팽창으로 지방분해를 유도하는 시술로써 혈액 내의 산소배출로 유산소 효과가 있어 탄력 있는 피부를 만들어 준다.

ⓐ 원리 및 특징

인체에 무해한 이산화탄소(Carbon Dioxide gas)가 특수 장비의 바늘을 통하여 피부 피하지방층에 주입되는 치료이다. 조직 내에서는 지방이 단단하게 축적된 셀룰라이트 부위를 느슨하게 이완시켜 지방 세포를 분해하고 주위 조직의 혈관을 확장하여 미세 혈관 순환을 증가시켜서 지방의 대사와 분해를 촉진시킨다. 시술시간이 짧고 간편하며, 일상생활에 제한이 전혀 없고, 산후 비만 등으로 탄력이 떨어진 복부에 시술하면 탄력을 주면서 복부지방이 감소하고 튼살도 호전된다.

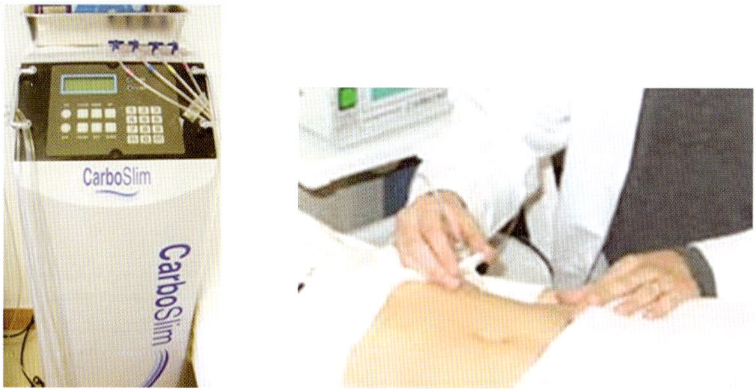


[그림 2-13] **카복시테라피**



## (4) 비만 관리에 사용되는 기계

### 1) 비만 관리 기계시술 방법

체지방과 체중조절에 필요한 약물과 주사 요법을 실시할 때 체지방과 체형관리에 보조적이면서도 직접적인 역할에 도움을 주도록 기계관리가 요구된다. 기계시술을 위하여 인력을 구성하여야 하지만 비만 관리 시 효과가 상승하게 된다.

### 2) 비만관리 기계의 종류와 적용 효과

① 고주파

고주파는 전류로 심부열을 발생하여 세포 온도를 상승시켜 혈관을 확장시킨다. 혈액과 림프를 순환시켜서 산소공급 및 노폐물 배설에 도움이 되며 셀룰라이트를 감소시키는 역할을 한다.

② 중 · 저주파

근육운동 효과로 지방의 분해를 촉진시키고, 규칙적인 수축으로 국소적인 열을 발생시켜서 효과적으로 섬유질을 파괴하는데 적용시킨다.

③ 석션기

감압 및 마사지 작용으로 지방 조직 이완작용에 효과적이다.

④ 복합운동기

정확한 자세로 운동할 경우 허벅지 안쪽의 내전근, 복부외측의 복사근을 강화하고 근육 섬유의 수축작용과 혈액순환, 위장관 운동, 변비를 완화에 도움을 준다.

⑤ 초음파

혈관확장 및 혈류량 증가로 섬유소 분해 활성화 효과, 파의 전달로 반사와 굴절, 매질(젤리)이 필요하다.

⑥ 적외선 치료기

적외선 치료기는 앨리스 적외선 A 파장을 사용하며, 램프와 전극을 이용한다. 선택적 근육운동으로 미세혈관 생성을 촉진시키고, 독성물질을 제거하며 지방산의 산화작용으로 피하지방층까지 효과를 볼 수 있다.

⑦ 온열기

지방 조직 이완작용과 근육 이완 혈액 순환과 수분과 노폐물 제거에 적용된다.

⑧ 리포덤

초음파 캐비테이션으로 지방층만 골라 지방을 분해하고 파괴하여 몸 밖으로 배출시켜 주는 원리이다. 부작용과 요요현상을 최대한 낮추고, 피하지방 감소와 내장지방까지 분해가 가능한 비수술적 요법이다. 280KHz의 초음파 특정파장의 진동이 지방세포에 전달되면 세포내의 빠른 입력변화에 의하여 공동이 만들어지고 지속적인 자극에 의해 수축과 팽창이 반복되어지면서 표면장력 이상의 압력이 발생하여 지방을 파괴시키는 기계이다.

**리포덤 관리의 장점**

- 통증이 없고, 관리를 받은 흔적이 없으며, 고통이 없다.
- 지방의 크기를 줄여주고, 지방세포 개수도 줄여주는 시술이다.
- 요요 현상과 부작용을 최대한 줄인 비수술적 관리이다.
- 관리 시간이 짧으며, 누워서 편하게 받을 수 있다.
- 피하지방이 많은 복부, 옆구리, 허벅지, 종아리, 팔뚝, 엉덩이까지 다양한 영역대로 관리를 할 수 있다.
- 티가 나지 않는 날씬한 몸매를 만들 수 있다.
- 관리 후 바로 일상생활이 가능하다.

HOSPITAL COORDINATOR

⑨ 기 타

족욕기, 좌훈기, 벨트, 발마사지 등이 있다.

**비만 관리 장비 시술 시 주의사항**

- 신경 이상 부위, 심장 주위
- 감각이 떨어지는 부위
- 안구 부위
- 뼈가 노출 되거나 체모가 많은 부위
- 인공 심장 박동기
- 임신 중인 자궁 위

HOSPITAL COORDINATOR

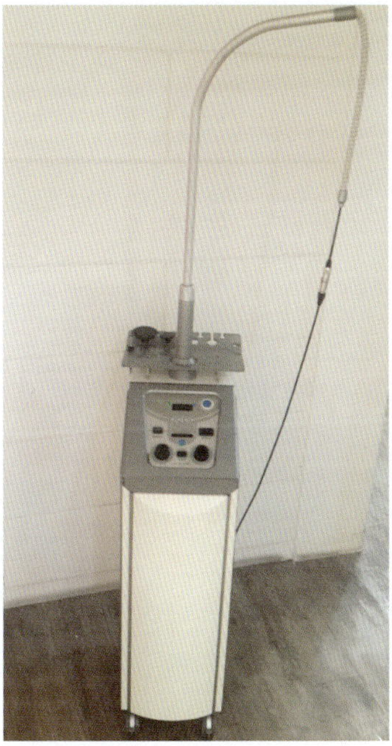

고주파

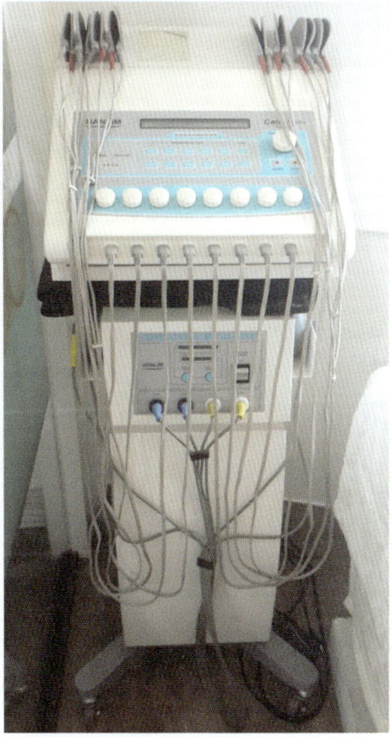

중 · 저주파

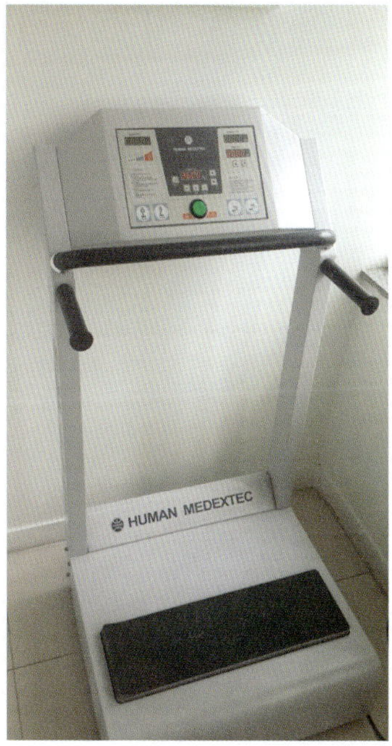


복합운동기

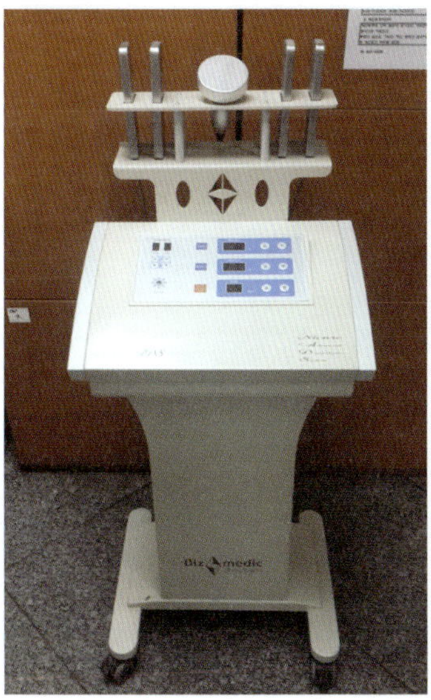

초음파

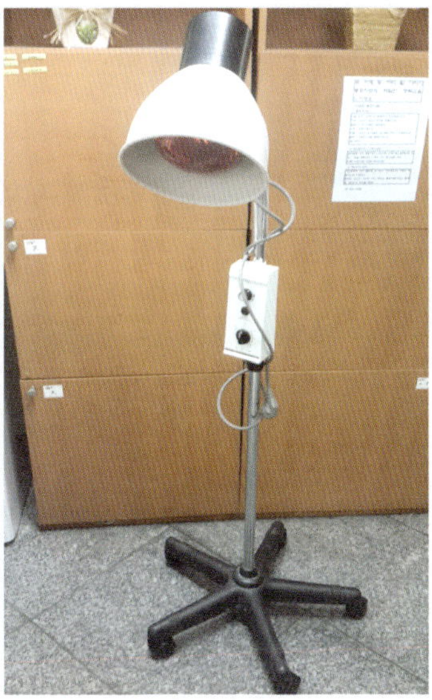

적외선 치료기

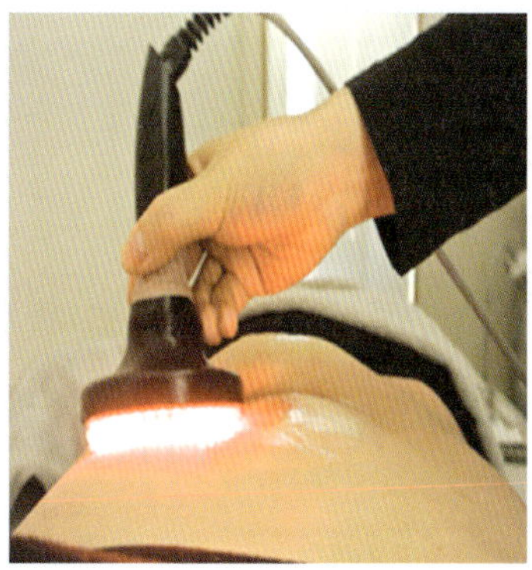

리포덤

[그림 2-14] **비만관리 기계의 종류**

# 4 체형 및 비만 클리닉의 코디네이터 업무 역할

## (1) 업 무

고객응대와 접수가 이루어진 후 환자와의 상담으로 프로그램상의 관리(치료)계획에 대한 설명을 한다. 환자와의 상담을 마치면서 예약관리를 위한 스케줄을 작성한다.

환자들의 비만치료에 대한 효과를 높이기 위하여 고객 유지 및 철저한 사전, 사후 관리에 들어간다. 비만 클리닉의 코디네이터는 직원들 간의 화합을 조성하고, 사용하고 있는 물품들에 대한 업체를 관리해야 한다.

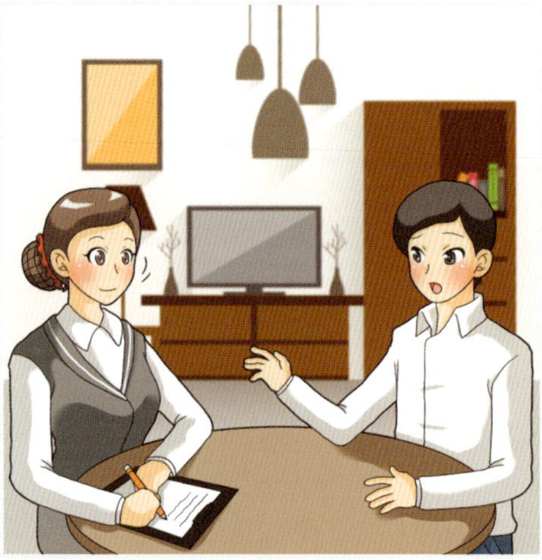

[그림 2-15]

## (2) 태 도

환자와의 상담을 진행하는 것에 있어서 코디네이터가 갖추어야 항목은 다음과 같다.

① 경청 - 공손한 자세
② 집중 - 고객 문제점
③ 이해 - 상황과 상태
④ 공감대 형성 - 경험 설명
⑤ 전달 - 지식과 정보

## (3) 고객 상담과 건강유지를 위한 관리법

### 1) 고객 상담 기법

고객을 상담하기에 앞서 질병, 가족력, 생활 습관 등의 요인을 찾아야 한다. 그 후 치료와 병행 요법에 대한 방법을 제시하여 주고, 치료에 있어서 코디는 협조자로 결과는 본인 스스로 만들어 나가도록 확신을 주고받는다.

고객의 상태를 파악 후 의학적인 평가와 영양 평가, 활동량 평가, 식습관 평가, 관련 질환에에 대한 평가와 식이장애와 폭식 등의 문제를 확인하고, 식사속도, 불규칙한 식사, 식생활 리듬, 대리섭식 등 섭식 행동의 양식에 대한 이해를 하고, 미각과 만복감에 대한 성격 특성을 파악한다.

고객의 행동을 수정하기 위해 식사 전 행동 양상을 살피고, 지속적인 지도 체제를 수립하기 위해 체질적인 인식을 한다.

## 2) 부분 비만 고객의 체형별 상담 기법

복부비만은 주로 남성형 비만이 많으며, 만성질환의 유발률이 높아 다른 부위의 비만보다 더 각별한 관리가 필요하다. 남산형 복부비만일 경우 내장 지방이 많은 경우이며, 옆구리 비만형은 내장 지방과 출산 후 여성에게서 많이 나타난다. 윗배 볼록형은 폭식과 과식이 많은 경우이며, 아랫배 볼록형은 활동량이 부족하고 변비를 동반하게 된다.

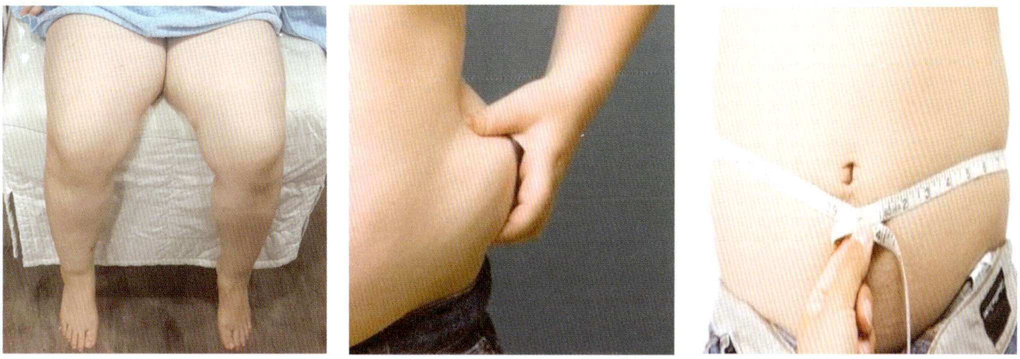

[그림 2-16]



상체비만은 주로 폐경기의 여성에게 많이 나타나는 유형이며, 복부나 가슴부위에 비해서 팔(손목), 다리(발목)는 가는 것이 특징이며, 성인병 유발증상보다는 관절의 이상 증상을 먼저 호소한다.

하체비만은 주로 여성형 비만유형으로 엉덩이나 허벅지에 지방이 집중되어 셀룰라이트와 함께 울퉁불퉁한 피부층을 유발하며 성인병 발병률은 낮으나 전신피로, 정맥류, 손발 저림, 부종 등을 동반 호소한다.

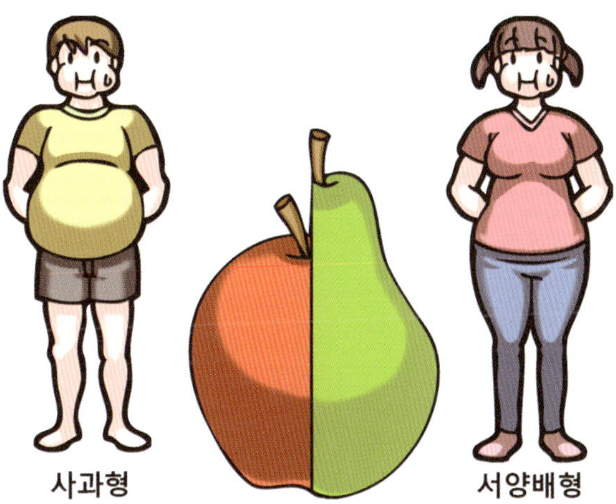


[그림 2-17] 상반신 비만(사과형)과 하반신 비만(서양배형)

### 3) 요요 없는 체중 유지법과 건강한 몸 유지법

① 비만 예방의 중요성

비만이 유발되면 시간과 비용이 많이 든다. 그러므로 예방이 가장 좋은 방법이다. 날씬하게 보이는 외모를 위해서도 관리는 필수적이지만 나이가 들면 건강을 위하여 체형관리를 해야 한다.

② 식이요법

식이요법을 실시하게 되면 비만 합병증의 위험을 지속적으로 감소시켜주고 건강을 회복할 수 있다. 식품의 선택, 식사행동, 신체 활동 정도와 관련된 생활습관을 변화시키면 체중관리와 원하는 체형이 장기간 유지될 수 있다.

③ 운동요법

운동에는 걷기, 조깅, 자전거타기, 수영, 에어로빅 등의 유산소 운동과, 헬스(근력운동), 단거리 달리기 등의 무산소 운동을 병행하여 실시한다.

운동을 실시하기에 앞서 준비운동을 반드시 실시하여야 한다. 모든 운동의 시작과 끝에 준비운동을 실시하여야 하면 운동 전에 체온을 상승시켜 근육의 부상을 예방하고 근신경 협응 능력을 키워준다. 맨손체조, 스트레칭, 줄넘기, 실내자전거 타기 등을 약 5~10분 정도 실시하는 것이 좋다.

Chapter 03 성형외과 코디네이터

## 1 성형외과의 개요

성형외과는 성형 및 재건외과라고 표현할 수 있다. 성형이라는 말 대신에 미용(aesthetic)이라는 말을 사용하기도 하는데, 이는 표준적인 외모를 능가할 수 있게 돕는 시도라고 해석될 수 있다. 일반적으로 잘 알려져 있다시피, 코 수술, 지방흡입술, 쌍꺼풀 수술, 턱 수술 등이 이에 해당한다.

한편 재건(reconstruction)이란 변형되거나 결함이 있는 부위를 정상 상태로 회복시키기 위한 시도를 말한다. 구순구개열, 안면 기형과 같은 각종 선천성 기형뿐만 아니라 사고로 인한 화상과 외상 등도 성형외과에 포함된 재건 수술 분야에 해당한다.

또한 종양 제거 수술과 함께 재건 성형 수술도 시행할 수 있는데, 가장 대표적인 예로 유방 절제술 후에 시행하는 유방 재건술을 들 수 있다. 재건 수술이라 하더라도 기능적인 면뿐만 아니라 미용적인 면도 최대한 고려하기 때문에, 미용 성형 수술인지 재건 성형 수술인지 그 구분이 모호할 때가 많지만, 편의상 더 큰 비중을 차지하는 목적에 따라 미용 성형 수술과 재건 성형 수술로 분류하기도 한다.

### (1) 역사 및 발전사

성형의 어원은 plastic 의 어원은 고대 그리스어의 plastikos 즉 '조형에 맞춘다' 는 뜻에서 찾아 볼 수 있다. plastikos는 plassein이라는 '모양을 만들다', '형태를 만들다'라는 동사에서 유래되었다. 성형의 역사는 기원전 6세기 경 인도에서 코의 재건수술을 시행한 것으로 시작 되었다.

부위별 성형으로 가슴성형인 파라핀을 주입해서 성형술을 시행하였는데 부작용이 발생 하였다. 안면 윤곽술은 50년의 역사를 갖고 있으며 가장 눈부신 발전을 해왔고, 지방흡입술은 개발초기에는 부작용으로 출혈을 초래 하였으나 저장성용약을 개발하고 시술하면서 급속하게 발전하였다.

## 2 성형외과의 역할

성형을 단순히 미용의 수준에서 이해하는 경우가 많지만, 이보다는 신체적으로 가진 구조적인 변형이나 기형을 수정하여, 제 기능을 할 수 있도록 결함을 교정한다는 폭넓은 의미로 인식하는 것이 옳다. 다시 말해 성형외과는 이러한 성형을 담당하는 특수 외과 분야로는 신체 외부에 나타나는 선천성 기형,

또는 후천성 변형이나 결손을 그 기능과 모양에 있어서 정상 상태에 가깝도록 교정해 주는 외과 분과이다. 성형외과에서 다루는 신체 부위는 머리에서 발끝까지, 우리 몸의 외적인 전체 부분으로, 성형외과에서 시행하는 수술의 종류와 수술을 위한 마취의 종류는 다양하다.

## 3 성형외과의 특징

### (1) 마취의 특징 및 종류

마취의 종류에는 국소마취와 수면마취, 전신마취가 있다. 국소마취는 수술 부위에 마취제를 주사하여 통증을 없애는 방법으로 후유증 없이 곧바로 일상생활이 가능하다. 그러나 4시간 정도 지나면 마취가 풀리는 과정에서 통증을 호소하게 되므로 마취 주사를 맞기 전에 연고를 바르면 통증이 감소된다. 수면마취는 적당한 양의 최면제나 진정제를 정맥으로 투여하여 의사의 물음에 반응하거나 가벼운 자극에 반응할 수 있을 정도로 최소한 의식을 억제하는 일종의 진정이라고 정의 할 수 있다. 전신마취는 환자의 의식을 없애는 것은 물론, 온몸의 근육을 완전히 이완시키고, 스스로 호흡하는 기능도 없애고, 호흡기를 통해 마취제를 흡입시켜서 마취의 효과를 얻는 방법으로 비교적 큰 성형 수술에 해당하는 안면 윤곽술, 유방 확대술, 지방 흡입술에 적합하다.

전신마취를 실시하기 전에 고려해야 할 사항이 있다. 검사 후 전신마취가 가능한지 혈액검사, 소변검사, 방사선 검사, 심전도 검사를 실시한다. 마취가 가능한 경우 전신마취를 하기 전 8시간 정도는 금식을 하는데, 그 이유는 마취 유도 시에 위 속의 음식물이 역류하여 기도 내로 들어가 질식할 위험이 있어서 예방하기 위한 것이다. 입원 전에 복용하였던 약물이 있으면 반드시 수술 전 의사에게 알려야 하고, 당뇨병, 천식, 고혈압 그리고 심장, 간장 및 신장 질환 등이 과거 병력이 있는 경우 주의를 요한다. 수술을 받은 경험이 있으면 수술 및 마취의 종류와 후유증 등에 대하여 충분히 환자에게 설명하여야 한다.

### (2) 눈 성형의 특징 및 종류

눈 성형의 종류에는 쌍꺼풀과 안검하수 수술이 있으며, 눈 좌우 폭을 늘려주는 앞트임, 매직 앞트임의 수술 및 눈 밑 애교 살 수술이 있다.

쌍꺼풀의 수술법 중 매몰법은 부기가 거의 없으며 절개하지 않고 미세한 마늘 구멍을 3~4군데 내서 상안 검거근과 피부를 봉합사로 묶는 방법이다. 부기가 빨리 가라앉고 흉터가 나지 않는 장점이 있다.

절개법은 하나의 봉합사를 이용하여 근육 속에 묻히는 하나의 매듭만을 가지고 여러 번의 연속 매몰을 이루게 한다. 쌍꺼풀이 생기는 라인을 따라 연속되는 쌍꺼풀을 만들어 흉터가 남지 않고 빠른 시간 내에 부기가 빠지는 방법으로 동양인의 70~80%가 선택하는 방법이다.

부분 절개법은 매몰법과 절개법의 장점을 혼합한 수술로 흉터가 거의 남지 않는다.

그러나 각 수술 마다 단점이 있다. 매몰법은 쉽게 풀리고, 단매듭 연속 매몰법은 한쪽만 쌍꺼풀이 있는 경우와 생기다 풀어지는 일시적인 쌍꺼풀을 갖고 있는 사람에게만 적용하고, 절개법은 흉터가 오래 남을 수 있고, 붓기가 오래 갈 수 있다. 부분 절개법은 지방만 약간 있거나, 처진 살이 없는 경우에만 적용 대상자가 된다.

안검하수증은 눈꺼풀을 들어 올리는 상안 검거근이 선천성 혹은 후천성의 여러 가지 장애로 인해 기능을 잃어 힘이 약해지면서 윗눈꺼풀이 아래로 처지는 현상이다. 수술은 절개를 통해 눈꺼풀 안쪽에 있는 안검거근을 위아래로 묶어주거나 잘래내고 다시 봉합하는 방법이 있다.

앞트임은 눈머리 쪽을 안쪽 빨간 살이 다양한 형태와 모양으로 가리 듯 덮고 있는 모양의 몽고주름을 제거하는 것으로 흉터가 남는 단점이 있다. 그래서 단점을 보완한 것이 매직 앞트임으로 눈머리 쪽 피부가 2면으로 되어 있는 특징을 이용하여 후면을 중심으로 수술함으로 흉터 문제를 해결한 수술법이 있다.



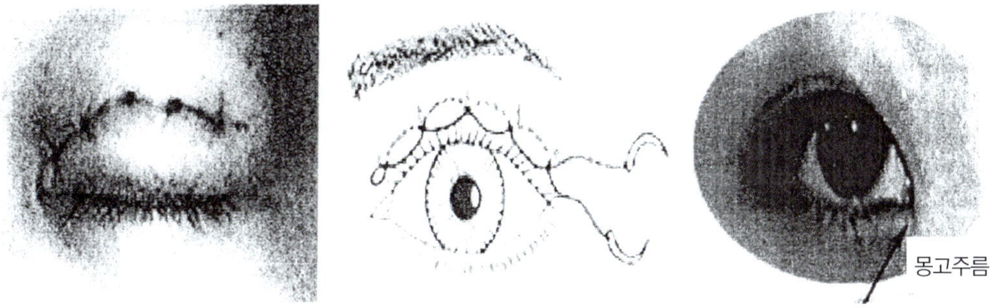


[그림 3-1] 단 매듭 연습 매몰법 및 몽고주름 앞트임

### 눈 수술 후 주의사항

- 수술 후 하루 정도는 냉찜질로 멍이나 부기를 예방한다.
- 수술 후 2일 정도 지나서 치료를 한 번에 받는다.
- 고개를 숙이거나 장시간 누워 있으면 부기가 오래 가므로 앉아서 쉬거나 가벼운 산책을 한다.
- 수술 2~3일 뒤에는 가려움증이 발생하도 긁지 않는다.
- 5일 정도 지나서 실밥 제거 후 세안이 가능하다.
- 콘택트렌즈를 착용한다면 수술 후 2주 동안은 착용을 피한다.
- 수술 후 처음 몇 주 동안은 간혹 눈이 따갑게 느껴지거나 눈물이 과도하게 흐를 수 있다.
- 수술 시 작은 혈관들이 손상을 받게 되면 피멍이 생길 수 있는데 약 20~30%의 환자에게서 피멍이 발생하며 2주가량 지속된다.
- 2~3개월 후 완전 회복 때 까지 금연, 금주한다.
- 수술은 6개월 정도 전에 계획한다.

## (3) 코 성형수술의 특징 및 종류

### 1) 코의 구조 및 특징

코 수술은 코의 성장이 완료되는 16세 이후가 적절하고 이상적인 코는 콧등은 반듯하고 매끈하게 뻗어야 하고, 코끝은 약간 동그스름하고 콧날은 반듯해야 한다.

코의 구조는 피라미드형의 구조이다. 안쪽에서부터 보면 연골과 뼈와 같은 기본 골격 위에 근육, 피하조직, 피부 등이 순서대로 덮여 있는 형태로 구성되어 있다.

- 먼저 코의 가장 큰 기둥인 '코뼈' 부위는 코의 위쪽 1/3을 구성하나 두께가 매우 얇아 작은 충격에도 쉽게 부러진다.
- '비중격연골' 은 코의 중앙을 이루는 부위로써, 콧등을 안쪽에서 떠 받혀주는 역할을 한다. 최근에 코끝수술에서 자기 연골이 필요한 경우, 바로 이 '비중격연골'에서 연골을 얻는 경우가 많다.
- '상외측 연골'은 코의 가운데 1/3을 구성하며 코뼈와 콧망울을 연결하는 다리 역할을 한다.
- '하외측 연골' 은 코끝 1/3을 구성하는 연골로 코끝의 모양을 결정하는 가장 중요한 부위이다.

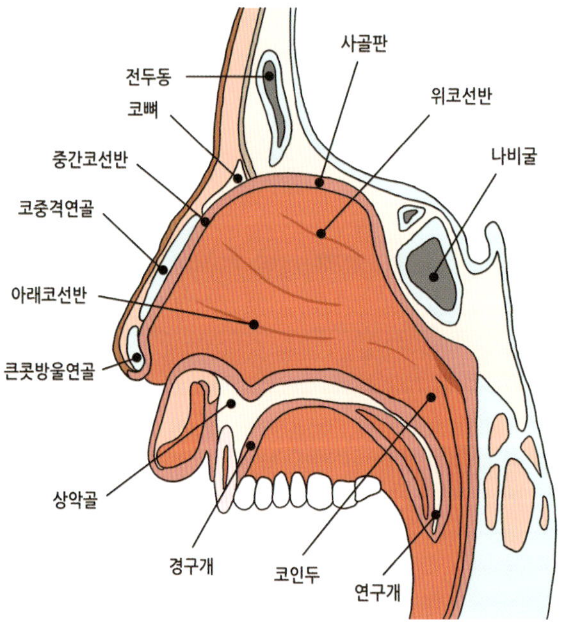


[그림 3-2] 코의 구조

### 2) 코 수술 종류

코 수술에는 낮은 콧대를 보형물이나 자가 조직으로 높이를 높여 주는 수술로 콧대가 시작하는 부위는 눈을 떴을 때 쌍꺼풀이 생기는 부위부터 인공 삽입물인 고어텍스, 실리콘을 사용수술을 하는 융비술이 있다.

콧대는 높고 코끝이 뭉툭한 경우, 코끝이 납작한 경우, 콧구멍이 넓은 경우에는 코끝 성형 술을 실시한다.

외상으로 코가 휘어진 사람은 대부분 콧속의 내부구조(비중격)도 휘어져 있는 경우가 많기 때문에 코 내부의 공기 순환이 제대로 이루어지지 않아 호흡기 질환에 쉽게 노출되기 때문에 휜 코(비 중격 만곡증) 수술을 실시한다.

돌출되어 있는 코뼈나 연골을 잘라 내거나 갈아내는 매부리코 다른 말로는 곡비성형술을 실시한다. 매부리코 수술은 코가 약간 낮아 보이거나 부자연스러워 보이는 경우 융비술을 병행 한다.

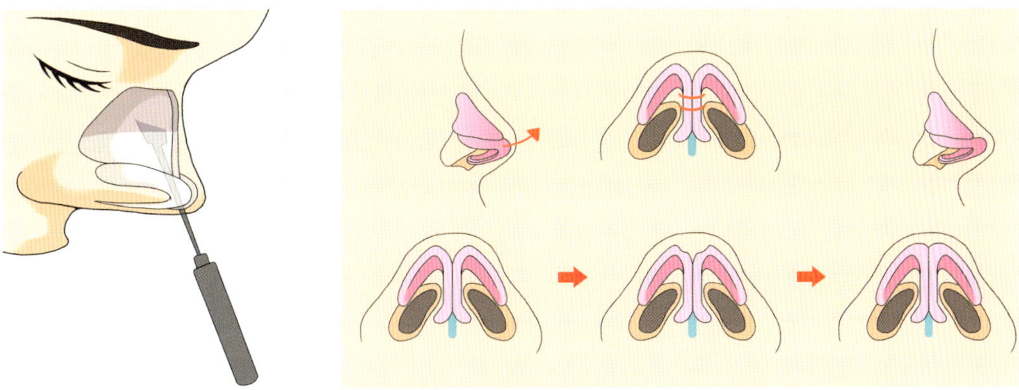

[그림 3-3] **융비술 및 코끝 성형**

#### 코 수술 후 주의사항

- 수술 후 관리가 가장 중요한 성형술이다.
- 수술 후 코에서 약간의 출혈이 있을 수 있으므로 코를 풀지 말고 깨끗한 티슈로 흐르는 피만 닦는다.
- 수술 후 코 안쪽으로 패킹을 한다. (절골술을 시행한 경우) : 6시간에서 2일 까지 유지 → 모양 유지 → 입으로 호흡
- 수술 후 2~3일 정도는 부기가 심하므로 반드시 냉찜질 한다. : 2일 간은 냉찜질 온 찜질 번갈아 실시 → 그 이후는 온 찜질 실시
- 수술 당일 머리 부위를 높이고 누워서 안정한다. : 수술 후 1일 후부터 앉아 있는 자세를 취한다.
- 3~4주가량 안경, 선글라스 착용을 자제한다.
- 딱딱한 물체에 부딪치는 일이 없도록 조심한다.
- 수술 후 눈과 코에 멍이 생겨 색소침착이 일어날 수 있으므로 자외선 차단제와 모자를 이용한다.

### (4) 안면수술의 특징 및 종류

안면수술에는 자연스러운 얼굴 윤곽을 방해하는 광대뼈와 각진 뼈를 깎아내는 교정수술로 성형수술의 꽃이라 불리는 가장 어려운 수술이다. 수술한 티 없이 자연스러운 아름다움을 간질 할 수 있는 것이 매력이다. 사각턱 수술은 정면에서 볼 때 옆으로 넓거나 측면에서 볼 때 ㄴ자 모양으로 각이 진 두 가지 형태가 있다. 이 수술은 만족도가 높고, 동양권에서 많이 시행하는 수술이다.

사각턱 축소술을 저작근이 발달하여 두터워진 사각턱의 경우 보톡스 시술을 권하고, 근육의 발달보다는 턱뼈가 각이 지고 각진 부위가 벌어져 있는 경우 수술적인 방법을 권하게 된다. 보톡스를 이용한 사각턱축소술은 주름 성형술 및 턱 축소술 부분에서 자세하게 다룰 것이다.

사각턱수술의 종류는 레이저를 이용하여 뒤쪽의 하악각 부분부터 앞쪽의 입 꼬리 부분까지 완만한 곡선을 그리면서 길게 절제하는 것으로 정면 효과가 크고, 수술 시간이 짧아 회복이 빠르다. 부수적인 보조 방법으로 근육이 줄어드는 피질절골 다른 말로는 하악각 시상 절골술이 있다.

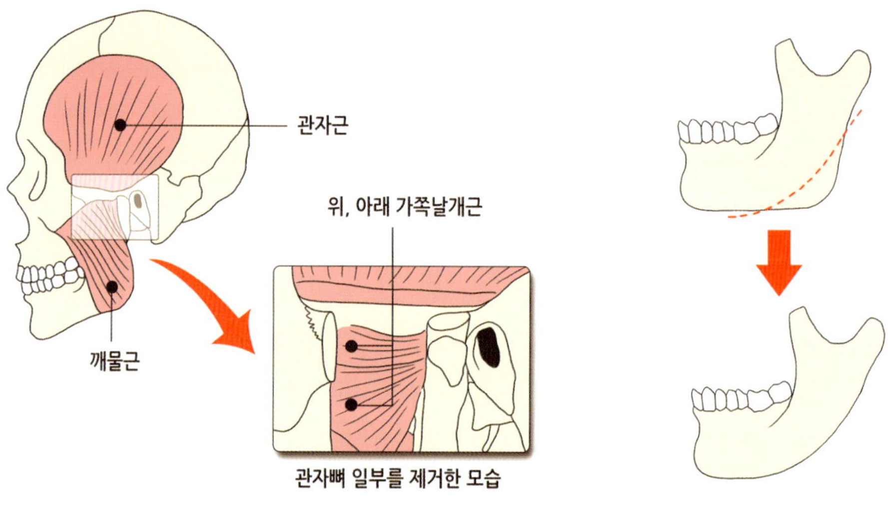


[그림 3-4] **저작근 및 사각턱 축소술 과정**

중주파 사각턱축소술은 중주파와 고주파 에너지를 이용한 새로운 비 수술적 사각턱 치료법으로 체내의 조직이 함유한 물 성분을 중주파나 고주파가 닿으면 열에너지로 바뀌어 조직을 응고시키는 원리를 이용한다. 고주파 소작기는 열이 심하지 않아 근육세포만 파괴시키고 조직에는 손상이 가지 않아 안전하게 턱 근육을 축소시킬 수 있다.

### 사각턱축소술 후 주의사항

- 수술 후 붓기를 최소화하기 위해 4~5일 정도 압박붕대로 감아주는 것이 좋습니다.
- 냉찜질을 병행 하시면 붓기를 최소화 할 수 있습니다.
- 수술 후 하루 정도는 입원치료를 받는 것이 회복에 도움이 됩니다.
- 수술 후 3~5일 간은 부드러운 음식을 섭취해 주세요. (일주일간 유동식 후에는 정상식사가 가능합니다.)
- 2차 감염 예방과 수술 부위의 청경을 위해 가글을 해 주세요.
- 2~3일 동안 금연과 금주를 해주시고, 2~3일 후에 압박붕대와 배액관을 제거합니다.
- 수술 1주일 경에 통원치료가 가능하고 수술 1~3개월 동안 2~3차례 경과를 관찰 합니다.

HOSPITAL COORDINATOR



광대뼈 축소술은 광대뼈의 위 - 전두골, 아래 - 상악골, 뒤 - 측두골로 연결되는 중앙의 뼈로 실제로 깎아내는 부분은 적고, 뼈를 절골하여 위치를 옮겨 줌으로써 작아지게 하는 것이다. 수술도 중요하지만 정확한 진단이 더욱 중요한 수술이다.

### 광대뼈 수술 후 주의사항

- 엎드리거나 머리에 힘이 가해지지 않도록 주의하세요.
- 2주 후면 큰 붓기는 빠집니다.
- 수술 부위에는 냉찜질로 부기를 조절하세요.
- 입안 청결과 수술 후 2주간 세균감염 예방을 위해 3시간 마다 소독액으로 청결을 유지하세요.
- 2~3일 간 미음을 섭취하고, 한 달 정도는 딱딱하거나 단단한 음식은 삼가세요.
- 절골된 뼈가 안정을 찾기까지는 한 달 정도 걸립니다.

HOSPITAL COORDINATOR

무턱 수술은 턱 끝에 사용할 수 있는 대표적인 보형물인 실리콘과 고어텍스 사용 한 턱 끝 확대술과 턱뼈는 치아가 있는 곳 아래로 어느 정도 여유를 갖고 있는데 이 부분의 뼈는 수평으로 자른 후 앞으로 전진시켜 고정함으로써 무턱을 교정하는 방법인 턱 끝 전진술이 있다.

뒤로 함몰되거나 위로 불거져 나온 이마 혹은 좁은 이마의 모양에 변화를 줌으로써 보다 아름답고 시원한 인상을 줄 수 있는 시술인 이미 윤곽술이 있다.

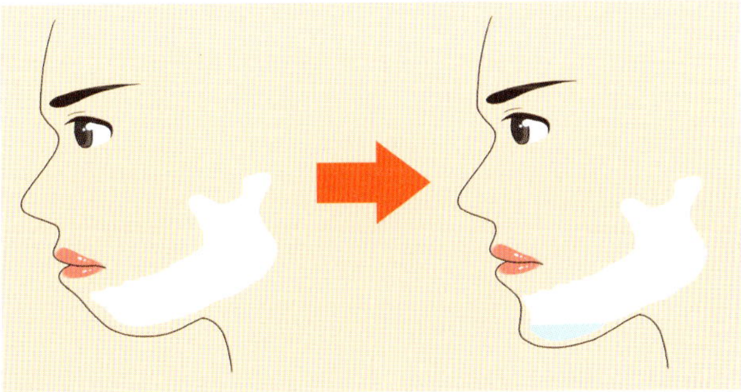

[그림 3-5] 무턱 수술 과정

### (5) 가슴 성형의 특징

가슴 성형은 절개법에 따른 유방 확대술과 지방 이식을 통한 가슴 확대술이 있다. 유방 확대 수술 후에는 48시간 정도는 무리하게 팔을 움직이지 않는다. 4주 동안 무리한 운동이나 무거운 물건을 드는 것을 삼가고, 수술 후 4일 경에 특수 브래지어를 작용하기 시작하여 1~2개월 간 계속 착용한다. 수술 후 4~5일 간은 치료와 항생제 주사를 위해 병원을 방문해야 한다. 가슴 확대 수술은 다른 성형 수술과 달리 수술 후 관리가 아주 중요한 수술이다.

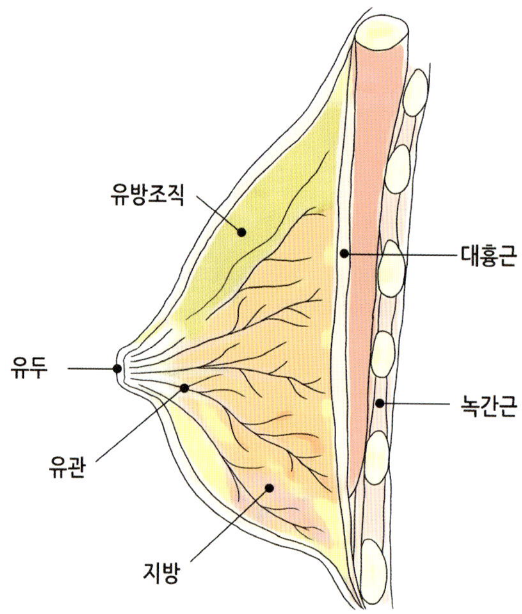


[그림 3-6] 가슴의 모양

### (6) 주름 성형술 및 턱 축소술(보톡스)

주름 성형술과 턱 축소술은 보톡스를 이용한 시술로 보툴리늄 독신인 식중독을 일으키는 세균이 만들어 내는 독성물질로 보톡스의 보툴리늄 독신의 상품을 운동시경과 근육이 만나는 곳에서 아세틸콜린의 분비를 방해함으로써 근육의 수축을 억제하여 근육 마비를 일으킨다.

시술 부위는 눈가, 눈 밑 주름, 미간주름, 이마주름, 입가 주름, 사각턱, 종아리에 시술하고 시술 후에는 곧바로 일상생활이 가능하고 드물게 시술 후 1~2일 정도 약간 부은 듯이 느껴지는 경우 저절로 사라지고, 시술 후 4~6시간은 눕지 않고 바른 자세로 활동한다. 주사부위는 감염의 위험이 있음으로 문지르거나 만지지 않는다.



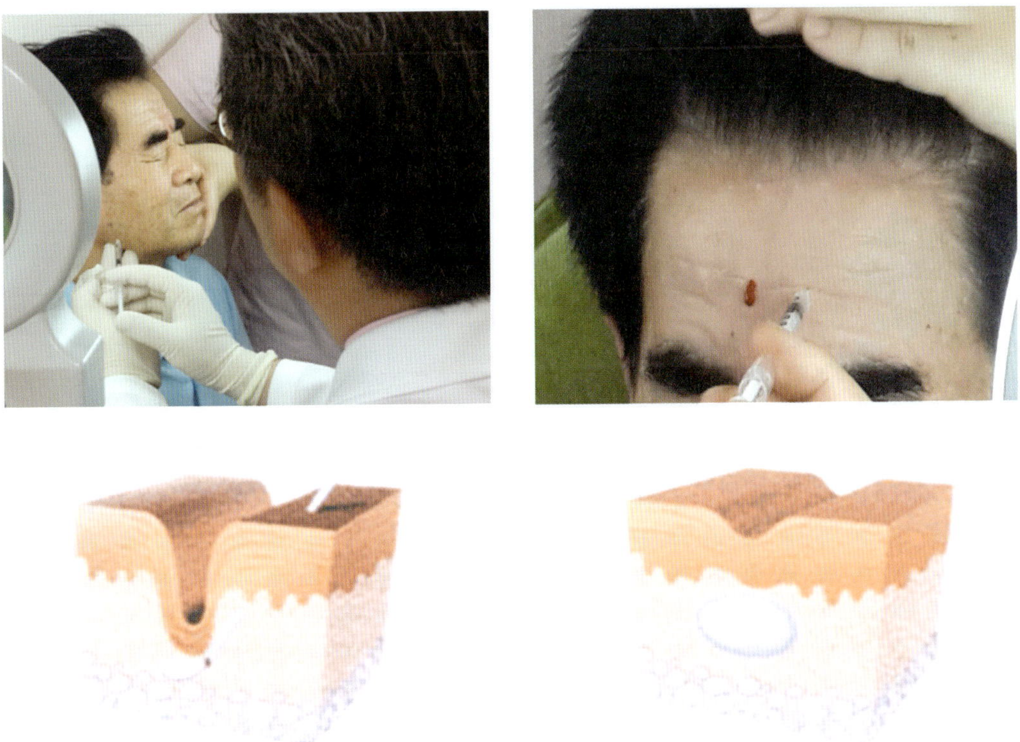

[그림 3-7] 주름 성형술 및 턱 축소술(보톡스)

### (7) 쁘띠 성형술(필러)

쁘띠 성형술의 필러는 보충제(Filler)를 의미한다. 인체에 안전한 인공 물질을 주입하는 시술로 수술적 방법에 비해 시술의 안전성과 간편성이 뛰어난 시술법으로 주로 주름 개선이나 여드름 흉터 등과 같은 함몰부위, 얼굴 성형에 적용한다.

시술 부위가 눈에 띄지 않는다는 특징이 있고, 시술 직후 일상생활에 지장을 주지 않고, 효과가 자연스러워 시술에 대한 만족도가 높은 시술이다.

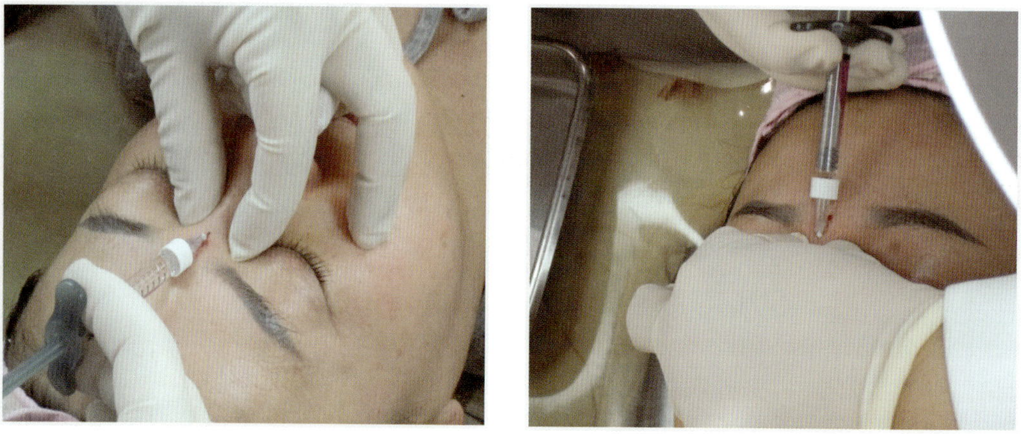

[그림 3-8] 쁘띠 성형술(필러)

**필러의 장점**

- 리프팅 및 주름개선, 피부개선에 효과적이다.
- 성형 수술에 비해 시간적·비용적 부담이 적다.
- 성형 수술에 비해 시술 시 통증이 적다.
- 시술 직후 즉각적인 효과를 볼 수 있다.
- 원하는 모양으로 디테일한 시술이 가능하다.
- 시술 후라도 미세교정이 가능하다.
- 시술 직후 일상생활이 가능하다.

HOSPITAL COORDINATOR

### (8) 잡티 성형술($CO_2$ 레이저)

160nm의 파장으로 피부에 존재하는 물을 이용하여 조직을 태우는 레이저로 다른 레이저와는 달리 조직을 위에서부터 아래로, 원하는 깊이만큼 선택적으로 파괴 시킬 수 있어 피부표면 위로 튀어나와 있는 병변 제거에 주로 이용하며, 정교한 시술이 가능하여 다양한 피부 질환치료에도 사용된다.

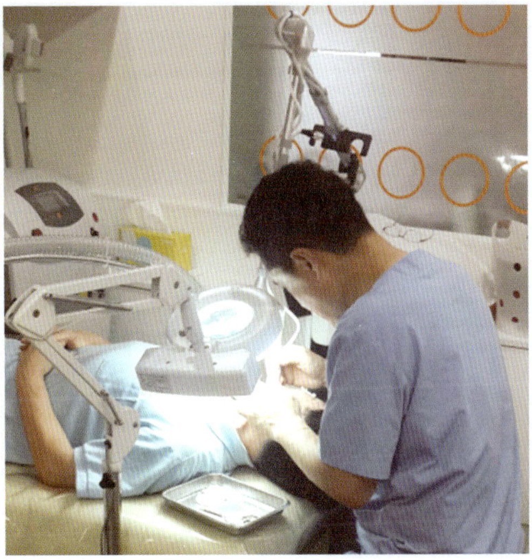
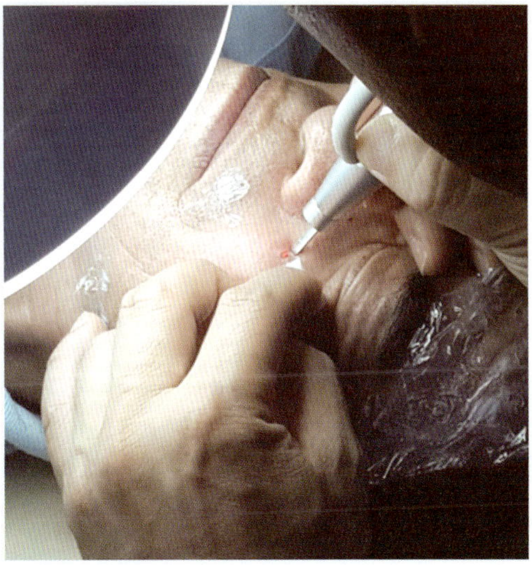

[그림 3-9] 잡티 성형술($CO_2$ 레이저)



## (9) 실 리프팅

실 리프팅은 주사를 이용한 시술로 식약청에서 인증 받은 머리카락보다 얇은 녹는 실(PDO)을 주입하여 체내 콜라겐 생성을 자극하는 비절개 시술이다.

PDO(Polydioxanone)는 생분해성, 생체적합성인 단백질로 구성되어 있다.

실 리프팅은 피부탄력 및 주름개선에 도움을 주고, 불필요한 얼굴 지방을 개선하여 주며 과도한 턱 근육을 축소시켜 V라인에 효과적이다. 리프팅을 통해 맑고 촉촉한 피부를 얻고 팔자주름, 처진 볼 살, 주름진 눈매와 입가 주변을 동시에 잡아당겨 젊은 얼굴형으로 다듬어 주고, 녹는 실을 이용하여 이물감이 없으며, 안전하다.

**실 리프팅**

- 시술의 안전성 : 식약청 KFDA 4 등급
- 익히기 쉽고 간편한 시술
- 체계적이고 효과적인 전문 마케팅 프로세스
- 높은 고객의 니즈 충족과 드라마틱한 효과
- 시술 후 지속되는 만족도

HOSPITAL COORDINATOR

① 시술 안전성

실 리프팅의 시술의 안전성을 평가하는 식약청 등급은 4등급(최고등급)으로 안전성을 입증하고 있고, 위생적 시설에서 엄격하게 관리가 들어간다.

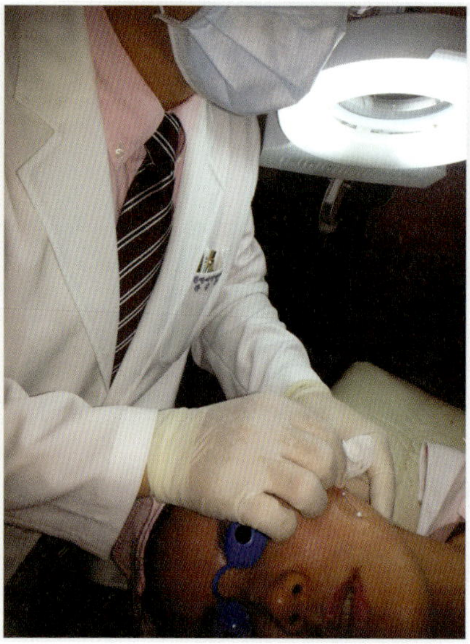

[그림 3-10] 실 리프팅 시술

② 기 전

실을 투입함으로써 진피층에서 콜라겐을 생성하고, 피부에서의 혈류 흐름을 상승시킨다.

③ 효 과

잔주름, 굵은 주름을 개선하여 피부 탄력을 증가 시킨다. V line, 팔자, 늘어진 볼 살, 턱 밑살, 턱선, 입가 심술보, 목주름 등에 리프팅 효과를 얻는다. 피부 톤 개선 및 미백효과와 Cellulite를 개선하고, 사각턱, 종아리 알통 등을 개선시킨다.

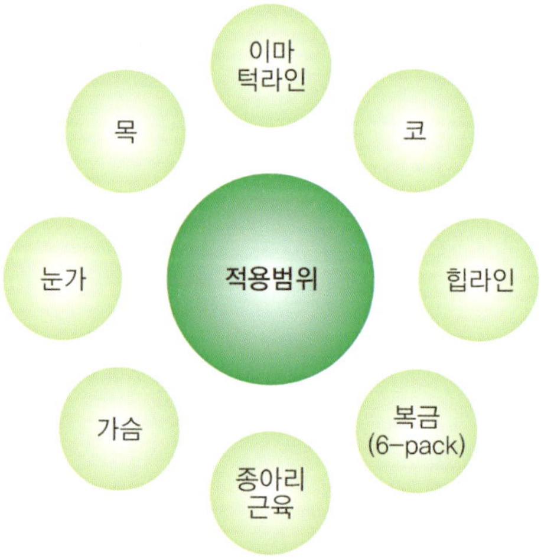


[그림 3-11] 실 리프팅의 적용 부위

## (10) 지방흡입

식사요법의 실패를 반복하거나 체형의 불만족이 큰 사람에게 지방제거 및 체형관리를 빠르게 해결하기 위하여 피하층의 지방을 제거하는 방법이다. 튜메슨트 용액으로 지방을 융해시키고 긴 캐뉼러를 이용하여 지방세포를 깨는 방법이다. 지방층에 음압을 이용하거나 초음파를 이용하여 제거하는 방법으로 만족스럽고 정상적인 몸매의 형태로 교정하는 수술 방법이다. 수술 후 피부 조직의 관리가 필요하다.

그 외 수술의 방법 및 종류는 다음과 같다.

[표 3-1] **지방 흡입 외 수술의 방법 및 종류**

| 수술 방법 | 종 류 |
|---|---|
| 섭취제한 술식 | • 수직 밴드 위 성형술<br>• 조절형 위 밴드 설치술<br>• 위 소매 절제술<br>• 축소 위 우회술 |
| 흡수 억제 술식 | • 공장 – 회장 우회술<br>• 담도 – 췌장 우회술 |
| 절충형 | 루와이 우회술 |

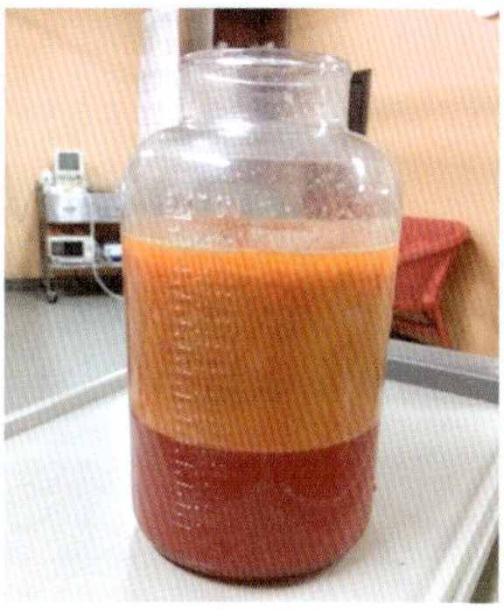

[그림 3-12]

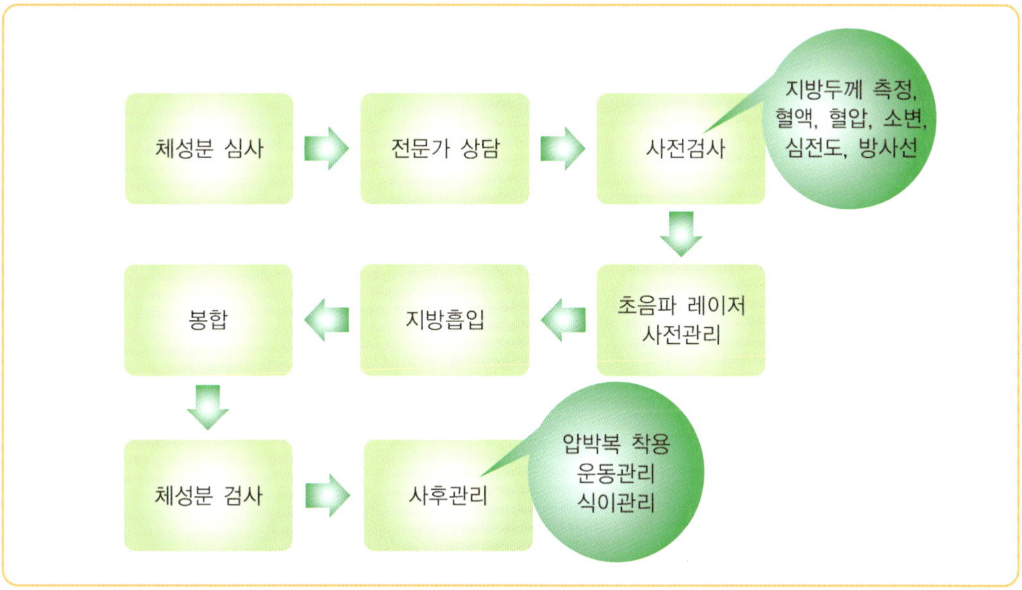


[그림 3-13] **지방 흡입 수술의 절차**

# 4 성형외과의 코디네이터 업무 역할

## (1) 성형수술의 상담

### 1) 성형 수술에 대한 중요한 기준

성형 수술의 필요성이 확고한지, 실력과 경험이 많은 전문의를 고려하여 후회없는 결정을 하도록 충분한 시간을 갖는 것이 바람직하다. 수술에 따른 적정 비용까지 상담을 거쳐 불만이 없는 수술이 되어야 한다.

### 2) 구체적인 성형외과 상담

왜 성형수술을 하려고 하는가, 어떤 성형수술을 할 것인가, 어떤 수술 방법으로 할 것인가, 마취의 방법은 어떤 종류로 할 것인가, 수술 후의 치료과정 및 소요되는 기간은 어느 정도 소요되는지, 합병증 및 후유증을 무엇이 있는지, 수술 전에 충분한 상담이 수술 후 결과에도 영향을 미치기 때문에 상담에 대한 기록을 철저히 남긴다. 처음 상담 시에 수술 과정과 모든 위험요소에 대한 설명을 하고, 수술 전날에는 수술 전의 준비과정도 기록으로 남긴다.

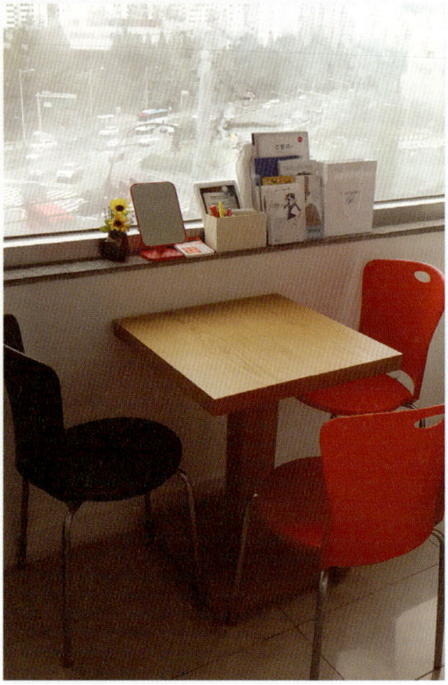

[그림 3-14]

### 3) 성형이 부적합한 사람에 대한 이해

육체적인 건강에 문제가 있고 수술에 후유증의 가능성이 큰 사람은 수술에 대한 사전 준비를 철저히 해야 하며, 위험성이 큰 사람에게는 수술의 부적절함을 충분히 인지시켜서 가능한 수술을 피하도록 한다. 혈액 응고장애, 간질환, 알코올 중독, 심장병, 심각한 고혈압, 빈혈, 당뇨, 켈로이드 체질 등이 있는 경우와 정신적인 건강에 문제가 있는 경우에는 주의를 요한다.

### 4) 성형의 적절한 시기

쌍꺼풀 수술의 경우 만 16세 이전에 하는 것은 피하는 것이 좋고 코는 16~17세가 되어야 성장이 완성되므로 이 나이가 지난 다음에 하는 것이 효과적이다. 가슴 성형은 유방의 성장이 끝난 후에 수술하는 것이 바람직하며, 안면윤곽술의 경우 여자는 만 18세, 남자는 만 20세가 넘어서 하는 것이 좋다.

### 5) 수술 전 반드시 상담되어야 할 주의사항

약물, 병력, 가족력, 유전적 질환의 유무 확인, 알레르기 유무를 꼭 확인해야 한다. 상담을 통하여 수술 전 금연, 금주를 실시하도록 하고, 수술 후에 씻는 것이 힘들기 때문에 수술 전에 샤워를 권장한다. 수술 당일에는 간단한 복장으로 여밈 단추 상의, 넉넉한 옷, 운동화를 착용한다. 마취에 대한 이해와 금식 여부의 전달을 확실하게 하며 보호자 없이 수술하는 경우 운전을 금지하도록 한다. 수술 전에는 혈액 순환 상태를 체크해야 하므로 화장, 액세서리, 매니큐어를 삼간다. 모자, 마스크, 안경 등 휴대하도록 안내하고, 수술 2주 전부터 한약, 아스피린, 호르몬제는 복용을 중단하도록 한다.

# Chapter 04 가정의학과 및 건강기능 식품 코디네이터

## 1 가정의학과 및 건강기능 식품의 개요

가정 의학(Family medicine)은 현대의학의 발전 양상에 따른 환자들의 요구를 채워주기 위해 도입된 전문 분야로, 질병의 종류, 연령 등에 관계없이 포괄적인 의료 서비스를 제공하는 것을 목표로 하는 전문과목이라 할 수 있다.

즉 가정 의학 전문의는 이러한 요구를 실현하기 위하여 전문적으로 교육을 받고 가정에서 흔히 발생하는 대부분의 질환에 대해 상담하고 진료하기 때문에 외국에서는 가족 주치의라고 부르기도 한다. 중요 인물들이 자신의 건강 상태를 전담하여 살펴주는 주치의를 두는 것처럼 개인들이 자신과 가족들의 건강에 가벼운 변화가 있거나 보다 이상적인 건강 상태를 원할 때 상담하고 진료해 주는 가정 의학 전문의이다.

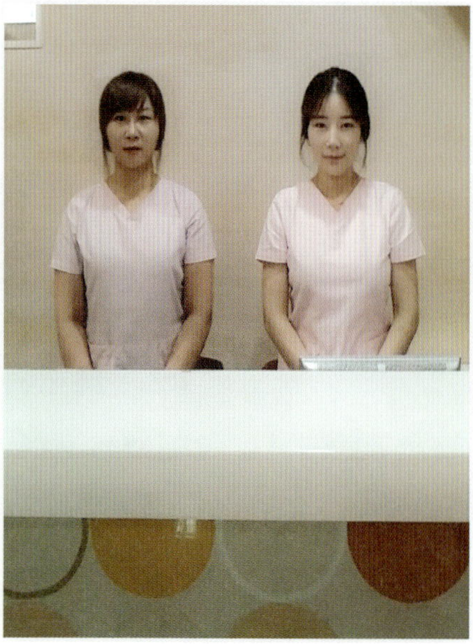

[그림 4-1]

가정의학과는 진료에 있어 다른 의학 분과들의 많은 영역을 공유한다. 하지만 다른 진료 과와 전문 영역이 겹친다 하더라도 가정의학과는 가정의 역동성과 각 개인 간의 관계, 카운셀링, 심리 요법 등의 지식을 강조하는 데에 그 차별성이 있으므로 가정의학과의 코디네이터는 우선적인 관심사는 환자에 대한 전반적인 관리에 관심을 가져야 한다.

건강기능 식품은 인체에 유용한 기능성을 가진 원료나 성분을 사용하여 제조한 식품을 말한다. 인체의 구조 및 기능에 대하여 영양소를 조절하거나 생리학적 작용 등과 같은 유용한 효과를 주는 역할로 건강유지 및 증진에 도움이 된다. 일상 식사에서 결핍되기 쉬운 영양소나 인체에 유용한 기능을 가진 원료나 성분을 사용하여 제조한 식품은 식품의약품안전처에서 동물시험, 인체적용시험 등 과학적 근거를 평가하여 기능성원료를 인정하고 건강기능석식품으로 허가를 해주게 된다.

### (1) 역사 및 발전사

#### 1) 가정의학과

사회적 여건을 배경으로 1978년에 미국의 가정 의학을 한국으로 도입하였고, 다음 해인 1979년에 가정 의학 전공의를 선발하여 수련을 시작했는데, 이는 가정 의학 전문의 제도가 법적으로 확립되기 전이었다. 그 다음 해인 1980년에 대한가정의학회가 탄생하였고, 1983년에 세계가정의학회(WONCA) 회원국으로 등록했으며, 1985년에 들어서 23번째 전문의 과목으로 인정받았다.

가정 의학은 그 시초를 이룬 미국 내에서도 전문영역으로서의 성격에 대한 시각차가 존재하여 확고한 영역을 이루기까지 의학계 내에서도 논란을 불러일으킨 바 있었다. 그러나 오늘날은 1차 의료의 중요성에 대한 강조와 더불어 그러한 논란은 사라졌다.

#### 2) 건강기능식품

건강기능식품은 고령화 시대가 되면서 건강에 대한 관심이 커지면서 급속도로 그 보급량이 늘어나게 되었다. 나라가 발전하게 되면서 웰빙을 추구하는 삶의 형태에서 등장한 식품이다.

1세대의 건강식품은 즙이나 액기스로 압출한 인삼즙, 도라지즙, 홍삼즙 등 주로 한의원이나 탕제원에서 만들어서 섭취했다. 체질과는 맞지 않는 경우가 있어서 선호도가 높지 않았다.

2세대는 현재 시장에 나와 있는 건강기능식품들로 좋은 성분을 추출, 압축해서 정이나 캡슐로 만든 것들이 많다. 제조시에 독성성분을 제거했지만 다양한 제품에 대한 요구가 있었다.

3세대 건강기능 식품은 동물실험을 통하여 과학적, 의학적, 임상학적으로 검증된 후 개인에 적용될 수 있는 다양한 지품으로 효능과 효과를 지니고 있다. 2세대에서 부족했던 흡수율을 높이기 위해 분말, 캡슐, 정 등 각각의 성분에 맞는 형태로 만들어 졌다.

## 2 가정의학과 및 건강기능식품의 역할

### (1) 가정의학과

가정의학과에서는 일상적인 감기, 고혈압, 당뇨, 위염, 신경성 / 다발성 신체 증상의 질환을 해결하고, 만성병, 퇴행성 질환, 암 등에 대한 예방, 조기 발견 등의 질병을 예방하고, 재활 및 건강을 증진시키는 역할을 한다. 또한 식이 습관의 개선 및 스트레스 관리, 전문검사 의뢰 등 건강에 대한 자문과 검사를 의뢰하는 역할도 한다.

가정의학과는 환자의 건강 뿐 아니라 질병이 발생하면 외래에서부터 입원 · 퇴원까지의 치료기간 이후에도 지속적인 환자의 그 가족의 건강문제를 돌보는 역할을 한다.

가정의학과는 흔하지 않은 질병을 앓거나 특정 전문 분야의 도움이 필요할 때 그 진료를 효과적으로 받을 수 있도록 해당 전문의나 전문 병원과 정보를 공유하여 환자의 회복을 돕는 역할을 한다.

환자의 질환에 대해 알아야 적합한 치료와 조치를 취할 수 있기 때문에 전반적인 질환의 정보가 필요하다.

### (2) 건강기능식품

인간이 섭취하는 식품은 여러 가지 기능을 가지고 있는데, 건강기능 식품은 생명유지 및 관능적인 기능, 생체조절을 위한 보조인자로 사용되고 있다.

건강기능식품은 신체의 조절기능을 위하야 매우 중요한 역할을 한다.

[표 4-1] 식품의 기능

| 기 능 | |
|---|---|
| 1차 기능 | 생명 및 건강 유지와 관련되는 영양기능 |
| 2차 기능 | 맛, 냄새, 색 등의 감각적, 기호적 기능 |
| 3차 기능 | 건강유지 및 증진에 도움이 되는 생체조절기능 |

현대인은 가공식품과 패스트푸드에 의존하는 비중이 높아지고 서구화된 식습관과 바쁜 일상으로 식습관이 깨지면서 영양 불균형이 오고, 생활 습관병의 발병률이 증가하고 있다. 한 가지 영양소라도 과다 또는 부족하면 영양 균형이 깨져 건강에 해를 미치게 된다.

고령화된 사회 속에서 부족한 영양소를 조절하고 생체기능을 조절해 주는 건강기능식품의 섭취가 필요하다. 건강기능식품 중 사람들이 쉽게 섭취할 수 있는 멀티 비타민은 생명을 유지하고 성장을 위한 미량 필요량 유기화합물로서, 체내에서 필요량만큼 합성이 되지 않거나, 섭취를 통해서만 충족되는 반드시 공급이 필요한 필수 영양소이다.

## 3 가정의학과 및 건강기능식품의 특징

### (1) 가정의학과의 질병 종류

#### 1) 심혈관 질환

심혈관 질환은 심장과 주요 동맥에 발생하는 질환을 말한다. 65세 이상의 4~5명 중에 한 명이 심혈관질환으로 사망한다. 심장병은 가족력이 높다. 심장병이 있는 집안은 비만 및 당뇨 등 다른 위험 인자들도 같이 존재한다. 흡연자의 경우 비 흡연자에 비해 2배 정도 발병률이 높다. 운동부족으로 인한 혈중 콜레스테롤 수치가 지속적으로 높아진 경우 심혈관 질환의 위험도는 높아진다.

① 고혈압

혈압은 심장의 펌프작용으로 혈액이 동맥 내로 분출될 때 동맥벽이 받는 압력을 체표면에서 측정한 것으로 정상 혈압 120mmHg / 80mmHg 이상인 경우를 고혈압이라고 한다.

[표 4-2] 고혈압의 분류

| 혈압분류 | 수축기 혈압(mmHg) | 이완기 혈압(mmHg) |
|---|---|---|
| 정상 | <120 | <80 |
| 고혈압 전 단계 | 120~139 | 80~89 |
| 고혈압 1단계 | 140~159 | 90~99 |
| 고혈압 2단계 | ≥160 | ≥100 |

고혈압의 유형에는 원인이 분명하지 않은 본태성 고혈압과 원인이 비교적 명확한 이차성 고혈압이 있다. 고혈압 환자의 90% 이상이 본태성 고혈압에 포함된다. 원인은 짠 음식을 좋아하는 식습관과 흡연, 음주, 스트레스, 공격적인 성급한 성격 등 복합적으로 영향을 받는다. 이차성 고혈압은 고혈압 환자의 10%가 이에 속한다. 신장질환, 내분비계 질환, 심혈관계 질환, 임신 중독증, 약물복용(스테로이드, 경구피임약) 등이 원인으로 작용하고 있다.

ⓐ 증상 및 합병증

고혈압은 자각 증상이 없지만 어느 정도 지속되면 두통, 호흡곤란, 어지럼증, 경련, 귀 울림, 불면증, 시력장애, 피로가 일어나 가슴이 답답하고 손발 저림 증상이 나타난다.

합병증으로 심장, 신장, 간, 비장, 췌장 등에서 심근경색, 심부전, 뇌출혈, 뇌경색, 신부전을 일으킬 수 있다.

② 고지혈증

고지혈증은 유전인자에 의한 가족성과 다른 원인질환에 의한 속발성, 식사성 요인이 원인이 된다. 가족성이 원인이 되었을 경우 눈 주위나 팔꿈치, 손등, 무릎, 아킬레스건의 황색종이 나타나게 되고 속발성, 식사성인 원인이 된 경우는 자각증상이 없고, 장기간 진행되었을 시에는 동맥경화증, 심근경색, 신경화, 간질환, 담석증을 일으키게 된다. 이상 지질 혈증은 HDL의 감소로 협심증, 심근경색, 뇌졸중 등 동맥경화 질환의 발생 위험이 증가하게 된다.

[표 4-3] 지단백질의 구성 성분 및 고지혈증 진단기준

| 지단백질 | 구성성분(%) | | | |
|---|---|---|---|---|
| | 단백질 | 중성지방 | 콜레스테롤 | 인지질 |
| 카이로마이크론 | 2 | 80~95 | 2~7 | 3~9 |
| 극저밀도 지단백질 | 10 | 55~80 | 5~15 | 10~20 |
| 중간저밀도 지단백질 | 10 | 20~50 | 20~40 | 15~25 |
| 저밀도 지단백 | 25 | 5~15 | 40~50 | 20~25 |
| 고밀도 지단백 | 50 | 5~10 | 15~20 | 20~30 |

[표 4-4] 한국인의 이상지질혈증 진단기준(단위 : mg/dl)

| 지질의 종류 | 정 상 | 경계치 | 높 음 |
|---|---|---|---|
| 총콜레스테롤 | < 200 | 200~229 | ≧ 230 |
| LDL 콜레스테롤 | 100~129 | 130~149 | ≧ 150 |
| HDL 콜레스테롤 | ≧ 60 | | |
| 중성지방 | < 150 | 150~199 | ≧ 200 |

③ 동맥경화

동맥 내 노폐물이 쌓여 혈관 벽이 두꺼워지고, 탄력을 잃는 현상으로 혈액의 흐름을 방해하고 혈전이 쉽게 생성된다. 합병증으로 뇌졸중과 심금경색증을 일으킬 수 있다.

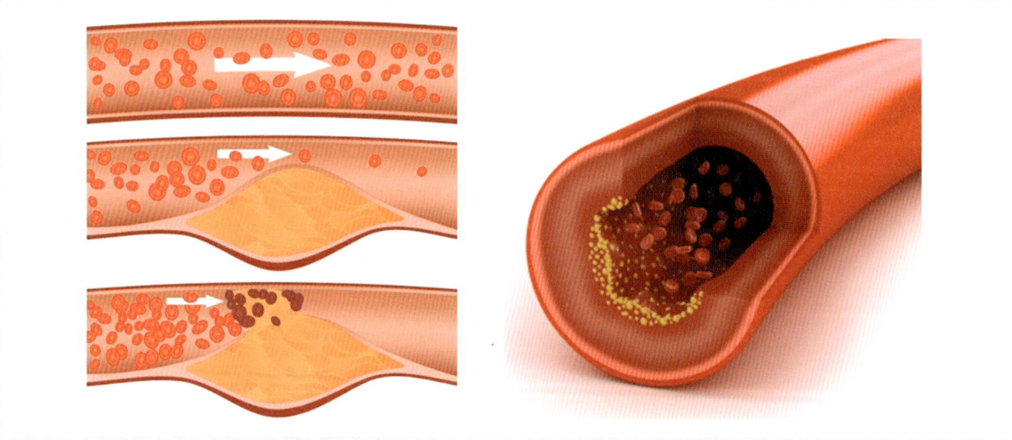

[그림 4-2]

④ 심장병(협심증, 심근경색증)

심장병의 생리적인 특성은 관상동맥의 질병경과에 따라 심장근육에 혈액공급이 잘 안되거나 중단되면서 생기는 급성·만성 심장장애인 허혈성 심장질환과 협심증, 심근경색이 나타난다. 그 원인은 동맥경화가 일어나 혈관이 좁아지면서 심장 근육으로 가는 혈액의 공급이 부족하게 되어 협심증이 나타나고, 비만의 경우 직접적으로 협심증이나 심근경색증을 일으키지는 않지만, 고혈압과 이상지질혈증, 당뇨병 등을 촉진시켜 이차적인 협심증과 심근경색을 일으킬 수 있다.

## 2) 당뇨병

당뇨병의 발병요인은 유전적인 요인으로 인슐린 의존형(자가 면역 결핍 관련 유전인자)과 인슐린 비의존형(인슐린 저항성에 관련된 유전인자)이 있으며 후천적으로 최근 경제 성장과 식생활 양식의 변화, 운동 부족과 관계된 생활 습관, 스트레스 등의 환경요인이 원인이 된다.

당뇨병은 다갈증, 다뇨증, 다식증의 삼다현상과, 급격한 체중감소, 말초 혈관장애, 케톤증, 세포의 당 결핍, 신장의 혈당조절 기능 손상, 체중감소, 쇠약, 과량의 소변배설로 인한 탈수 증세가 나타난다.

① 당뇨병의 진단 및 유형

당뇨병을 진단하기 위한 공복 시 혈장 포도당, 식사 후 혈장 포도당 농도, 당화 혈색소 검사의 수치는 [표 4-5]를 통해 확인할 수 있고, 당뇨병의 종류에 따른 증상을 [표 4-6]을 통해 확인한다.

[표 4-5] 당뇨병의 진단

| 공복 시 혈장 포도당 | 혈장 포도당 농도 | 당화 혈색소 검사 |
|---|---|---|
| 정상 : 100mg/dl 미만 | 정상 : 140mg/dl 미만 | 최근 2~3개월 동안의 혈당조절능력을 가장 정확하게 반영해 주는 수치 |
| IFG(공복 혈당장애) : 100~125mg/dl | IGT(내당능 장애) : 140~199mg/dl | 당뇨병 : 당화 혈색소(HbAlc)가 6.5% 이상 |
| 당뇨병 : 126mg/dl | 당뇨병 : 200mg/dl | 당뇨병 고위험군 : 5.7~6.4% |

[표 4-6] 당뇨병의 유형

| 제Ⅰ형 당뇨병(인슐린 의존형 당뇨병) | 내당증 장애 |
|---|---|
| • 인슐린의 완전 결핍, 부분적 인슐린 결핍<br>• 자가 면역성 파괴로 인한 췌장의 β세포의 파괴 | • 포도당 부하 시험 결과, 공복 혈당치 당뇨병 환자와 정상인 사이에 포함 |
| **제Ⅱ형 당뇨병(인슐린 비의존형 당뇨병)** | **임신성 당뇨병** |
| • 인슐린저항성 증가, 부적절한 인슐린 분비, 포도당 생산의 증가(인슐린 생성능력은 있으나 인슐린 수용체의 감소로 인슐린이 효과적으로 작용하지 못하는 경우가 많음)<br>• 당뇨병 환자의 90% 이상 | • 임신 후반 인슐린 민감성이 증가(인슐린 필요량을 증가시켜 내당능 장애가 발생할 수도 있음)<br>• 대부분 출산 후 정상적으로 회복됨<br>• 당뇨병이 발생할 가능성도 30~60%로 매우 높음 |

### 3) 대사증후군

대사 증후군은 혈압의 상승, 복부비만, 이상지질혈증, 혈당 상승 등의 각종 심혈관계 위험인자들이 한 사람에게서 동시에 관찰되는 것을 말한다. 대사증후군의 중요한 요소이며 병인으로 꼽히는 것이 복부 비만인데 복강 내에 축적된 내장지방이 대사이상과 밀접한 연관성이 있다.

대사증후군은 다음 [표 4-7] 의 구성요소 5가지 중 3가지 이상일 때 진단할 수 있다

[표 4-7] 대사 증후군 자가진단

| 구성요소 | 항 목 | 기 준 |
| --- | --- | --- |
| 복부비만 | 허리둘레 | 남자 90cm 이상, 여자 85cm 이상 |
| 높은 혈압 | 혈 압 | • 130/85mmHg 이상<br>• 고혈압약제 복용자 |
| 높은 중성지방 | 중성지방 | • 150mg/dl 이상<br>• 이상지질혈증 |
| 낮은 고밀도 지반백 콜레스테롤 | 고밀도 지단백 콜레스테롤 | • 남자 40mg/dl 이하, 여자 50mg/dl 이하<br>• 이상지질혈증 관련 약제 복용자 |
| 높은 혈당 | 공복혈당 | 공복 혈장 포도당 100mg/dl 이상 |

### 4) 소화기 질환

소화기는 음식물을 소화 하고 흡수, 해독작용, 배설, 체내 저장, 생체활성 물질의 합성 등 생명을 유지하기 위한 필수적인 역할들을 담당한다. 소화기 질환은 세분화되어 위 장관 질환과 간・담도・췌장 질환으로 구분된다. 위 장관 질환에서의 상부 위 장관 질환의 위염과 하부 위 장관 질환의 변비, 간・담도・췌장 질환의 담석 등이 있다.

① 기능성위장장애

ⓐ 상부 위 장관 질환 위염

폭음, 폭식, 특정 식품의 알레르기, 약물의 복용 증의 기계적 화학적 원인, 영양상태 불량하거나 위장의 기능이 약화되어 위 점막과 감수성 예민해졌을 때, 약물요인으로 항생제, 해열제, 부신피질 호르몬 등의 약물에 의해서 급성 위염이 발생하고, 만성 위염은 급성 위염이 악화되어 만성화되는 경우도 있으나, 노화에 따른 위 점막의 위축이나 불규칙한 생활습관, 폭음, 폭식 그 외에도 원인이 불분명한 경우가 많다.

급성 위염은 명치가 아프거나 구역질, 속 쓰림, 심한 위통, 위 팽만감, 식욕부진, 설사, 심한 경우는 토혈, 하혈, 쇼크를 일으킨다.

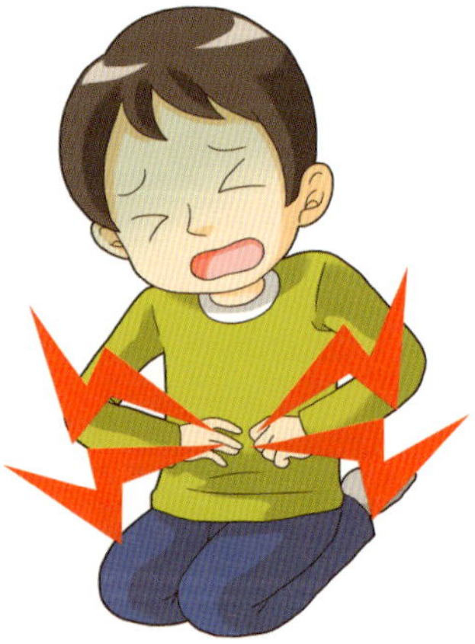

[그림 4-3]

[표 4-8] 위염의 분류

| | 급성 위염 | 만성 위염 |
|---|---|---|
| 원인 | • 위벽세포의 위축으로 만성적으로 위액분비가 저하되거나 위산이 극히 감소되면서 노인에게 많이 나타난다.<br>• 노화에 따른 위선 위축과 분배장애로 식욕 부진, 식후 위 압박감, 위 통증, 영양소의 소화 흡수 장애 등으로 인해 체력저하가 나타난다. | 위 점막에 염증이 생겨 위산 분비가 항진상태에 있기 때문에 음식물의 자극에 대해 매우 예민하다. |
| 증상 | • 단백질 · 탄수화물 소화 장애<br>• 음식물의 살균작용 장애<br>• 위 내적인자 결핍<br>• 무기질 소화 장애 | |

ⓑ 하부 위장관 질환 변비

변비란 대변이 대장 안에 보통 시간 이상 머물러 있어 만족스럽게 배변되지 않아 불편감을 주는 것을 말한다. 배변량이 적고 대부분의 양이 장내에 남아 있어서 식욕을 감퇴시키고, 복부팽만감, 불쾌감, 두통 등을 준다. 변비는 전체 인구의 약 8% 이상이 변비로 고생하고 있고, 여자가 남자보다 3~4배 많고, 나이가 들수록 변비로 고생하는 사람들이 많아진다.

• 변비의 종류

습관적으로 변비가 지속되는 이완성 변비와 긴장과 이완 부족으로 연동운동이 저하되어 발생하는 경련성 변비가 있다.

이완성 변비의 원인은 변을 보고 싶은 상황이지만 변을 제한하고, 신진대사 과정이 느리고, 운동부족, 장기간 입원환자, 고열환자, 임산부, 과다한 완화제를 사용한 경우에 발생하게 된다. 이완성 변비는 식욕의 부진, 신경과민, 피로감, 두통, 구토, 복부팽만감, 현기증 등의 증상을 느끼게 된다.

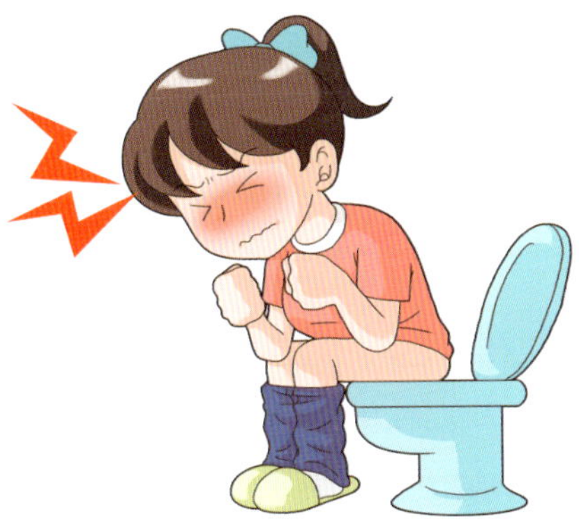

[그림 4-4]

경련성 변비는 장기간의 긴장과 스트레스, 지나친 흡연, 수분 섭취의 부족, 과다한 알코올 섭취, 장기간의 항생제 치료, 거친 음식 섭취 등이 원인이 되어 복통, 복부팽만, 경련, 체중 부족, 설사와 변비를 반복하는 것이다.

[표 4-9] 변비의 분류

| | 이완성 변비 | 경련성 변비 |
|---|---|---|
| 원인 | • 변의 제한<br>• 신진대산 과정의 느림<br>• 운동부족<br>• 장기간의 입원환자<br>• 고열환자<br>• 임산부<br>• 과다한 완화제의 사용 | • 장기간의 긴장<br>• 수분 섭취 부족<br>• 스트레스<br>• 과다한 알코올 섭취<br>• 지나친 흡연<br>• 불면, 과로<br>• 장기간의 항생제 치료 |

② 간 · 담도 · 췌장 질환

ⓐ 담 석

담석으로 인한 담낭염은 자주 유발되며 수술에 따른 합병증이나 사망률이 높다. 일단 담석이 생긴 후에는 체중 조절을 해도 호전되지 않으며, 급격하게 체중을 줄이면 담석이 악화되기도 하므로 주의해야 한다.

담석은 담낭 및 담관 내에 담즙성분의 결석이 형성되는 것으로 전신적인 요인으로 콜레스테롤과 담즙 색소의 대사 이상이 원인이 되어 발생하기도 하고, 담도계의 담낭 내의 농축된 담즙을 울체, 담도계의 염증, 담즙의 화학성분비의 변동 요인이 원인이 된다.

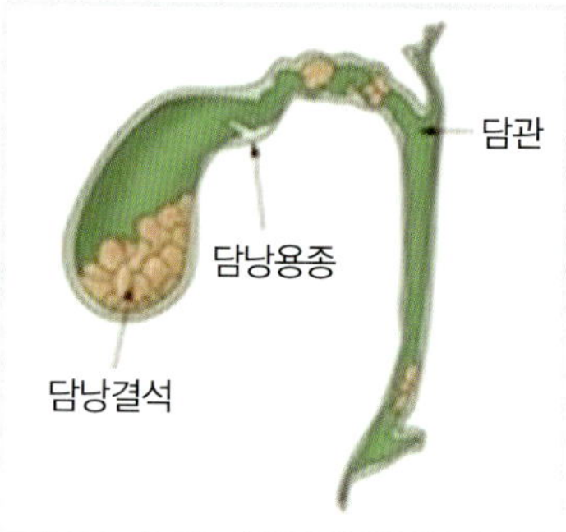

[그림 4-5]

담석의 증상은 심한 통증이 상복부에서 일어나고 오한, 발열, 구토 발생으로 담석증 발작을 일으키며, 상복부의 불쾌감, 팽만감, 둔통, 등쪽의 심한 불쾌감을 느끼게 된다.

### 5) 퇴행성 관절염

우리 몸의 모든 관절은 무리 없이 지탱할 수 있는 체중의 한계가 있다. 허리와 무릎 관절에 체중의 부담이 커지게 되면 관절염이 빠르게 찾아오는데, 가장 흔한 관절의 염증성 질환이 유발되면 관절을 보호하는 연골의 점진적인 손상과 퇴행성 변화로 관절을 이루는 뼈와 인대가 손상을 받게 된다.

### 6) 월경이상

비만한 여성은 체내 여성 호르몬의 균형이 깨지면서 생리량과 주기가 불규칙하게 되며 심할 경우 생리가 없어지거나 불임이 올 수 있다. 살이 찌면서 생리의 이상이 시작되었다면 비만이 일차적인 원인인 경우가 많으므로 치료에 앞서 체중 감량을 먼저 시도해 보는 것이 좋은 방법이다.

① 다낭성 난소 증후군

가임기 여성에게 생리불순, 다모증, 여드름, 불임을 유발하는 흔한 질환이다. 이 질환이 있는 여성의 절반 이상이 비만하다. 비만은 인슐린저항성을 유발하고 이로 인하여 난소에서 남성호르몬을 많이 합성 분비하게 되는 것이 다낭성 난소 증후군의 원인이 된다.

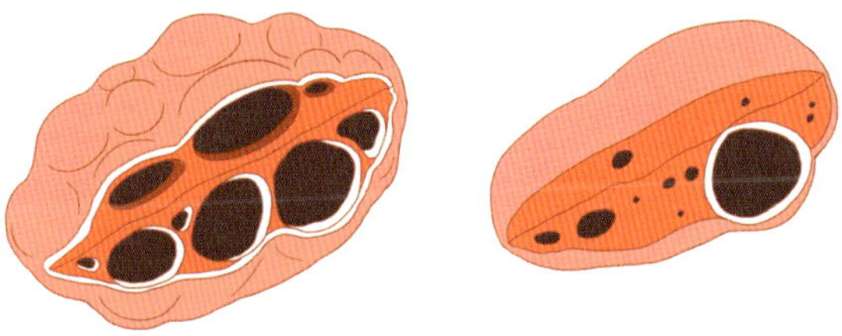


[그림 4-6]

② 사춘기 발현 이상

저체중과 비만 모두 생리적 기능과 생식기능에 영향을 미친다. 비만한 소아의 경우 초경이 빨라진다. 초경이 빠른 경우 우울증, 식이장애, 약물남용 위험이 더 높다는 결과도 보고되어 있다. 이른 초경은 유방암의 위험인자이며 향후 난소, 갑상선암 등과 관련이 있을 수 있다.

③ 임신 합병증

비만한 여성은 생리가 정상적이지 않아서 임신하기도 힘들고 임신한 경우도 유산, 임신성 당뇨병, 분만 과정의 합병증 등이 잘 발생할 수 있다. 비만 정도가 심할수록 증상이 악화되므로 임신 전에 정상적인 체중관리가 요구된다고 할 수 있다. 태아도 거대아, 선천성기형아의 확률이 높다. 또한 태아 사망률이 증가할 뿐만 아니라 출생 후에도 비만 및 당뇨가 발생할 위험이 높다.

## (2) 기능성식품의 비타민 분류 및 기능

비타민은 수용성 비타민으로 분류되는 비타민 B군, C와 지용성 비타민으로 분류되는 A, D, E, K 등이 있다.

자세한 분류는 [표 4-10]으로 확인한다.

[표 4-10] 비타민의 분류

| 특 성 | 수용성 비타민 | 지용성 비타민 |
|---|---|---|
| 종 류 | • 비타민 B군<br>• 비타민 C | • 비타민 A<br>• 비타민 D<br>• 비타민 K<br>• 비타민 E |
| 성 질 | 물에 녹음 | 기름과 유기용매에 녹음 |
| 구성 성분 | C, H, O, N 외에 S 함유 | C, H, O로 구성 |
| 흡수 및 운반 | 융모의 모세혈관, 문맥을 통해 간으로 운반됨 | 지단백질 형태로 융모의 유미관을 통해 림프관 흉관을 거쳐 혈액으로 들어 옴 |
| 저장 및 배설 | 체액 내에서 자유로이 순환<br>과잉분은 소변으로 쉽게 배설됨 | 과잉분은 간과 지방조직에 저장되어 쉽게 배설되지 않음 |
| 결핍증 | 빨리 나타남 | 서서히 나타남 |
| 공 급 | 매일 섭취해야 함 | 매일 섭취하지 않아도 됨 |

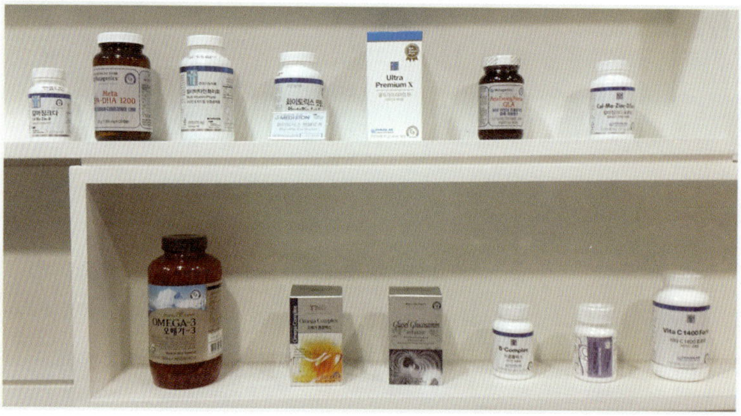

[그림 4-7]

## 1) 수용성 비타민

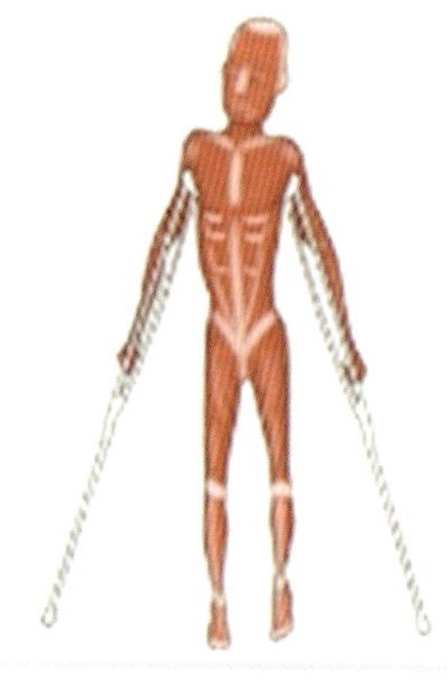

① 비타민 $B_1$(티아민)

비타민 $B_1$은 탄수화물의 대사를 촉진하고, 식욕과 소화기능을 자극하는 역할을 한다. 신경계 기능을 하기 때문에 부족하게 섭취하게 되면 심혈관계, 근육계, 신경계, 위장관 기능에 모두 영향을 미치게 된다.

• 신경계 : 말초신경계의 마비로 사지의 반사, 감각 및 운동 기능 장애가 올 수 있으며, 체조직의 손실로 마르고 쇠약해진다.

• 심장계 : 부종, 심장비대, 부정맥, 호흡곤란 등 울혈성 심부전과 유사한 증상이 나타나게 된다.

② 비타민 $B_2$(리보플라빈)

비타민 $B_2$는 성장을 촉진시키고, 체내 산화환원작용을 한다. 입속의 점막을 보호하는 작용을 한다. 결핍이 되면 조직이 손상되고, 성장의 지연, 빛 과민증, 코와 눈 주위의 피부염, 구순구각염, 설염, 두통이 발생하게 된다.

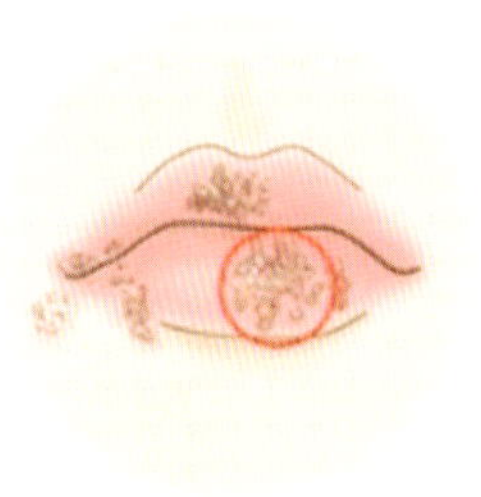

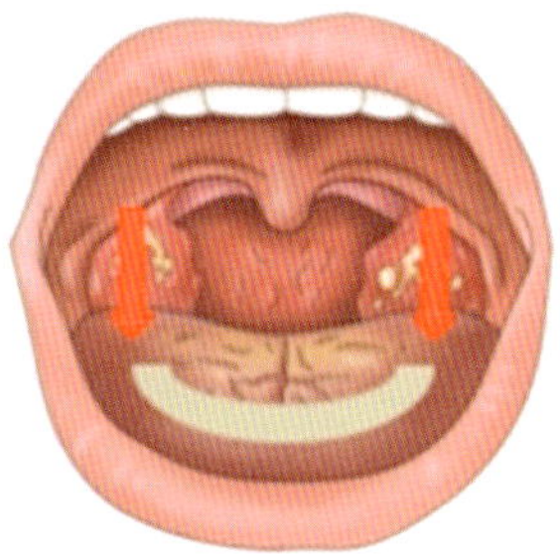


[그림 4-8] 비타민 $B_2$의 결핍증(구순염 및 설통)

③ 니아신

니아신은 체내 산화환원 작용으로 에너지 대사 과정에서 필수적인 성분이다.

니아신이 결핍되면 초기에는 피로감과 허약, 식욕부진, 소화불량이 나타나게 되고, 지속적인 결핍은 혀와 입, 위에 염증을 유발하며, 심해지면 빈혈과 구토가 발생하게 된다.

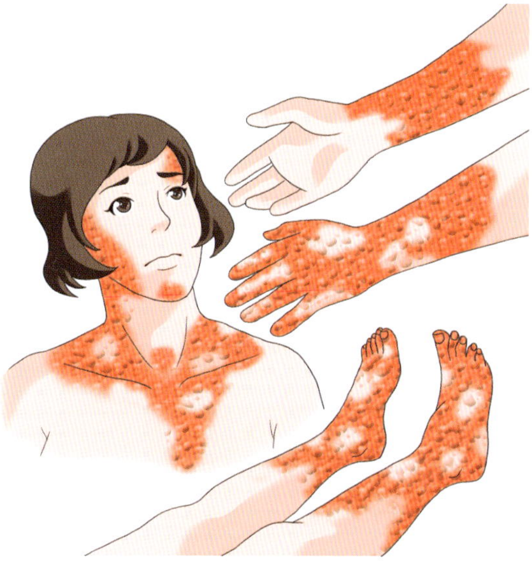

[그림 4-9] 니아신 결핍증, 펠라그라의 증상

④ 판토텐산

판토텐산은 에너지 전달체계에서 조효소 역할을 한다. 또한 지방산과 스테롤을 체내에서 합성하고, 헤모글로빈 합성에도 관여한다. 판토텐산은 코엔자임A(Coenzyme A)의 구성 성분으로 탄수화물, 지질, 단백질로부터 에너지를 방출하는 과정에서 작용한다. 위의 3대 영양소는 대사 과정 중에 TCA-Cycle을 거쳐야만 하는데 그 과정 중 초기단계에서 필요하다. 판토텐산의 결핍증은 흔하지 않으나 피로와 불면, 두통, 근육 경련, 빈혈이 올 수 있다.

⑤ 비오틴

비오틴은 모든 세포에 소량으로 존재하여 식물과 동물성 식품, 인체 내에서 단백질과 결합되어 있는데, 이 형태로써 대사에 조효소 작용을 한다. 또한 항체와 췌장 아밀라아제의 합성에도 관여하는 필수적인 영양소이다. 결핍증은 흔하지 않으나 붉은 피부발진이나 습진, 탈모, 식욕상실, 우울증, 설염이 나타난다.

⑥ 피리독신

단백질 대사에 관여하고, Heme과 지방을 합성한다. 피부염증을 방지하여 항피부염 비타민이라고도 불리며 피지선의 기능 조절로 피지분비 억제작용을 하므로 결핍 시에 지루성, 여드름 피부가 되고 소양증과 작열감을 동반한 피부염이 발생한다. 결핍증은 피부염, 구각염, 설염, 근육경련, 신경장애, 비정상적 뇌파, 빈혈(소혈구성 빈혈)이 온다.

⑦ 엽 산

핵산과 아미노산을 합성하고, 적혈구를 성숙시키는 역할을 한다. 엽산이 결핍이 되면 DNA의 염기가 합성되지 못하여 세포가 정상으로 분열하지 못하고 거대적아구성 빈혈이 나타나 피로, 설사, 혀가 쓰림, 망각, 짜증이 나타난다. 헤모글로빈, 혈소판, 백혈구 수준은 감소한다.

⑧ 비타민 $B_{12}$(코발아민)

비타민 $B_{12}$를 '항악성빈혈 비타민'이라 부른다. 체내기능을 보면 비타민 $B_{12}$는 DNA합성에 혈액을 생성하고 성장을 촉진시키지만 결핍이 되면 악성빈혈(거대적아구성 빈혈과 신경손상)로 인해 근육에 점진적으로 마비현상이 나타난다. 신체적 무기력, 창백, 식욕부진, 체중감소, 숨 가쁨, 우울, 혼돈, 불안이 유발된다.

⑨ 비타민 C

비타민 C는 콜라겐 형성, 면역기능 향상, 철 흡수 촉진의 기능을 한다. 비타민 C는 노화 및 모든 질병에 관여하는 활성산소(유해산소, Free Radical)로 부터 보호해주는 항산화제로서의 역할이 중요하다. 또한 비타민 C는 아미노산의 대사를 돕고, 이 아미노산들은 호르몬인 노르에피네프린(Norepinephrine)과 티록신(Thyroxin)을 합성하는데 사용된다. 비타민 C를 많이 섭취하면 감기, 암 등의 예방 및 치료에 효과가 있다고도 알려져 있다. 결핍되면 콜라겐 생성의 장애로 괴혈병 증상이 나타난다. 초기에는 잇몸 출혈을 시작으로 치아탈락, 연골과 근육조직 변형, 관절통, 피하출혈이 발생한다. 장기간 지속 시에는 심근의 근육퇴화, 빈혈, 감염증, 우울증 나타나고 심하면 사망에 이르게 된다.

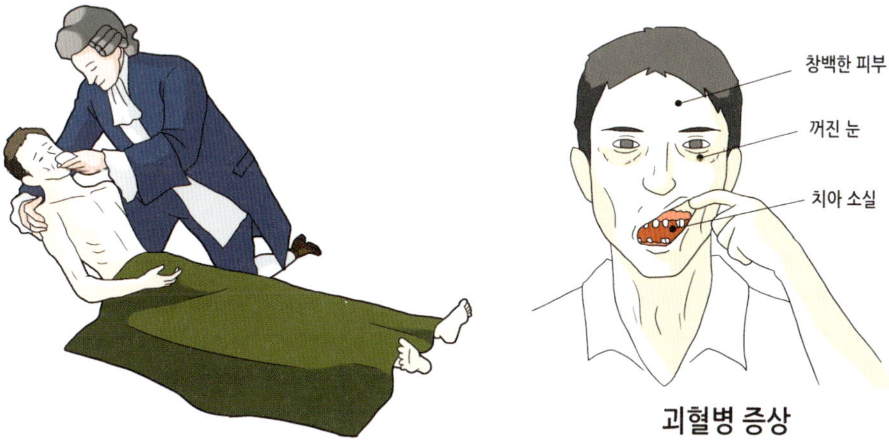


[그림 4-10] 비타민 C의 결핍증

## 2) 지용성 비타민

① 비타민 A

비타민 A는 눈의 작용을 좋게 하고, 상피 세포의 보호 작용을 한다. 체내에서 활동하는 비타민 A에는 레티놀(Retinol), 레티날(Retinal), 레티노익산(Retinoic acid)의 세 종류가 있는데, 레티놀은 동물성 식품에만 함유되어 있고 담황색을 띠며, 지용성 용매에만 용해된다. 자연에 존재하는 카로티노이드색소는 여러 종류가 있으나 그 중 β-카로틴이 체내에서 가장 효율적으로 레티놀로 전환된다. 비타민 A는 신경계 및 생식계에서 중요한 기능을 하여 결핍시에는 로돕신 생성저하로 어두운 곳에서 사물을 구별 못하는 야맹증 증상이 나타나게 되고, 상피세토의 점액분비 저하로 각막, 피부, 장점막 세포의 각질화가 일어난다. 안구 건조증, 각막 연화증 및 뼈와 치아발달 손상이 된다. 반대로 과잉 섭취하게 되면 축적현상으로 식욕상실, 건조피부, 탈모, 뼈 통증, 간비대, 월경중지, 신경과민이 나타난다.

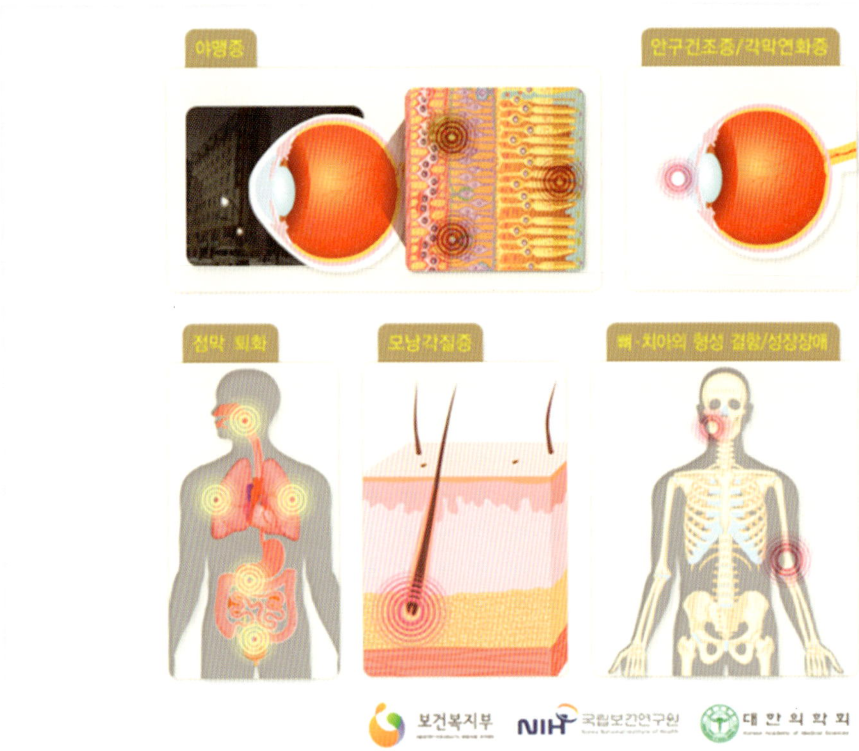


[그림 4-11] **비타민 A의 결핍증**

② 비타민 D

체내의 칼슘대사를 조절하는 비타민 D는 다른 비타민과는 달리 피부를 충분한 시간 동안 일광에 노출시키면 체내에서 합성될 수 있다. 그러나 자체적인 합성이 충분하지 못하여 신체에서 필요로 하는 양만큼 비타민 D를 합성할 수 없는 경우에는 식품을 통해 섭취해야 한다. 뼈의 성장과 형성, 칼슘과 인의 대사를 조절하는 작용을 하게 되며, 결핍 시 어린이에게서는 구루병, 성인에게서는 골연화증, 골다공증이 된다. 과잉이 될 경우는 탈모, 체중감소, 설사, 메스꺼움, 식욕부진, 성장지연과 고칼슘 혈증으로 연조직의 석회화, 혈관 경화, 신결석이 생기게 된다.

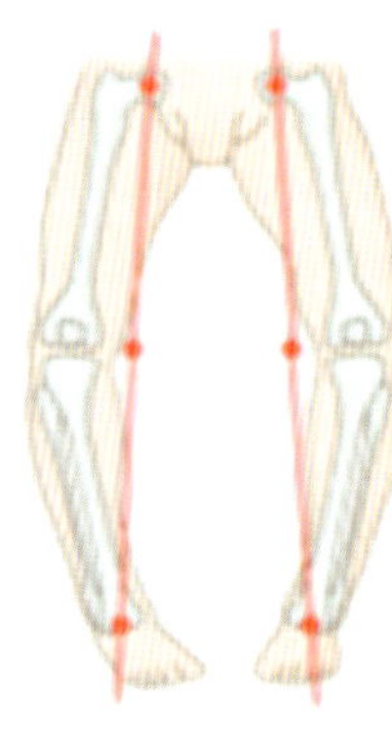

[그림 4-12]

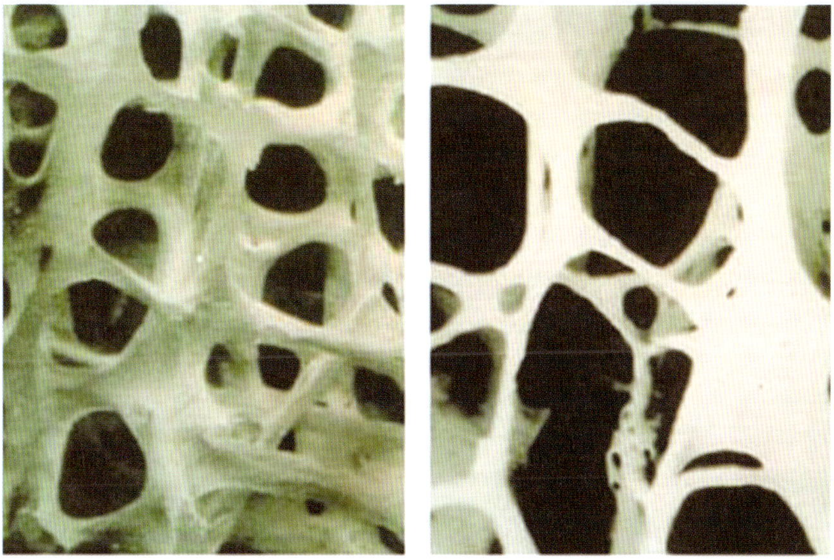

정상　　　　　골다공증

[그림 4-13] 비타민 D의 결핍증

③ 비타민 E

생식기능의 정상화 유지, 산화와 노화 방지의 역할을 한다. 식품에 함유된 비타민 E에는 각각 다른 생물학적 활성을 갖는 8개의 천연화합물이 있는데, 이 중 α-토코페놀의 활성이 가장 크다. 세포 내 지질과 산화되기 쉬운 다른 물질들을 보호하고 세포막이 파괴되지 않도록 한다. 특히, 불포화지방산의 산화를 방지하여 준다. 그 외에도 비타민 E는 적혈구, 백혈구를 동시에 보호함으로써 체내의 면역체계에도 관여하는 것으로 밝혀졌다. 비타민 E가 결핍되면 적혈구의 세포막인 레시틴이 산화되어 적혈구가 파괴되는 용혈성 빈혈이 생기게 되고, 근육위축증, 시력과 언어구사력 손상, 망막증에 걸리게 된다.

④ 비타민 K

비타민 K는 혈액을 응고시키는 역할을 한다. 건강한 성인은 장내 박테리아에 의해서 합성이 되기 때문에 결핍증이 거의 없다. 그러나 비타민 K는 칼슘과 결합하는 단백질인 오스테오칼신(Osteocalcin)을 합성하는데, 뼈와 단백질의 합성에 관여하므로 부족시 뼈를 견고하게 만들지 못하게 된다. 신생아나 항생제를 장기 복용한 자의 경우에 발생하는 것으로 혈액 응고 시간이 지연되거나 출혈현상이 자주 나타난다.

# 4 가정의학과 및 건강기능식품의 코디네이터 업무 역할

## (1) 역 할

가정의학과 코디네이터는 질환에 대한 기초 지식을 갖추어야 한다. 대상별 서구화된 생활 속에서 만성질환의 발병률이 높아지고 있는 현대 사회에서 질환별 종류와 지식을 알고 있어야 올바른 상담이 가능하다. 질환에 걸리기 전의 예방이 중요하지만 시기를 놓쳐 진행이 된 질병이나 합병증으로 힘들어하는 환자들이 올바른 회복을 할 수 있도록 도와야 한다. 가정의학과 코디네이터는 건강기능식품 및 질병에 대한 원인 및 대책 등의 다양한 정보를 주면서 최선의 상담을 하는 것이 중요하다.

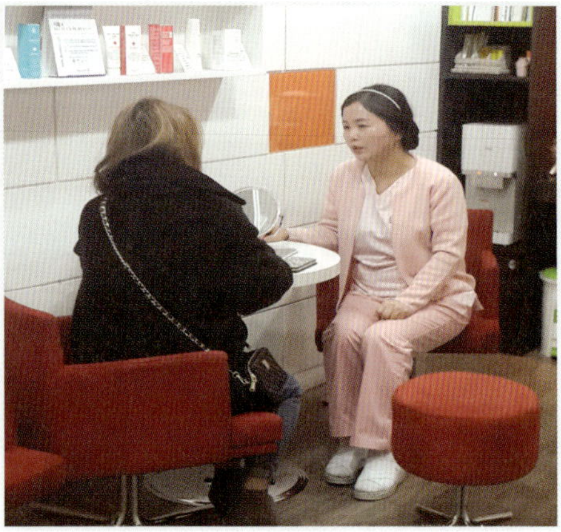

[그림 4-14]

## (2) 상 담

### 1) 고혈압 상담

① 식이요법

고혈압 환자는 식염을 제한하고, 칼륨, 열량, 당질, 지방, 단백질, 식이섬유소의 섭취를 조절해야 한다. 소금을 5mg 이하로 섭취하는 것이 중요하며 칼륨은 수분과 나트륨의 배설을 촉진하여 혈압을 저하시키므로 충분한 양을 섭취한다. 칼륨은 과일과 채소에 많이 함유되어 있고, 조리 과정에 많이 손실되기 때문에 1일 2~4g 정도 섭취하는 것을 권장한다. 열량은 정상적인 체중 유지를 위해 계획된 저열량 식사로 서서히 체중을 조절하는 것이 바람직하다. 당질은 과잉섭취 시에 피하지방이나 혈액 중 중성지방 높여 비만을 유발하고, 2차적으로 혈압을 상승시키는 요인이 되기 때문에 복합당의 형태로 섭취하는 것을 권한다. 지방산(리놀레산)은 프로스타글란딘의 전구체로 혈관 확장 및 나트륨 배설을 촉진시켜 주어 혈압을 낮추는 역할을 한다. 또한 식이 섬유소는 과일류, 해조류의 수용성 식이섬유소 섭취로 나트륨 대변으로 배설시켜주어 혈압을 낮추는데 도움을 준다.

### 식염 제한 시 조리 적용

- 조리 시 신맛, 단맛을 적절히 이용한다.
- 허용된 양념(후추, 고추, 마늘, 생강, 양파) 사용하여 싱거운 맛 변화를 준다.
- 향기가 강한 과일(레몬, 복숭아, 유자) 사용하시면 좋다.
- 식품 자체가 맛을 내는 다시마, 조개, 버섯 사용하시면 감칠맛을 느낄 수 있다.
- 허용된 식염을 한 가지 음식에 집중 사용한다.
- 절여서 만드는 장아찌, 젓갈, 장류, 짠 김치의 섭취를 줄인다.

HOSPITAL COORDINATOR

② 운동 요법

운동은 스트레칭과 유산소 운동, 근력 운동을 최대산소섭취량의 40~60%의 강도로 실시하도록 한다. 운동의 빈도는 일주일에 4~5일 이상, 30~60분으로 권장한다.

### 혈압 관리를 위한 주의사항

- 안정 시 혈압이 수축기 160mmHg 이상 또는 이완기 100mmHg 이상인 경우는 약물치료를 시작한 후에 운동을 실시하도록 한다.
- 표준체중을 유지할 정도로 열량을 섭취하도록 한다.
- 음주는 남자의 경우 하루 2잔 이하로 제한하고, 여자나 체중이 적은 사람은 하루 1잔으로 제한해야 한다.

HOSPITAL COORDINATOR

## 2) 이상지질혈증 상담

① 식이요법

고콜레스테롤혈증의 경우 이상체중으로 조절해야 한다. 열량 섭취를 줄이면 간의 콜레스테롤 합성이 저하되면서 혈청 콜레스테롤이 떨어지고, LDL-콜레스테롤, 혈청 중성지방이 감소하게 된다. 또한 불포화 지방산의 섭취를 늘리고, 포화 지방산의 섭취를 줄이면 혈중 지방과 LDL-콜레스테롤이 감소하게 된다. 포화 지방산의 함유 식품으로 많이 알려진 것은 유제품, 버터 등의 동물성 지방, 팜유나 코코넛유의 식물성 지방 등이 있다.

[표 4-11] **불포화지방산의 분류**

| 지방산 | | 식 품 | 생리작용 |
|---|---|---|---|
| 단일 | 올레산 | 올리브유, 미강유 | 피부개선, 콜레스테롤 제거 |
| ω-3계 | 리놀레산, EPA, DHA | 고등어, 대구, 꽁치, 정어리, 참치 | 혈액순환, 혈소판응집, 두뇌세포막의 성분, 혈압 저하 작용 |
| ω-6계 | 리놀렌산, 아라키돈산 | 홍화유, 대두유, 달맞이꽃 종자유 | 콜레스테롤 저하, 항혈전 작용, 피부염 예방 |

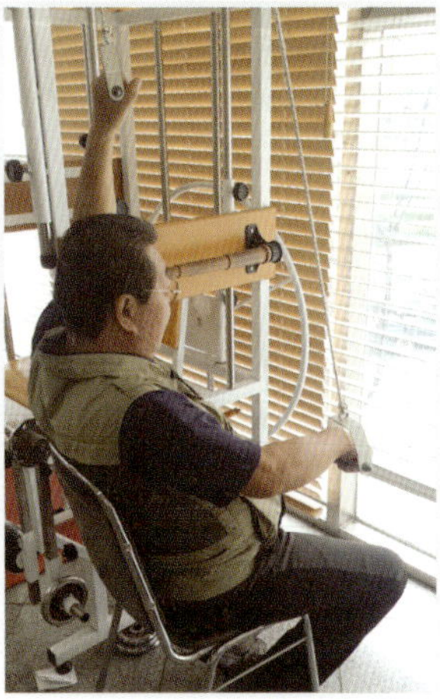

[그림 4-15]

고중성지방혈증의 경우 중성지방을 다량으로 함유하고 있는 VLDL이 간에서 많이 만들어 졌기 때문인데 이를 억제하기 위해서 탄수화물을 제한해야 한다. 알코올은 간에서 중성지방을 합성하고 열량이 높은 식품은 혈중 지방치를 증가시키므로 알코올과 견과류, 감자튀김, 곱창구이, 닭튀김 등을 제한한다.

② 운동요법

운동은 대근육을 포함하는 유산소운동과 저항성 운동을 포함한 무산소운동으로 최대산소섭취량의 40~75%로 실시하도록 한다. 운동의 빈도는 일주일에 5일 이상, 30~60분을 권장한다.

**혈중 지질 관리를 위한 주의사항**

- 운동을 수행하기 전에 환자의 의학적인 병력, 이학적 검사 및 운동력에 대해 평가 필요하다.
- 심혈관계 위험인자들을 가지고 있는 이상지질혈증 환자들은 운동 시작 전 운동 부하 심전도 검사를 받는 것이 필수적이다. 과체중을 동반한 이상지질혈증 환자들은 신체적 운동능력이 낮은 경우가 많은데 이러한 신체적 능력 정도를 운동부하 검사를 통해 객관적으로 평가할 수 있다.

■ **운동부하 검사** : 운동치료 프로그램을 계획하고 시행하는데 있어 중요한 정보를 얻고, 이상지질혈증 환자들에게 동반될 수 있는 허혈성 심장질환을 진단할 수 있다.

HOSPITAL COORDINATOR

### 3) 당뇨병 상담

① 식이 요법

과량의 지방섭취를 제한함으로 심장 질환 등의 당뇨병 합병증을 예방하도록 한다. 당뇨병은 열량 영양소를 권장 배분율을 따라 주어야 한다. 혈당을 조절하기 위해서는 당질의 종류와 양을 고려하도록 한다. 종류와 양을 비교할 때 GI(당지수)가 낮은 식품을 선택하도록 한다.

당지수는 비교의 기준이 되는 식품섭취 후 혈당수치를 100으로 했을 때, 각 식품섭취 후의 혈당 반응을 단순히 숫자적으로 비교한 것으로 식품의 당지수는 탄수화물의 형태, 지방과 단백질 함유 정도, 조리방법, 섬유소의 형태와 양, 점성, 가공과정, 숙성정도, 식품첨가물에 따라서 달라진다.

당뇨병 환자의 총 열량은 환자의 기초대사량과 활동 대사량, 특이동적 에너지의 합으로 계산한다.

### 당뇨병 식이요법의 목적

- 혈당을 정상화 한다.
- 정상 체중을 유지한다.
- 심장 질환과 신장질환, 시력, 신경 장애 등의 합병증을 예방하고 지연한다.
- 혈중 지질을 정상 유지한다.
- 적절한 영양 상태를 유지한다.

HOSPITAL COORDINATOR

$$당부하지수 = \frac{(당지수 \times 섭취한\ 탄수화물의\ 양)}{100}$$

[그림 4-16] 당부하지수 계산법

[표 4-12] 열량 영양소 권장 배분율

| | 한국인영양섭취기준 | 제II형 당뇨병환자 | 제 I 형 당뇨병환자 |
|---|---|---|---|
| 당 질 | 55~70% | 55~60% | 45~60% |
| 단백질 | 7~20% | 10~20% | 15~20% |
| 지 방 | 15~25% | 20~25% | 〈35% |

[표 4-13] 총 열량 계산 방법

| 기초대사량 | 활동에너지 | | | | 특이동적 에너지 |
|---|---|---|---|---|---|
| 연령, 성별, 체중에 따른 24시간 동안의 기초 소비열량<br>• 여자 : 체중×0.9kcal×24<br>• 남자 : 체중×1kcal×24 | 활동 정도 | • 가벼운 활동<br>• 앉아서 하는 일<br>• 운전<br>• 타이핑<br>• 연주<br>• 설거지<br>• 의사<br>• 교사<br>• 사무원<br>• 판매원<br>• 서비스업 | • 보통 활동<br>• 보통 속도로 걷기<br>• 마루닦기<br>• 빨래<br>• 청소<br>• 아이보기<br>• 학생<br>• 경공업<br>• 어부<br>• 가사노동 | • 힘든 활동<br>• 격심한 운동<br>• 등산<br>• 농사일<br>• 운동선수<br>• 광산<br>• 빠르게 달리기<br>• 무거운 짐 운반<br>• 철강공 | 기초 대사량과 활동 에너지 총량의 10% 가산 |
| | 저체중 | 35 | 40 | 45 | |
| | 정상 | 30 | 35 | 40 | |
| | 비만 | 20~25 | 30 | 35~45 | |
| 총 열량 계산 | | | | | |
| 기초대사량 + 활동 에너지 + 특이동적 에너지 | | | | | |

② 운동 요법

당뇨환자의 경우 운동 시기는 식사 후 30~60분 경과된 후에 하는 것이 좋으며, 공복 시 운동을 하고자 할 때에는 저혈당 증상을 예방하기 위하여 운동 30분 전에 당분을 섭취해야 한다. 운동의 종류는 유산소 운동으로 빠른 걷기, 자전거 타기, 등산, 수영 등을 권장한다. 운동의 강도는 최대산소섭취량의 50~70%로 진행하며, 일주일에 5일 이상, 20~60분 동안 실시하는 것이 바람직하다.

**혈당 관리를 위한 주의사항**

- 운동 20분 전에 수분을 충분히 섭취하세요.
- 운동 전 혈당이 300mg/dL 이상 이거나, 소변에 케톤체가 나오면서 혈당이 240mg/dL 이상일 경우 운동을 실시하지 않습니다.
- 운동 중 저혈당 증상 (100mg/dL이하) 이 나타나면 즉시 운동을 멈추고 탄수화물 (사탕, 캐러멜, 초콜릿 등)을 섭취하도록 합니다.

HOSPITAL COORDINATOR

## 4) 소화기 질환 - 기능성 위장 장애의 식이요법

저 산성 위염은 당질 위주의 섬유소가 적은 식사를 실시하고, 지방 위 내에서 정체시간이 길기 때문에 주의 하도록 한다. 단백질은 위액분비를 촉진함 적당량을 섭취하도록 한다. 규칙적인 식사와 소량 자주 섭취하도록 시간과 양을 잘 배분하고, 과일, 과즙, 향신료를 통한 식욕을 향상시키도록 한다. 알코올과 커피는 위액분비를 촉진시키므로 위에 염증이 있을 시에는 피한다.

**저 산성 위염 식이요법의 목적**

- 위 점막을 보호합니다.
- 위선의 위축을 억제 합니다.
- 위액 분비를 촉진시킵니다.

HOSPITAL COORDINATOR

과산성 위염은 당질 위주로 에너지를 충분히 공급하고, 적절한 단백질, 지방 공급으로 위벽을 보호하여 위벽을 재생시켜 통증 완화하도록 한다. 단백질은 위산분비의 촉진으로 상처 부위 자극할 수 있으므로 섭취에 유의한다. 규칙적인 식사로 공복시간이 길지 않도록 횟수를 조절하고, 위액을 분비시키는 과음, 과식, 지나치게 뜨겁거나, 찬 음식, 알코올, 탄산음료, 향신료, 커피, 흡연은 제한한다.

**과산성 위염 식이요법의 목적**

- 위액 분비를 억제한다.
- 위의 점막을 회복시킨다.

HOSPITAL COORDINATOR



이완성 변비는 섬유소를 충분히 섭취하도록 한다. 식이섬유소의 난소화성 성분은 대장에서 발효 과정을 거쳐 단쇄지방산 가스로 분해되어 세균증식 시켜 장벽을 자극하고, 변의 양을 증가시켜서 대장 통과시간 단축시킨다. 지나친 식이섬유소의 섭취는 가스를 발생시키고, 헛배 부름, 복부 불쾌감을 유발하기 때문에 식이섬유소의 섭취는 하루에 25~50g 정도가 적당하다.

경련성 변비는 섬유소, 난소화성, 다당류의 섭취를 제한하고, 유화 지방의 섭취를 권장한다. 섭취 온도는 체온과 비슷한 온도로 음식을 섭취하고, 채소는 부드러운 것을 선택한다. 과일은 너무 자극적이지 않은 것으로 주스형태나 삶아서 먹는 것이 좋다. 소량 섭취는 영양 부족이 되기 쉬우므로 양질의 단백질과 지방을 함유한 식품을 선택하고, 소화가 잘되며 섬유소가 적은 것을 후식이나 영양 간식으로 보충한다.

[표 4-14] **변비 시 식사지침**

| 이완성 변비 | 경련성 변비 |
|---|---|
| • 고섬유식 - 야채, 현미, 해조류, 오트밀 등<br>• 수분섭취 - 찬물, 우유<br>• 자극성 식품(향신료, 알코올, 탄산음료, 산성식품, 당질, 지질) | • 비교적 저섬유식, 고섬유식 제한<br>• 자극성 식품의 제한(향신료, 알코올, 탄산음료, 강산성 식품, 지질, 우유) |

## 5) 소화기 질환 - 간 · 담도 · 췌장 질환의 식이요법

간 · 담도 · 췌장 질환은 포화지방산을 섭취 시 담낭의 수축을 촉진시켜 통증 유발 가능성이 높아지게 되므로 식물성 기름을 섭취하는 것이 좋다. 식물성 기름을 제한할 필요는 없지만 튀김의 조리법은 주의해야 한다. 지방 섭취량은 1일 20~30g 이하로 섭취를 제한한다.

단백질은 간의 기능을 좋게 하므로 정상 또는 약간 높은 양의 단백질을 섭취하고, 단백질도 담즙 분비를 촉진시키므로 급성기에는 증가시키지 않는 것이 좋고, 초기에는 탄수화물 중심의 식이를 시작 한다. 또한 자극적인 식품, 섬유질이 많은 음식, 가스를 많이 발생시키는 음식은 제한하고, 가스를 발생시키는 채소류로 콩류, 양파, 파, 무, 김치, 열무, 오이, 옥수수는 제한한다.

지방이 소화, 흡수 되지 않으면 지용성 비타민인 A, D, E, K의 흡수도 방해하므로 보조식품의 섭취가 요구된다. 특히 나이신은 저장지방에서 지방산 유리를 억제해 혈중 콜레스테롤을 낮추며, 담석 생성을 증가시키지 않으므로 니아신 함유식품을 섭취한다.

Chapter 05 한의원 코디네이터

# 1 한의원의 개요

## (1) 한의원의 역사

우리나라에서 발달된 고대의학이 중국, 일본 등 한자문화권 지역의 의학과 교류되면서 연구, 전승되어온 의학이다.

한의학은 고조선시대에 발생하여 삼국시대 이후 중국으로부터 일본, 인도를 비롯하여 이란, 아랍, 동로마 제국 등의 의학과 교류되면서 전승되어 왔다. 학문과 기술을 민감하게 흡수하였지만 일찍이 고조선 시대부터 자생하여 침술, 향약 등을 꾸준히 독자적으로 발전시켜 왔다.

허준은 "우리나라는 동쪽에 치우쳐있지만, 의학과 약의 도가 끊이지 않았으며, 우리나라의 의학은 '동의'라고 할 수 있을 것이다" 라고 하며 지리적 특성으로 한의학을 정의하였다. 고대부터 장시간의 임상과 통찰을 통하여 치료경험과 체계적인 이론 체계를 갖추었다.

한의학은 유교적인 사상에 영향을 받은 전통의학이기 때문에 아날로그 방식의 전통성과 친근함, 편안함을 추구하며 상담시간이 오래 걸린다는 특징과 보편적이라는 특징을 동시에 가지고 있다. 인체의 구조 기능을 탐구하며 보건의 증진, 질병의 예방 등에 대한 방법과 기술을 과학적으로 연구하는 학문이다.

## (2) 한의학 전래

우리나라가 의학서적을 구입했다는 최초의 기록은 일본 서기에 있으며 고구려의 평원왕 3년에 중국나라 사람 지총이 내의전 약서 명당도 등 164권을 가지고 고구려를 거쳐 일본에 귀화하였다고 한다.

이때 우리나라는 중국의 의학을 받아 들였다고 할 수 있으며 , 여기에서 내의정은 황제내경 외경 등의 의서를 말하고, 약서는 신농 본초경 명의별록 등이며 명당도는 뜸과 침에 관한 서적이다.

이렇게 전래된 의학과 의서들은 삼국시대를 거쳐 고려시대에 이르러 새로운 전기를 맞게 되었고 조선시대에서는 새로운 의학이론을 정립하여 중국에 견줄만한 큰 성과를 거두었다. 동의보감이 그것이다. 동의보감 이후 의학은 명실상부한 우리의 의학, 즉 한의학이라 할 수 있다.

조선 말기에 이르러서는 새로운 전기를 맞게 되는데 이제마의 동의수세 보원의 출현이다. 각 체질에 따른 독특한 병리를 설명하고 치료방법을 제시 하였는데, 이를 사상체질 의학론 이라 부른다.

## 2 한의원의 역할

인체의 기능과 관련된 질병의 진단과 치료, 한방성형, 한방피부, 심장병, 당뇨병, 한방척추, 비만 등의 만성 퇴행성 질환자가 증가되고 있는 실정으로 한의원의 역할이 기대 된다. 질환에 대한 초기진단과 예방 등의 질환에 대한 진단과 치료의 우수한 전통의학의 장점 등이 체계화 되어가는 점을 익혀야 한다. 또한 질환에 걸리기 전에 예방이 중요하며 진행이 된 질병과 합병증으로 힘들어 하는 환자의 올바른 회복이 되도록 도와야하는 것이 매우 중요하다.

한의원의 코디네이터는 질환에 대한 다양한 기초지식을 갖추어야한다. 질병에 대한 예방과 진단 치료를 하는 의학의 총체적인 전문분야로 최근의 점점 더 전문화가 되어가고 있는 추세이기 때문이다. 한의원의 코디네이터는 폭 넓은 의료의 다양한 치료법이 확대되어가는 한의원의 특성을 이해하고 내원하는 환자들을 위해 상담을 진행하며 한의원에서 적용되는 진료와 시술 등의 기본을 이해하고 전문적인 지식을 갖추고 있어야 한다. 이에 한의원에서 진료하는 대표적인 진료는 다음과 같다.

### (1) 한의원의 진료 종류

1) 맥
2) 뜸 요법
3) 부항 요법
4) 찜질 요법
5) 한방 진찰법
6) 인체 경혈도
7) 한방 성형
8) 한방 피부
9) 한방 비만관리
10) 수험생 클리닉
11) 한방 부인과
12) 한방 정신과
13) 통증클리닉
14) 추나 교정 클리닉
15) 알레르기
16) 한방척추
17) 만성피로 클리닉

# 3 한의학의 특성

## (1) 한의학의 이해

### 1) 한의학의 기초이론 이해

① 한의학에서 음양오행의 중요성

음양오행은 고대 동양의 천인합일의 자연관으로, 한의학에서는 이것을 생명체 관찰의 이론적 방법으로 삼고 있다.

② 한의학에서 음양이 중요한 이유

ⓐ 인체의 부위, 조직 구조와 생리활동 등을 음과 양의 양대 속성으로 관찰

ⓑ 병증을 변별할 때 응용

ⓒ 표증, 실증, 열증은 양에 속함

ⓓ 이증, 허증, 한증은 음에 속함

ⓔ 치료에서도 음양학설 등에 의해 약물의 성질과 효능을 분석

③ 음 양

ⓐ 음 : 안정적인 것, 어두운 것, 억제적인 것, 한랭한 것, 유형적인 것, 하위인 것, 내재적인 것 등

ⓑ 양 : 활동적인 것, 밝은 것, 흥분 한 것, 온열한 것, 무형적인 것, 상위인 것, 외재적인 것 등

**음양 내에서도 다시 음양을 나눔**

- **오전** : 양중지양
- **흉부** : 음중지양
- **허리** : 양중지음
- **오후** : 양중지음
- **복부** : 음중지음
- **등** : 양중지양

HOSPITAL COORDINATOR

④ 오 행

우주 안의 모든 사물은 목, 화, 토, 금, 수 다섯 가지 요소의 운행과 변화에 의해서 관계를 맺음

⑤ 오장육부

ⓐ 오장 : 간장, 심장, 비장, 폐장, 신장

ⓑ 육부 : 담낭, 소장, 위장, 대장, 방광, 삼초

### 2) 진료실의 업무 이해

① 한방 진찰법

ⓐ 사진법(四診法)

- 망진(望診) – 눈으로 살핌
- 문진(聞診) – 목소리, 기침, 호흡 등을 듣거나 냄새 맡음
- 문진(問診) – 병증을 묻거나 이야기를 들음
- 절진(切診) – 손으로 병증을 진단, 맥진(脈診), 복진(腹診)

② 맥(脈)

ⓐ 심장의 뛰음을 동맥 혈관으로 느끼는 것이다.

ⓑ 한의학에서는 경락과 관계가 있다.

ⓒ 맥의 관찰로 병증을 진단함에 도움을 받는다.

ⓓ 인영맥과 기구맥이 있다.

## (2) 한방치료의 이해

### 1) 침 치료의 원리

인체의 경혈 점을 자극하여 경락의 순환을 돕고 경락의 기운이 올바른 방향으로 이르도록 유도한다. 경혈은 우리 몸의 기가 가장 많이 모여 있는 곳을 말하며 경락은 오장육부를 돌면서 기가 순환하는 길을 말한다.

침 치료의 목적은 기혈순환, 통증완화, 기의 불균형 조적, 마비의 치료, 어혈의 제거이다.

① 침요법의 종류

ⓐ **전통침법**(체침법) : 경락이론에 의거하여 경혈을 자극해 통증을 완화시킴

ⓑ **사암침**(오행침) : 음양관에 입각하여 오수 혈만을 이용해 치료하는 치료법으로서 침의 개수가 적고 시술은 간편하나 자극이 강하다.

ⓒ **일침요법** : 가장 자극이 강한 경혈 1곳에 침을 놓는다.

ⓓ **체질침** : 사상의학, 팔상체질론에 의거하여 왕성한 장기의 기능은 악화, 허약한 장기의 기능은 강화시켜 전체적 기능의 균형을 바로 잡아준다.

ⓔ **피내침** : 1cm정도의 압정모양 침을 혈자리에 꽂아 치료하는 방법으로 귀에 붙이는 이침 등이 피내침에 속하며 금연침, 비만침 등으로 사용된다.

ⓕ 약침, 봉침

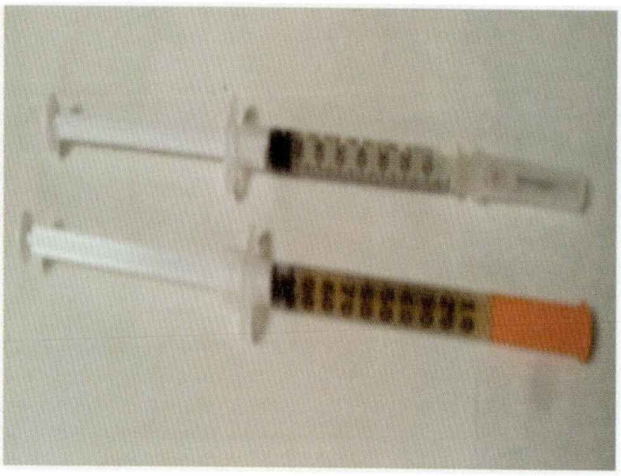

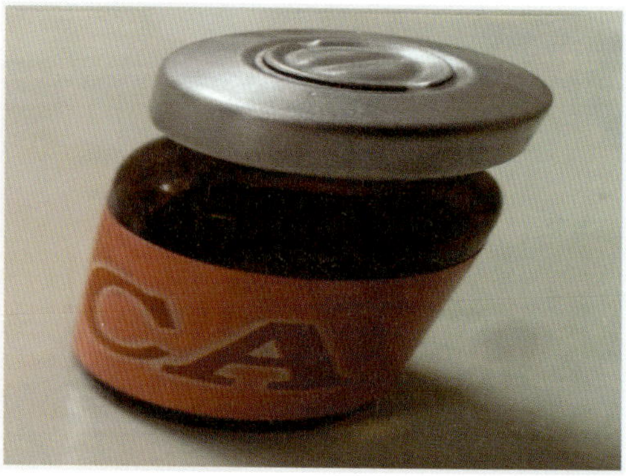


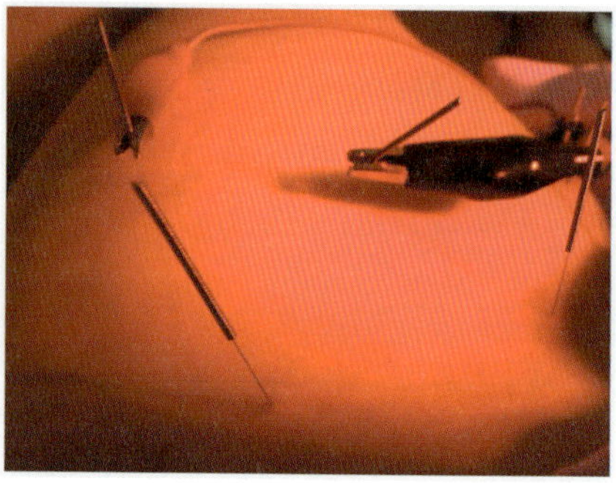

② 침 시술용어

ⓐ 자침 : 침을 놓다.

ⓑ 유침 : 침을 꽂은 채로 있다.

ⓒ 발침 : 침을 뽑다.

ⓓ 훈침 : 자침으로 어지러운 증상이 생겨나는 경우, 발침 후 안정을 취하면 금방 소실

③ 발침법

ⓐ 경락의 순행방향 즉 머리 가까운 곳부터 발침

ⓑ 발침 시 주위 조직을 한 손으로 받쳐주고 다른 한 손으로 발침

④ 발침 시 주의사항

ⓐ 침 치료 중 가장 사고가 많이 일어나는 발침

ⓑ 발침이 다 되었는지 확실하게 확인하는 것이 중요

ⓒ 중풍, 마비환자 발침 주의

ⓓ 침 시술 방향을 살피며 발침

ⓔ 시술 후 알코올 소독

ⓕ 환자에게 침 치료 후 주의사항 전달

### 2) 뜸 요법의 원리

인체의 경혈자리에 쑥을 올리고 불을 붙여 쑥의 연기, 열, 기운이 온몸으로 침투되는 온열 치료법이다.

① 뜸 요법의 효능

ⓐ 피의 증가로 혈의 흐름이 활발해지는 효과

ⓑ 인체에 필요한 산소 등의 여러 물질을 몸속으로 전달

② 뜸 요법의 종류

ⓐ 직접법 : 뜸을 직접 피부에 부착

ⓑ 간접구 : 뜸과 피부사이에 열전달을 막아주는 판이 있음

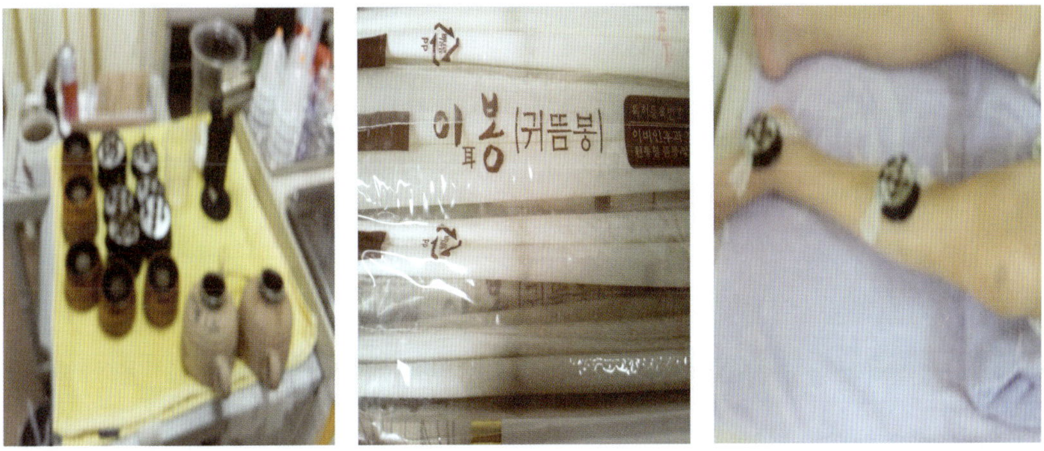


[그림 5-1] **뜸 기구 및 시술**

## 3) 부항요법의 원리

열 또는 음압장치를 이용해 부항기를 피부에 부착하여 물리적 자극을 주어 피를 뽑거나 울혈을 일으켜 병을 치료하는 방법이다.

① 부항요법의 효능

ⓐ 피가 맑아지고 기혈소통이 잘되어 혈행을 촉진

ⓑ 근육의 통증을 풀어주고 자각증상을 없애주는 효과

ⓒ 인체 내의 정체되어 있던 독소요인을 체외로 배설시키는 효과

② 부항의 종류

ⓐ 습 부항 : 사혈과 동시에 부항을 실시

ⓑ 건 부항 : 침을 놓지 않고 목족지에 부항 부착

ⓒ 불 부항 : 불을 이용하여 음압을 형성, 건 부항에 비해 위생적

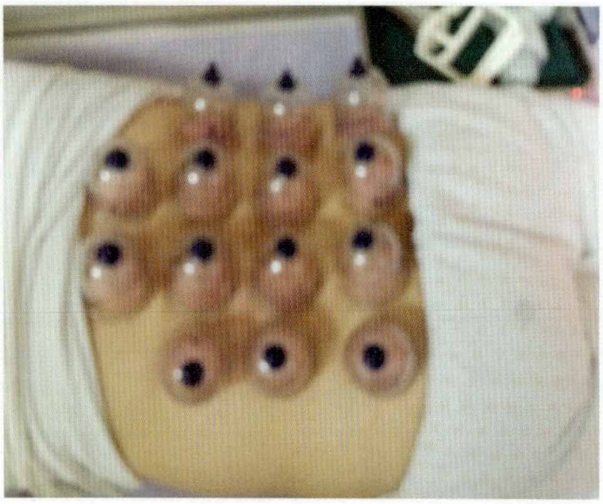 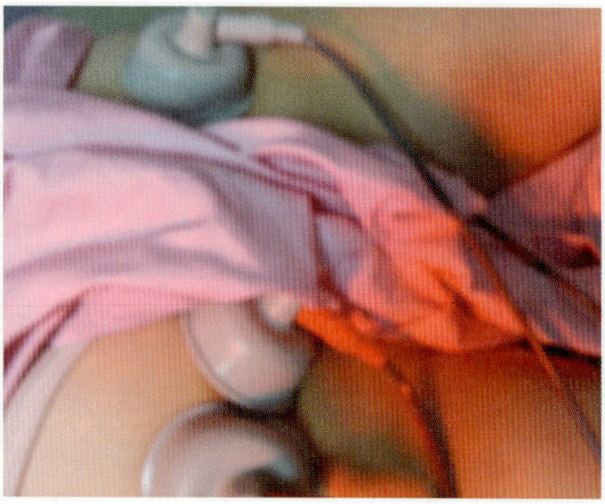

[그림 5-2] 부항 시술

### 4) 찜질요법의 종류 및 효능

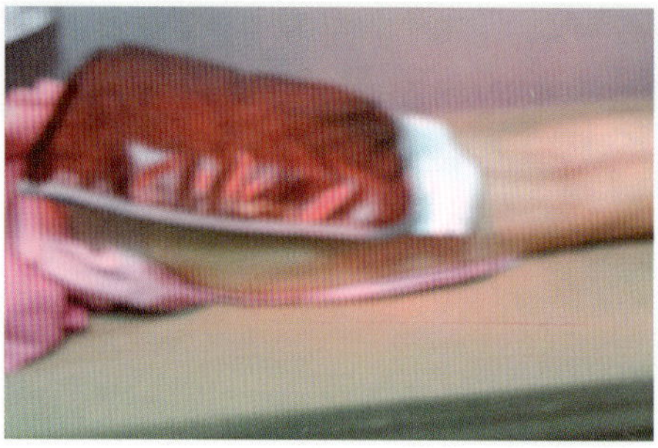

① 냉찜질 : 급성통증에 주로 쓰이며 근육이나 관절 손상 시 초기에 사용, 근육 손상 부위의 혈관을 축소시켜 내부출혈을 감소시키는 작용을 하여 통증 완화

② 온찜질 : 만성통증에 주로 쓰임 근육 손상부위의 혈관을 확장시켜 조직 내 영양을 공급함으로서 혈액순환을 촉진시켜 통증을 완화시킨다.

## (3) 진료상담

### 1) 통 증

① 요 통

ⓐ 신허요통 : 신장의 기운이 부족하여 나타는 요통으로서 스트레스, 흡연, 과도한 성관계 등이 원인이 되며 허약해진 신장의 기능을 도와 허리로 가는 기혈을 보강하여 치료한다.

ⓑ 담음요통 : 신체 내 불필요한 물질들이 경락을 돌아다니면서 나타나는 요통

ⓒ 어혈요통 : 타박, 추락사고 등 내출혈이 원인이 되기도 하며 인공유산의 후유증으로도 나타난다.

ⓓ 좌섬요통 : 무거운 것을 들거나 허리를 접질려서 오는 요통으로 순간의 격한 통증

② 견비통

ⓐ 외인성 견비통 : 풍, 한, 습으로 인하여 기의 순행에 장애를 일으켜 생겨난 통증으로서 한성, 습성, 타박, 어혈 견비통 등이 있다.

ⓑ 내인성 견비통 : 담이 들어 경락에 기가 응체되어 생겨난 통증으로서 기혈응체, 담음 견비통 등이 있다.

③ 습관절 질환

ⓐ 슬안풍 : 퇴행성관절염으로서 움직일 때 통증이 심하며 한 부위에서 서서히 붓고 변형이 진행된다.

ⓑ 역절풍 : 류마티스 관절염으로서 손과 발의 작은 관절에 나타나며 2~3년 사이 급격히 변화됨. 20~50세 여성에게 주로 나타난다.



## (4) 사상체질

동의수세보원 : 조선 말기의 유학자이며 의학자인 이제마의 저서에 사상체질 구분을 말한다.

### 1) 소양인

① 비대신소 : 가슴충실, 하체빈약
② 심성 장점 : 공명, 정의감, 아이디어 맨, 진솔함, 재치, 강한 책임감 등
③ 심성 단점 : 경솔, 변덕, 감정적, 싫증, 내실없음 등
④ 발병 쉬운 질환 : 신장병, 방광, 요도 질환 등, 당뇨병, 고혈압, 협심증, 우울증 등

### 2) 소음인

① 신대비소 : 좁은 가슴, 하체발달
② 심성 장점 : 이성적, 치밀함, 논리적, 부드러움, 온화 등
③ 심성 단점 : 내성적, 소심함, 부정적, 주저함, 불안정 등
④ 발병 쉬운 질환 : 소화 불량성 위염 등의 위장질환, 식욕부진, 설사, 다한증 등

### 3) 태양인

① 폐대간소 : 목덜미 부분 발달, 하체 부실
② 심성 장점 : 진취적, 과단성, 지도력, 독립성, 합리적 등
③ 심성 단점 : 독선, 우월감, 영웅심, 거침, 급박함 등
④ 발병 쉬운 질환 : 식도 질화, 소화 불량, 신트림, 여성 불임 등

### 4) 태음인

① 간대폐소 : 굳건한 허리, 목덜미 부분이 태양인 보다 부실
② 심성 장점 : 원만함, 포용, 끈기, 과묵함, 너그러움, 낙천적 등

③ 심성 단점 : 욕심, 음흉, 게으름, 우유부단, 고집, 겁 등
④ 발병 쉬운 질환 : 고혈압, 중풍, 관절염, 호흡기 질환 등

## (5) 한약 약성과 복약법

### 1) 한약재의 약성

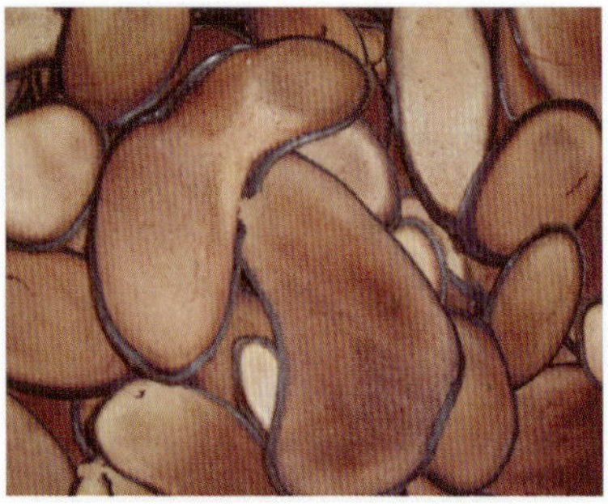

① 녹 용
ⓐ 성질은 온화하며 무독
ⓑ 최상의 영양제로서 효력이 굉장히 빠름
ⓒ 성장발육촉진, 면역기능 강화, 조혈작용

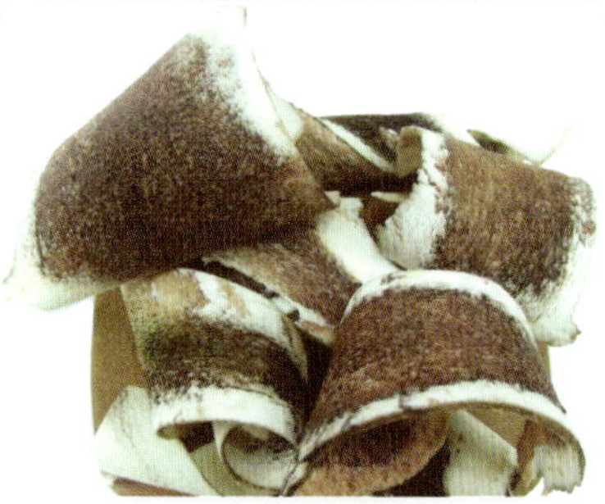

② 녹 각
ⓐ 맛은 짜며 성질이 온화하고 독성 없음
ⓑ 신장, 간장 기능을 도우며 칼슘성분이 많아 뼈를 튼튼하게 함
ⓒ 녹용 대용으로 쓰이나 효과 약함

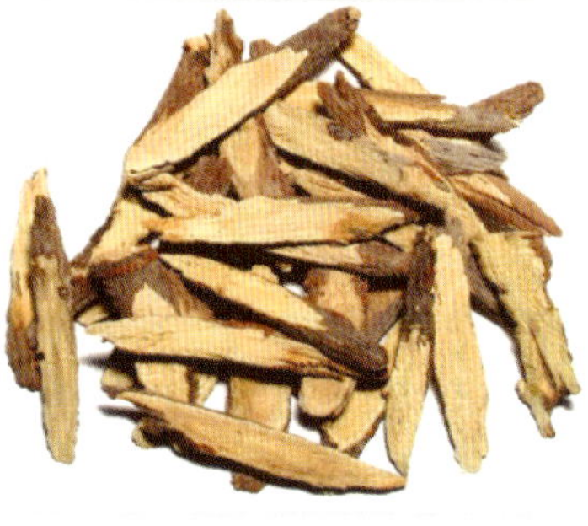

③ 감 초
ⓐ 뿌리를 이용
ⓑ 성질 : 맛은 달고 성질은 따뜻함
ⓒ 효과 : 해독, 진통, 진해, 거담 강장, 약물중독 해소, 동맥경화 방지
ⓓ 여러 약재의 조화, 인체 내 독소의 분해 및 배설
ⓔ 주의 : 하루 복용량 10g 이하 사용

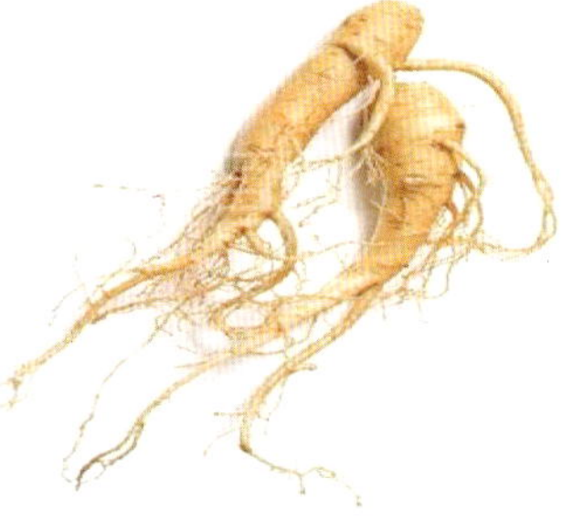

④ 인 삼
ⓐ 맛은 달고 쓰며 성질은 따뜻함
ⓑ 기허에 사용되는 대표적인 보기약, 식욕부진, 피로방지, 강장제
ⓒ 각종 대사 촉진, 질병의 저항력 높임

⑤ 숙지황

ⓐ 현삼과의 여러해살이 식물

ⓑ 성질 : 달고 쓴맛 돌며 따듯

ⓒ 효과 : 보혈, 월경이상, 어지럼증, 출산 과다출혈 등

ⓓ 9번 찌는 수치과정을 거침

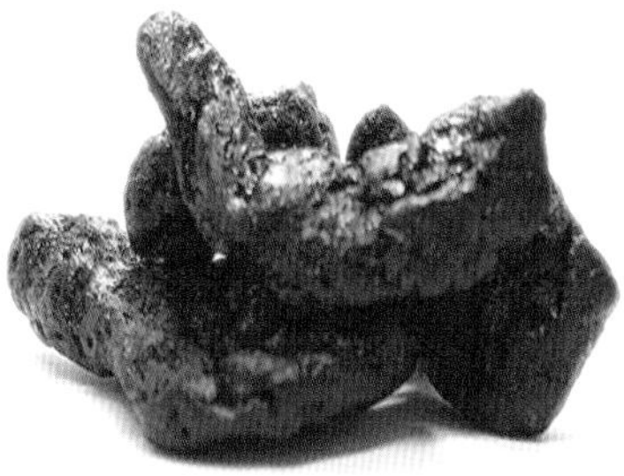

### 2) 한약재의 복약법

① 온 도

ⓐ 보양제 : 따뜻하게 마시는 것이 좋다.

ⓑ 발한제 : 뜨겁게 마시는 것이 좋다.

ⓒ 청렬제 : 시원하게 마시는 것이 좋다.

② 복용시간

ⓐ 공복 시 좋은 약 : 몸을 보하는 약, 위장질환 치료제이다.

ⓑ 식후에 좋은 약 : 소화를 돕는 약, 위장자극이 있는 약

### 3) 기미론

① 약재를 분류하고 사용하는데 기본이 되는 이론

② 약이 가지고 있는 약성을 '기'라 하고 약의 맛을 '미'라고 한다.

## (6) 한약재의 가공 품질관리

### 1) 산지의 중요성

한약은 천연물로서 품종, 산지, 채취시기, 약용부위 등 품질적인 요인이 약효에 영향을 줌
신수본초 : '약재가 원래 자라던 곳을 떠나면 같은 종이라도 효과가 다르다'

### 2) 포제에 대한 이해

① 포제 : 한약재를 여러 가지 방법에 의해 가공 처리하는 과정을 말한다.

② 포제의 목적

ⓐ 약물의 독성감소

ⓑ 약물의 성질을 바꾸어 치료범위를 넓히기 위함

ⓒ 저장을 편리하게 하기 위함

ⓓ 약효를 높이기 위함

③ 포제의 방법 : 초법, 자법, 증법 등이 있다.

④ 한약재 보관과 재고 조사

ⓐ 보관법

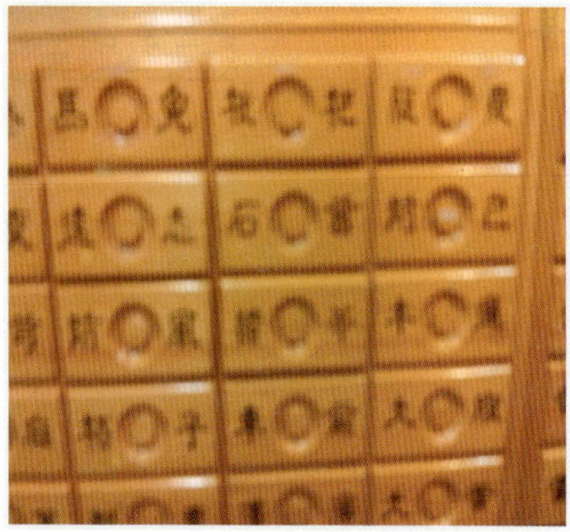

- 시간, 습도, 온도 등을 달리하면 유효성분에 영향을 줌
- 습기를 제거하여 보관하여야 하며 보관이 잘 되어야만 약효 성분을 오래 유지
- 감초, 홍화, 원지, 산조인, 빈랑자, 백자인, 반하, 도인, 결명자, 울금, 육두, 지구자, 파두, 행인 등은 냉장 보관

ⓑ 재고조사

- 약재가 떨어지기 전에 채워 넣음, 많이 쓰는 약재는 항상 여유 있게 준비한다.
- 재고 조사용 표를 만들어 누구나 항상 볼 수 있게 비치한다.

⑤ 전탕법 : 좋은 약재와 더불어 전탕을 해내는 약탕기의 선택도 중요하다.

ⓐ 압력식 약탕기 : 대용량의 전탕이 가능하다는 장점이 있지만 약액이 탁하고 섬유질의 파괴로 인하여 약의 맛과 향이 변질될 우려가 있다.

ⓑ 무압력식 약탕기 : 약액이 순하고 맑다는 장점이 있지만 비교적 장시간 달여야 한다는 단점이 있다.

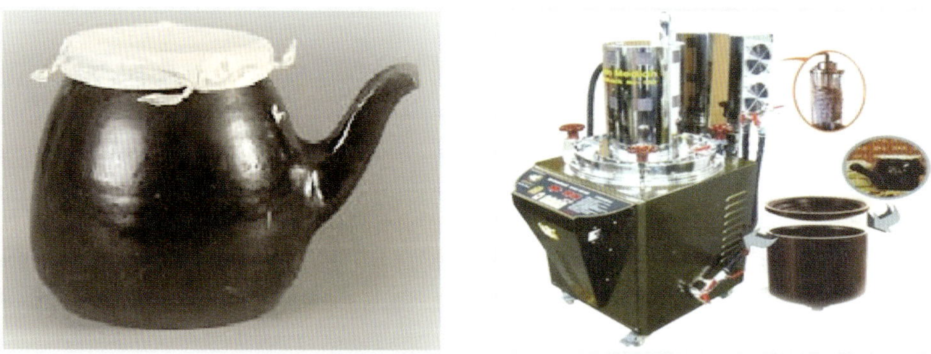

[그림 5-3] **약탕기**

## (7) 의료장비의 이해

### 1) 진단 장비

① 종합 진단기기 : 신체 건강나이, 뇌의 활성도, 화병, 부정맥 등을 파악할 수 있는 진단기기

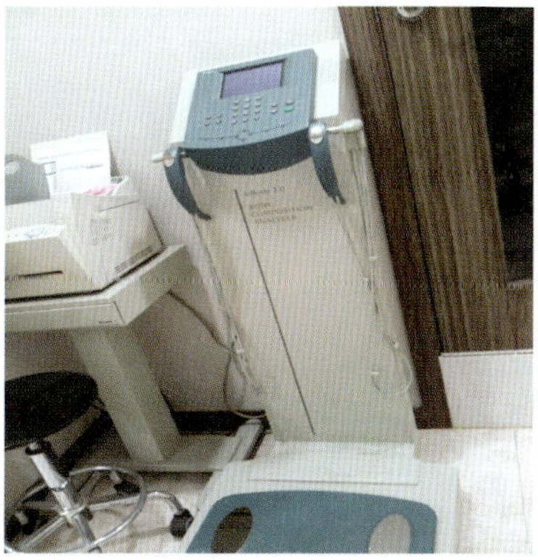

② 체지방분석기 : 체 성분분석, 복부지방률, 적정체중, 부종지수 등을 파악할 수 있는 기기

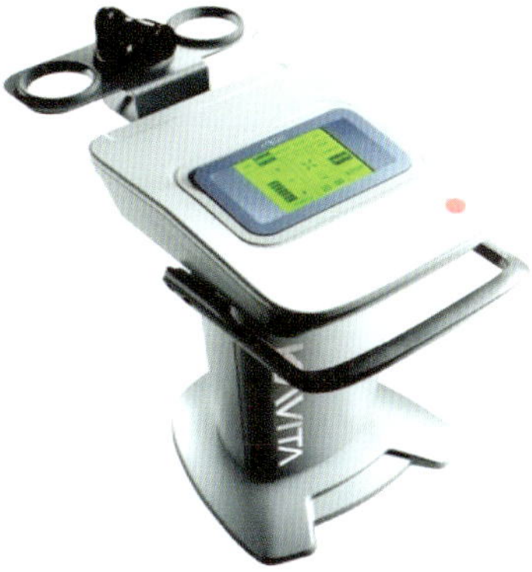

③ 저주파 치료기(TENS) : 물리 치료기로서 결림, 급 · 만성 통증에 효과적

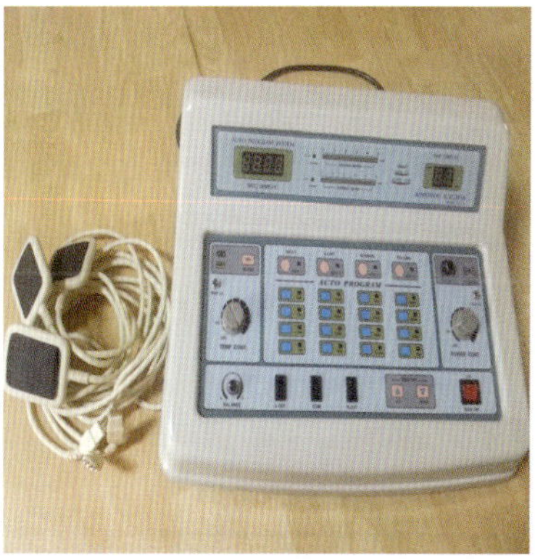

④ **간섭파 치료기**(ICT) : 서로 다른 파장을 대각선으로 놓아 간섭에 의한 주파를 이용한 물리치료기

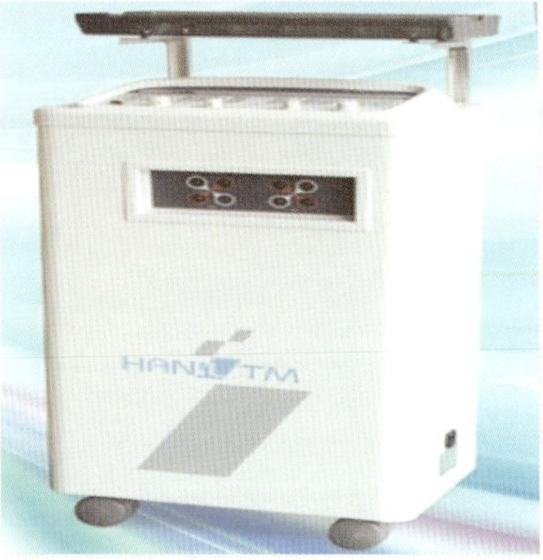


⑤ **초음파 치료기** : 음파를 이용한 물리치료기로서 피부 깊숙이 물리적 진동이 전달되기 때문에 통증 완화 치료에 매우 효과적으로 이용됨

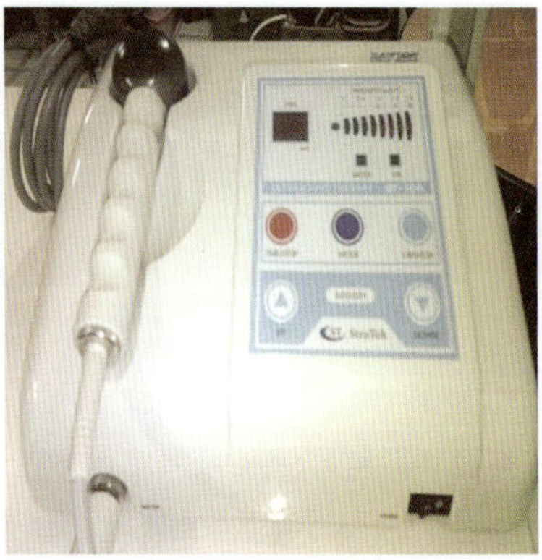

⑥ **고주파 치료기** : 0.3~0.5MHz의 고주파를 이용하여 신체 내에서 발열 반응을 일으켜 치료. 관절 강직, 근육 완화, 통증 치료, 만성 염증 및 빠른 창상치유, 지방 분해 및 배출, 면역력 강화, 피부 주름 개선 및 재생 등에 효과적

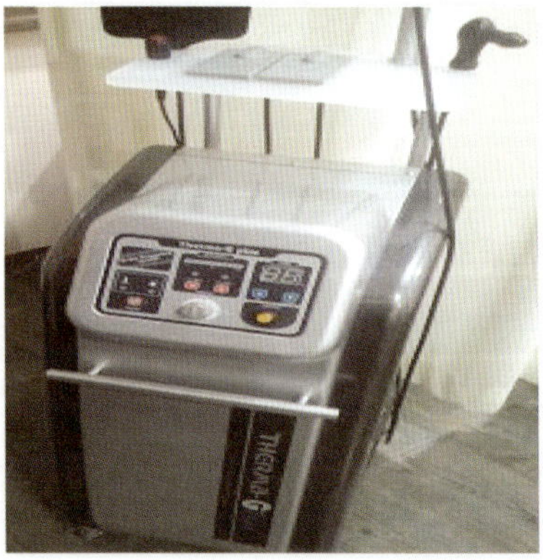

⑦ 적외선 치료기 : 원적외선 보다 강한 근적외선 방출로 공명 공진 효과가 있다. 강하고 침투력 강함. 혈행 흐름을 빠르게 하여 체내 산소 공급과 적외선 조달. 급성 염증, 피부질환 사용금지

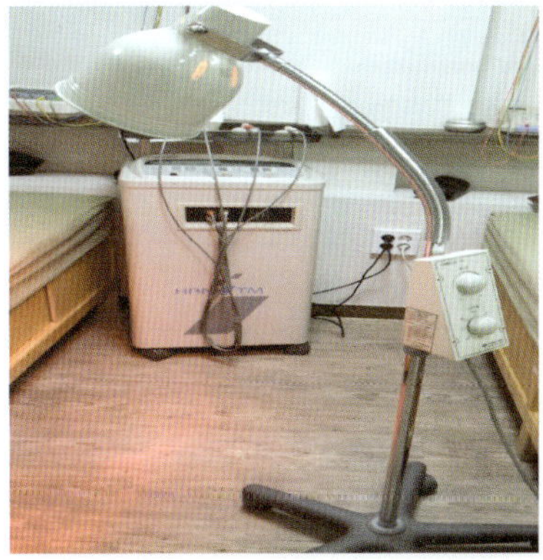

⑧ 전자 침 자극기 : 경혈에 침을 꽂고 그 침 위에 부가적으로 전기 자극을 전달. 통증 유발 포인트에 자극이 필요할 때 사용. 만성 통증에 효과적

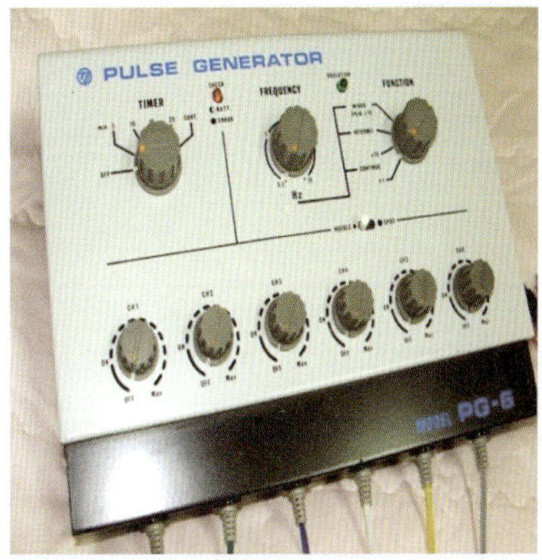


⑨ ENT 기기 : 한방에서 코, 눈, 귀의 갑상선 진단과 치료에 도움을 주는 기계

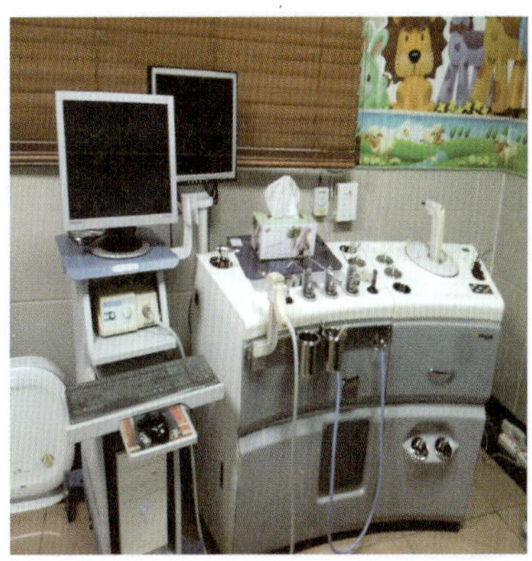

⑩ 생광석 가온기 : 체온을 올려 암과 성인병으로부터 자유롭게 살 수 있도록 해주는 세포활성 자가 치유 온열돔으로 인체의 생리활성화에 도움을 준다.

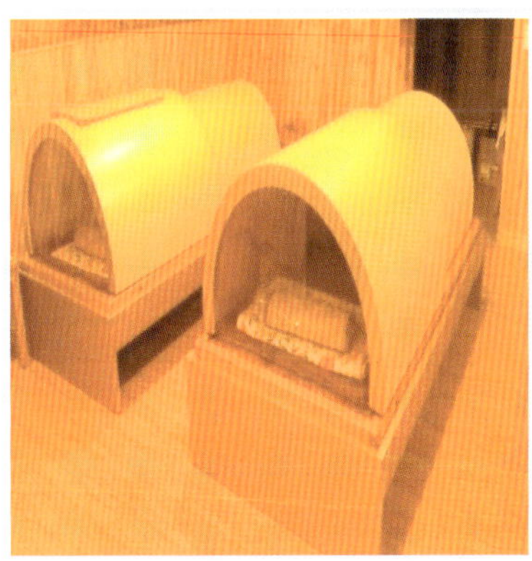

## (8) 한방에서 보는 비만유형

### 1) 한국인의 체형

한국인들의 지방의 축적은 고기를 많이 섭취하가는 것 보다 밀가루, 쌀과 같은 탄수화물의 과다한 섭취, 활동량의 부족, 에너지 분해에 연관된 비타민 미네랄 결핍이 그 원인이다.

① 남 성

ⓐ 10대 삼각비만

ⓑ 20~30대 통 나무형 비만

ⓒ 40대 역삼각 비만

② 여 성

ⓐ 10~30대 삼각비만

ⓑ 40~50대 비만 유형 골고루 분포

ⓒ 60대 맥주병형 비만

그 외 항아리 비만형 – 하체에 비해 복부 및 가슴부위가 뚱뚱하고 어깨가 좁다.

### 2) 한의학으로 보는 비만 유형

① 비습형 비만(소화기능 저하성)

ⓐ 소화기계의 각종 기능이 저하되어 인체의 영양대사가 원활하지 못한 상태이다.

ⓑ 음주, 육류, 인스턴트 음식 등을 많이 먹어 생기게 된다.

ⓒ 몸이 무겁고 부종, 피로, 무기력 등이 동반 된다.

ⓓ 비장의 기능할 회복시켜야 비만을 치료할 수 있다.

ⓔ 이 경우 적게 먹고 운동을 한다고 해서 다이어트 효과가 쉽게 나타나지 않으며 혼자서 다이어트를 하는 경우 비위장의 기능이 더 떨어질 수 있으니 전문기관에서 치료받기를 권장한다.

② 위열형 비만(소화기능 항진성)

ⓐ 위장에 열이 많은 상태이다.

ⓑ 위열이 많은 경우 음식 욕구를 참지 못하는 비만이 될 가능성이 높다.

ⓒ 이 유형은 노력하여 살을 많이 뺀 후 다시 음식을 섭취하면 바로 원상복구

ⓓ 음식조절에 가장 무게를 두어야 한다.

ⓔ 반드시 운동을 통해 지방을 줄일 수 있도록 유도하며 다른 유형보다 체중 감량 후 관리가 더 철저해야 하는 유형이다.

③ 기 허형 비만(체력 저하형)

ⓐ 체내의 원기가 부족하여 지방대사 등의 신진 대사가 잘 이루어지지 않아 비만을 유발한다.

ⓑ 쉽게 피로감을 느낀다.

ⓒ 살을 빼겠다고 갑자기 굶을 경우 현기증이 심해지는 등의 부작용이 생기게 되고 오히려 살은 빠지지 않는다.

ⓓ 먼저 몸의 기운을 북돋워 주는 치료를 하면서 규칙적인 식사와 고른 영양섭취로 살을 빼야 한다.

④ 기체형 비만(스트레스성)

ⓐ 기체란 기의 흐름에 장애가 생겨 비만을 일으키는 경우이다.

ⓑ 과도한 스트레스로 인해 발생한다.

ⓒ 기체가 생기면 지방대사 작용, 혈액순환, 기순환이 정체되어 비만이 유발한다.

ⓓ 소화불량, 대소변 장애 등이 아타나고 신경을 쓰면 더욱 심해진다.

ⓔ 기 체증을 풀어주면서 다이어트를 병행해야 한다.

⑤ 담음형 비만(대사 장애성)

ⓐ 담음이란 병적인 원인에 의해 생겨난 비정상적인 체액을 말한다.

ⓑ 음식 양이 예전에 비해 크게 달라진 것이 없음에도 불구하고 갑자기 살이 찌는 유형이다.

ⓒ 조금 먹고 운동을 한다고 해도 별 효과를 보지 못하는 경우이다.

ⓓ 장에 가스가 많이 차고 위는 항상 그득하며 두통, 구역, 생리불순 등을 동반하는 경우가 많다.

### 3) 비만관리

① 식사요법 및 운동요법 : 상담을 통해 적절한 체질과 식사습관을 분석. 식사일기, 운동처방을 통해 스스로 조절하게 도와준다.

② 한약복용 : 체질을 분석하여 한약을 복용, 체질 개선으로 비만의 근본적인 원인을 제거한다.

③ 한방치료 : 치료 침, 이침, 뜸, 부항요법 등이 있다.

④ 장비요법 : 지방분해침, 초음파, 중 저주파, 고주파, 공기압치료기 등이 있다.

# 4 한의원 코디네이터의 업무역할

## (1) 한의원 코디네이터의 도입배경

한의원의 증가, 국내의료시장의 개방, 병원의 체인화 등으로 경쟁이 치열해 지면서 고객에게 좀 더 차별화된 서비스를 제공하고 경쟁력 있는 한의원 경영을 위해 전문적인 직업이 요구되기 시작하였다.

### (2) 한의원 코디네이터의 역할

한의원에서 환자와 의료진과의 중간 매개체로서 양측의 의견을 복합적으로 종합하여 조정자의 역할을 한다. 고객응대, 전화응대, 기본상담, 접수 데스크와 대기실 환경정리, 예상 진료비 상담, 치료비, 향후 진료 등 전반적인 상담 등을 하고 치료실 전체 환경과 치료실 내에서 이루어지는 모든 과정을 관리한다.

### (3) 한의원 코디네이터의 업무

내원한 환자와 병원내의 직원들과의 팀워크와 친목을 도모하며 병원의 의료서비스적인 모든 면을 성실하게 점검하고 진단한다. 병원에 오신 고객을 응대하며 진료에 관한 상담을 진행하면서 병원을 홍보하는 마케팅 업무도 종합적으로 담당하는 역할을 한다.

1) 내원 환자의 접수 및 수납업무, 고객응대

2) 예약관리, 보험청구, 약재관리 등 중요업무 담당

3) 한의원 진료에 따라 이루어지는 진료과정 및 계획 설명

4) 직원 서비스 교육

5) 편안한 심리상태에서 치료 받을 수 있도록 유도

6) 홍보, 마케팅 활동으로 병원을 대표하는 얼굴로서 병원의 구심점 역할

7) 재무, 회계 관리

8) 전화상담

9) 한의원 마케팅(각종 매체 제휴, 원내 프로모션 기획)

10) 물품(의료, 일반) 관리

11) 고객 관리

### (4) 상담을 이끌기 위한 필수 요소

1) 환자의 현 상태에 대한 적절한 치료 방법을 제시한다.

2) 현재의 위험 정도에 대한 충분한 설명을 한다.

3) 각 치료 방법에 대한 치료비를 제시한다.

4) 현 상태를 방치할 경우 야기되는 문제점을 설명한다.

5) 너무 서두르거나 일방적으로 강요하는 느낌이 들지 않게끔 한다.

### (5) 역할에 대한 구체적 설명 프로세스

전화상담 → 방문 → 치드 작성 → 진료 후 상담 → 치료→ 결제/수납 → 해피콜



### (6) 고객의 상담 노하우

#### 1) 외부 환경적 요인

① 환경오염 등 생태계 변화로 인한 자연으로 회귀 욕망
② 생활환경의 변화로 인한 새로운 질병의 대두로 인한 자연적 치료에 관심
③ 항생제 내성에 대한 불안감
④ 자연적이고 안전한 먹을거리에 대한 관심 고조
⑤ 사회전반 적인 웰빙과 LOHAS 운동에 관한 관심

#### 2) 내부 환경적 요인

① 한약재에 대한 오해와 진실 및 이에 따른 상담 Tip
② 약탕기 소독, 병원감염 등에 대한 한방 의료기관 위생문제와 상담 Tip

**상담시 주의사항**

- 진료 차트에 상담내용을 기록한다.
- 비용 문제를 확실하게 해둔다.
- 치료 계획 시 환자의 참여를 유도한다.
- 질문을 유도하고 짧은 문장을 사용한다.
- 전문용어의 사용에 주의한다.

HOSPITAL COORDINATOR

# Chapter 06 치과 코디네이터

## 1 치과의 개요

치아와 그 주위 조직 및 구강을 포함한 안면 영역의 질병이나 비정상적 상태 등을 예방하고 진단하며 치료를 도모하는 의학의 한 분야이다.

일반적인 치과의사는 구강 위생 상태를 개선하고 건강한 치아를 유지하는데 필요한 다양한 진료를 한다. 일반 치과의사가 직접 치료할 수 없는 구강외과 계통의 악성질환은 일정 기간의 수련 과정을 거치면서 각 세부 전공을 마친 큰 병원에서 진료를 받게 된다. 또한 치과 진료를 보조하기 위해 특별히 교육을 받고, 자격을 갖춘 치위생사와 치기공사, 코디네이터가 치과의사를 보조함으로써 원활한 치과 진료가 가능해진다.

치과 진료는 크게 외과적 처치(발치, 치주 수술, 임플란트 시술 등)와 비 외과적 처치(우식 와동 충전 처치, 신경 치료, 보철수복 처치, 심미 치료 등), 예방적 처치(불소 도포, 치아 홈 메우기 등)로 분류할 수 있다.

### (1) 역사 및 발전사

치의학의 역사는 인류 발생과 동시에 시작되었으며, 그 역사는 인류 문화사와 동일한 정도의 긴 역사를 가지고 발전해 왔다.

#### 1) 고 대

고대 사회에서는 질병을 초자연적인 것으로 설명하였다. 함무라비 법전 및 에벨의 파피루스에 치아에 관한 내용이 있다. 기원전 280년 경 고대 그리스의 히포크라테스가 치과 의술을 포함한 의술을 합리적으로 다루기 시작하였다.

#### 2) 중 세

고대 그리스와 로마에서는 현재와 마찬가지로 외과와 의학이 밀접한 관계였다. 하지만 르네상스를 지나 18세기까지 서유럽에서 의학(내과)은 교회의 사제가 맡는 전문 직업(profession)이었고, 외과술은 이발사 또는 '이발외과의사'의 장사(trade)였다. 이발외과의들은 요로결석 절제, 사형, 관장 등의 시술을 했는데 이 중 발치(이를 뽑는 것)도 있었다.

#### 3) 근 대

피에르 포샤르프랑스의 피에르 포샤르가 '근대 치의학의 아버지'라고 불린다.

#### 4) 한 국

한의학과 민간요법을 이용해 구강병을 치료해오던 한국에 1876년 개항 이후 미국과 일본을 통해 근대 치과가 도입되었다. 1885년 미국인 선교사 알렌(Allen)이 제중원에서 발치를 시술한 것을 한국 근대치의학의 시초로 볼 수 있다. 한편 1893년 일본인 노다 오지가 인천에 개업을 하고, 1907년부터 한국인 입치사가 등장하면서 본격적인 구강병을 전문으로 치료하는 치과 진료가 시작되었다.



## 2 치과의 역할

치과는 구강의 질병에 대한 예방과 진단, 치료를 하는 의학의 전문분야 중 하나로 볼 수 있다. 최근에 점점 더 전문화 되어 가고 있는 추세이다. 치과의 전문분야는 보전과, 보철과, 구강악안면 외과학, 치과교정학, 소아치과학, 치주학, 구강병리학, 구강생리학 등으로 분류되어 있다. 치아의 경조직 손상, 치아의의 심미적 부조화, 치수질환 및 치근단질환에 대한 시술을 시행하여, 치아와 관련된 동통을 제거하고, 치아의 저작 및 기능을 회복시켜 환자를 치료하는 것이 치과의 역할이다. 치과 코디네이터는 치료를 진행하고 있는 환자에게 진행되고 있는 상황과 현재 치아의 상태를 상담하기 위해서 치아에 대한 많은 지식이 필요하다.

### (1) 치아주의 구조 및 형태

#### 1) 구 강

신체 밖으로부터 음식물을 받아들이는 기관으로써 소화기관의 첫 번째 관문이다. 섭식, 저작, 소화, 미각, 발음 등의 기능을 한다. 구강전정과 고유 구강으로 나뉜다.

#### 2) 구강의 구분

구강은 경조직인 구강을 이루는 뼈와 치아로 뼈의 상악골, 하악골, 측두골, 구개골, 치조골과 연조질의 점막과 근육, 잇몸, 침샘, 혀, 입술, 뺨 등으로 구분이 된다.

#### 3) 구강 구성

구강은 치아, 치은인 잇몸(Gingiva, Gum), 치아가 박혀 있는 잇몸 뼈의 치조골, 치아가 박혀 있는 잇몸 뼈의 파인 부분인 치조, 치아표면과 잇몸 뼈의 만나서 생기는 V자형 고랑으로 이 고랑이 풍치의 원인이 되는 치주낭, 치관과 치근의 경계부를 말하며 법람질과 백악질의 경계부인 치경부로 구성되어 있다.

### 4) 치아구조

① 법랑질 (Enamel) : 치아의 맨 바깥층을 싸고 있는 부분, 인체조직 중 제일 단단하고 무색반투명이다.

② 상아질(Dentin) : 법랑질 안쪽의 내부 구조이며, 경도가 약하다. 상아질 신경 섬유가 존재하여 노출되면 통증을 느끼게 된다.

③ 치구(Pulp)

– 신경 + 혈관 + 임파관 : 치아의 중심에 있으며 신경을 유지시키고 상아질에 수분을 공급한다.

④ 백악질(Cementum) : 치근의 겉 표면을 싸고 있는 뼈와 유사한 조직

⑤ 치근막(Periodontalligament) : 치아가 치조골에 연결되도록 하는 결합조직이다.

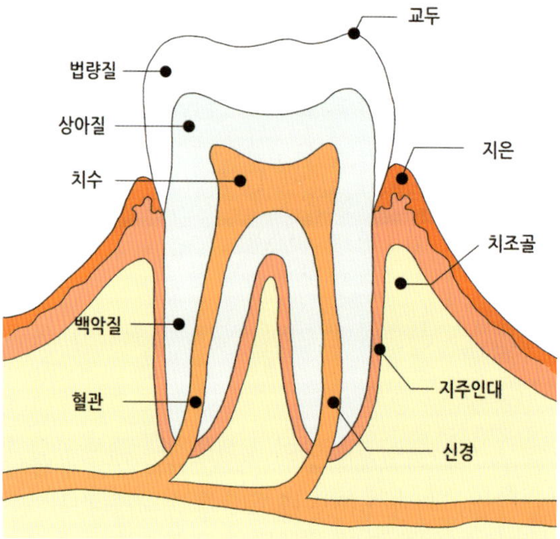


[그림 6-1] 치아의 구성 및 구조

### 5) 치아 용어 정의

① 전치 / 구치

상하양측의 중절치, 측절치, 견치를 총괄적으로 전치(Anterior teeth) 라고 한다. 1 소구치, 제2 소구치, 제1 대구치, 제2 대구치, 제3 대구치를 총괄적으로 구치(Posterior teeth)라고 한다.

② 치관 / 치근

구강 내에서 눈으로 보이는 부분을 치관이라 하고 눈에 보이지 않는 부분을 치근(치은연)이라 한다. 해부학적으로 원래 치아 자체에 형성되어 있으며 보통 해부학적 치관(치경연)은 잇몸 하방에 위치한다.

③ 구치의 기능

자르는 역할을 하는 절치인 8개, 찢는 역할을 하는 견치 4개, 부수는 역할을 하는 소구치 8개, 잘게 가는 역할을 하는 대구치 12개로 총 28~32개로 각각의 기능이 존재한다.

④ 치아 번호와 명칭

| | | | | | | | 우 | 좌 | | | | | | | |
|---|---|---|---|---|---|---|---|---|---|---|---|---|---|---|---|
| | | | 55 | 54 | 53 | 52 | 51 | 61 | 62 | 63 | 64 | 65 | | | |
| 상악 | | | | | | | | | | | | | | | |
| 18 | 17 | 16 | 15 | 14 | 13 | 12 | 11 | 21 | 22 | 23 | 24 | 25 | 26 | 27 | 28 |
| 48 | 47 | 46 | 45 | 44 | 43 | 42 | 41 | 31 | 32 | 33 | 34 | 35 | 36 | 37 | 38 |
| 하악 | | | | | | | | | | | | | | | |
| | | | 85 | 84 | 83 | 82 | 81 | 71 | 72 | 73 | 74 | 75 | | | |

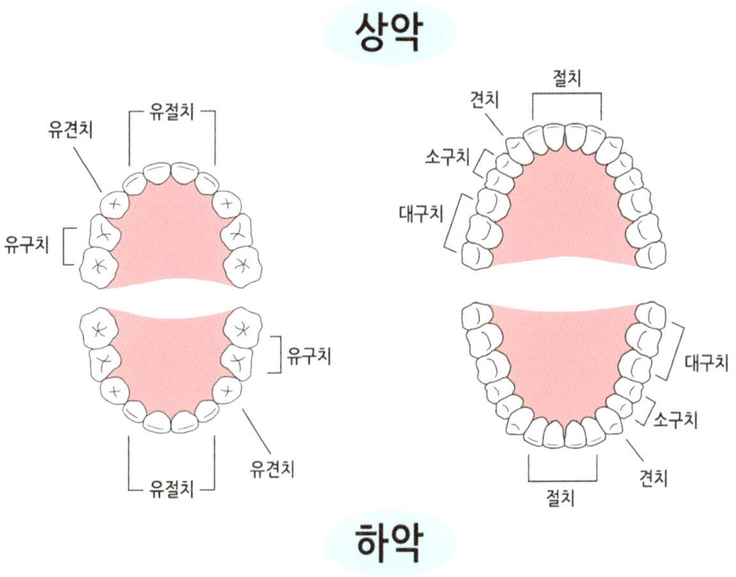


[그림 6-2] 치아의 번호와 명칭

# 3 치과의 특징

## (1) 치과 보존

치과 보존은 치료에 의해 치아의 적절한 형태와 구조, 심미성을 회복하고, 인접한 경조직 및 연조직과 조화를 이루어 치아들의 생리적 완전함을 유지하는 것을 목적으로 한다.

치아 보존에는 충치 치료와 신경치료가 있다.

### 1) 충치치료의 종류

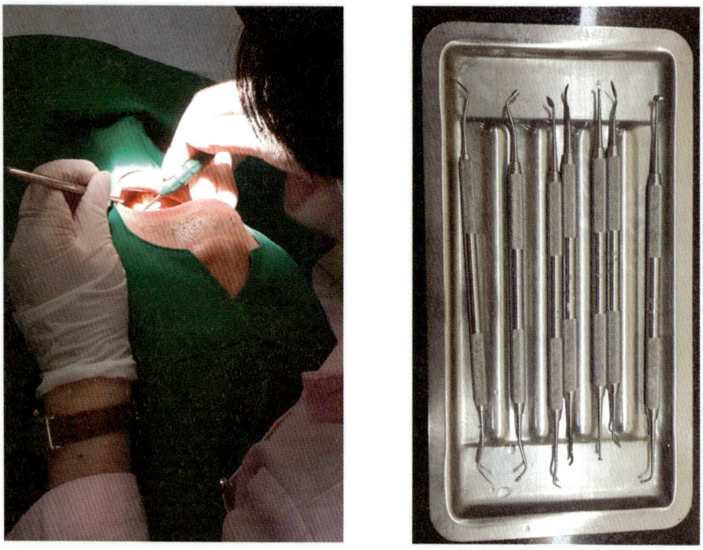

[그림 6-3] 충치치료 및 치료 기구

① Amalgam

장점은 사용하기 편리하고, 마모도가 치아와 유사한 정도로 나타낸다. 가격이 싸면서 수명도 5~10년으로 길다. 단점은 심미적으로 치아 색과 구별이 되고, 치질과의 결합이 견고하지 못하다. 수은을 함유하고 있어서 취급할 때 주의해야 하며, 부식에 의해 차질에 착생을 유발할 수 있다. 다른 금속끼리 닿으면 생기는 전기적 갈바니즘(galvanism)현상이 일어날 수 있다.

② Gold inlay

골드 인레이란 구치부 교합면이나 근원심면을 포함하여, 적어도 1개 이상의 교두를 금으로 덮는 수복 방법 이다. 우식병소가 큰 치아, 주조체를 지지해 줄 수 있는 적절한 치아구조가 있는 경우, 법랑질이 마모되어 상아질이 노출된 마모가 심한 치아의 경우, 변연에 부식으로 인한 결손이 보이는 아말감을 대체하는 경우, 건강상태가 좋으며 주조 수복물을 하기 원하며, 이들 수복물을 유지하기 위해 필요한 구강 환경 관리를 잘 하려는 의지를 보이는 환자에게 적용한다.

골드 인레이의 장점은 구강 내에서 타액에 용해되거나 부식되지 않고, 교합압에 의해 파절이 적으며 와동에 접착 후 체적 변화가 없다. 한편 단점은 접착제가 따로 필요하고, 심미적인 치료를 요하는 부위는 소복이 불가능하다. 와동형성에서 수복물 완성간의 시간 간격이 필요하다

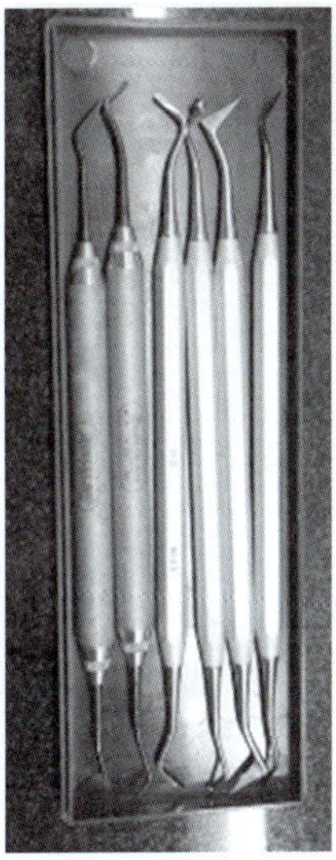

③ Resin

레진 충전 (Composite Resin)은 자연치의 색과 유사한 수지재료를 산부식법을 이용하여 치아에 수복하는 방법이다. 레진은 화학 중합 형과 광중합 병으로 나뉘면 근래에는 대부분 광중합 형으로 치료한다.

앞니가 깨지거나 충치가 생긴 경우, 치아의 치경부(치아와 잇몸의 경계부)가 파인 경우, 대구치 보다는 소구치 부위에 적당하고 금 인레이로 인한 심미적 불만이 있는 사람과 치아 착색이 심한 경우에 이용하는 치료법이다.



[표 6-1] 충치 진행 과정의 4단계

| 1단계 - 초기단계 | 2단계 - 상아질이 섞는 단계 |
|---|---|
| 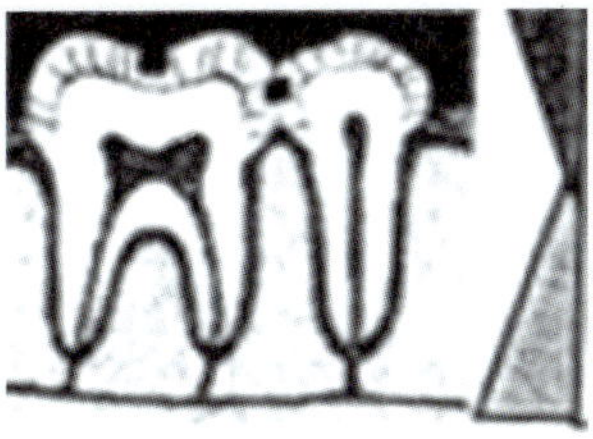 | 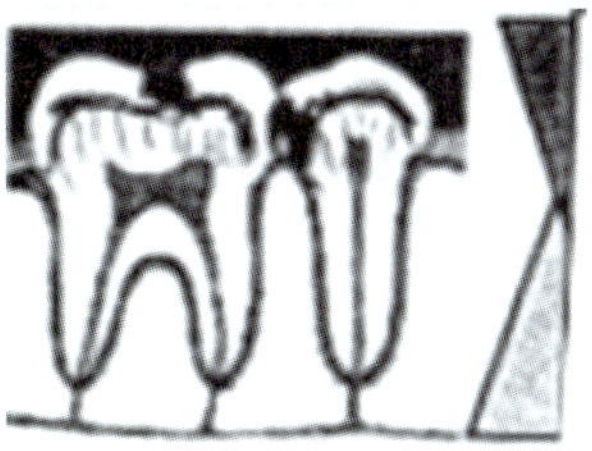 |
| • 법랑질이 썩는 단계로 아픔은 없으나 자세히 관찰하면 어금니의 씹는 면이나 안쪽 면으로 까만 점이나 선이 보인다.<br>• 정기 검진으로 조기에 발견되면 치료 수월하다. | • 차고 뜨거운 것에 자극이 느껴지는 단계로 치아에 구멍이 난다.<br>• 음식을 먹을 대는 아프지 않다. |
| 3단계 - 신경 조직이 손상되는 단계 | 4단계 - 신경이 손상되고 고름이 생겨 염증 유발 단계 |
| 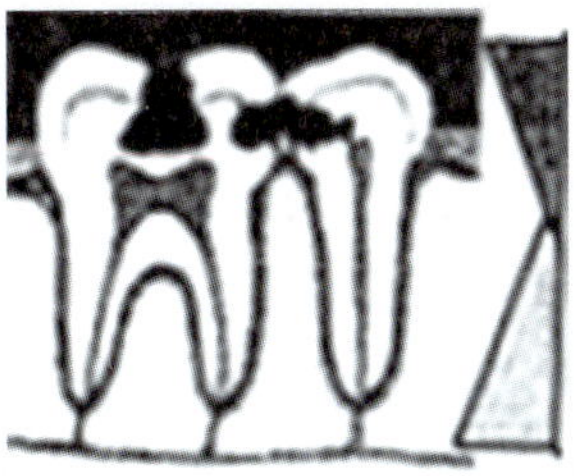 | 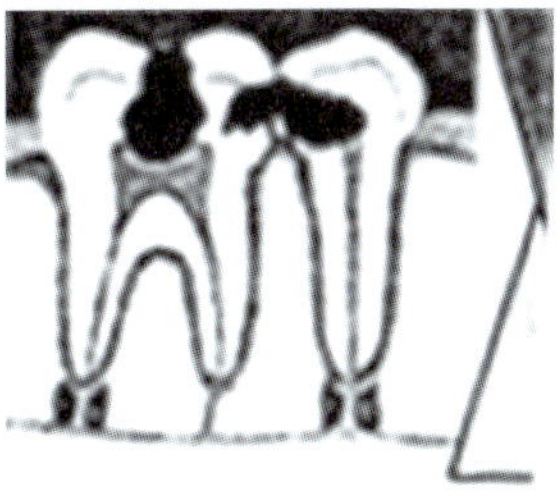 |
| • 위의 2단계를 끈질기게 참고 견딘 단계로 뜨거운 것에 심한 통증을 느낀다.<br>• 신경치료를 거쳐 치아와 기능을 회복시킬 수 있다. | • 뜨거운 것, 찬 것을 먹을 때는 물론 가만히 있어도 통증이 심한 상태이다.<br>• 치료시기를 놓쳐 치아를 뽑아야 한다. |

### 2) 신경치료(RCT)

치아, 사활치나 괴사치아, 치근첨(apex) 부위 치근이 파절된 경우, 외상에 의하여 심하게 손상된 치아, 우식, 마모에 의해 치수가 노출된 경우 및 치아 보철을 위하여 인위적인 치수제거가 필요한 경우에 실시하는 치료법이다.

치아를 발치하지 않고 치료하는 방법으로 신경치료가 잘 되면 치아의 뿌리 끝이 잘 폐쇄되기 때문에 장기간 치아 기능을 유지할 수 있는 장점이 있다. 단점은 치료술식이 여러 번 내원하여야 하고 신경 치료 후에는 반드시 치아를 보철물로 수복해야 한다.

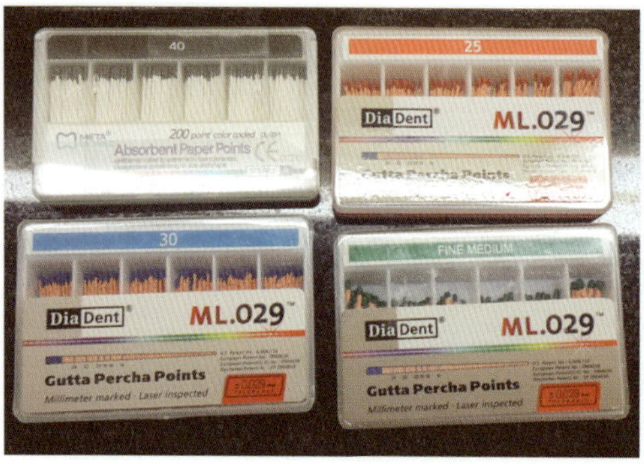


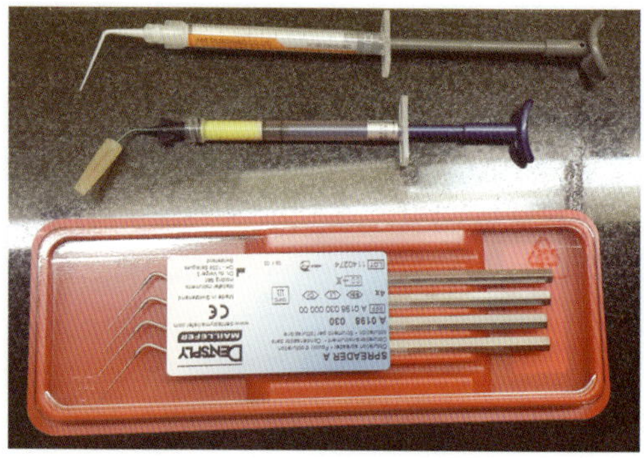


[그림 6-4] 신경치료의 재료 및 기구

**신경 치료 순서**

- Accessopening(pulpchamberopening, 치수개방)
- Pulp Extairpation(발수, 치수제거)
- Working Length(근관의 측정)
- Canal Enlargement, Canal Shaping(근관확대, 근관성형)
- Canal Irigation, canaldressing(근관세척)
- Canalfilling(근관충전)

HOSPITAL COORDINATOR

## (2) 치과 보철

보철은 결손된 자여 치열이나 상, 하악에 관련되는 부위를 인공물로 대치하여 기능, 발음, 심미성을 도모하는 것이다.

### 1) 보철의 특징

① 보철치료를 해주어야 하는 이유

저작력과 치아 기능 회복시키고, 발음 문제를 해결하며 심미성을 회복시키는 것으로 잔존 치아 및 조직의 보호가 목적이다.

② 보철 치료를 해주지 않았을 때의 문제점

보철 치료를 하지 않게 되면 저작력 감퇴 및 소화기능 장애와 발음의 부정확, 심미성 결여, 인접 치아의 이동 등의 문제가 나타나게 된다. 대합치의 Elongation, 심리적인 불안정 및 대인 기피증까지 올 수 있다.

③ 보철 치료를 할 수 없는 경우

보철치를 할 수 없는 경우와 미분출 치아일 경우, 장애가 있는 환자로 신체적, 정신적 문제가 있는 경우이며 특정 금속에 알레르기가 있는 경우에도 보철 치료를 제한한다.

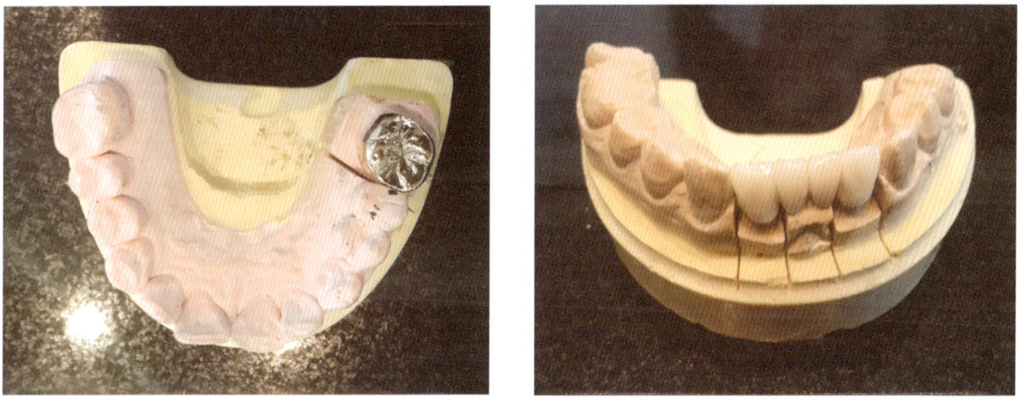

[그림 6-5] 모형 채득한 보철

### 2) 보철 치료 과정

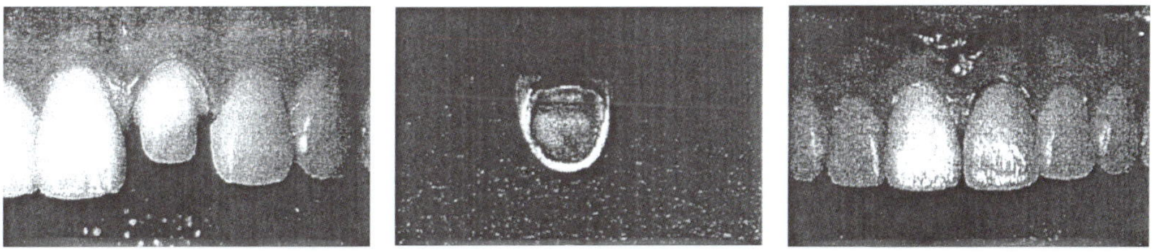

[그림 6-6] 보철 치료과정의 치아 삭제, 제작된 보철물 – PFM 및 구강 내 시적 된 PFM

**보철 후 주의사항**

- 임시 치아 필요성과 주의 사항을 설명한다. : 만들어 놓은 치아의 이동, 잇몸의 변화, 치아의 보호의 목적, 딱딱한 음식이나 끈적이는 음식의 삼가, 치아의 이상시에 내원하는 일 등을 설명
- 완전한 수복물을 임시로 끼는 이유를 설명한다. : 교합상태, 수복물 외형, 옆 치아와의 접촉 정도, 이물감등을 자가 체크 하기 위한 과정이라고 설명한다.
- 완전한 치아를 처음 껴드리면 이물감으로 당분간 꽉 조이는 느낌이 생기지만 좋은 현상이라고 설명한다.
- 수복물의 성공여부를 알려드려서 심미적, 심리적 만족을 느낄 수 있도록 한다.
- 수복물의 관리에 따른 수명차이를 설명한다.(보통 5년~7년)

HOSPITAL COORDINATOR

### 3) 미 백

치아에 붙어 있는 착색분자를 화학적 방법으로 분해하여 밝게 보이는 심미 치료로 치과에서의 미백(office bleaching)은 25~35% 고농도의 과산화수소를 사용하며 자가 미백(home bleaching)은 3% 미만의 과산화수소를 주로 사용한다.

① 미백의 종류

미백의 종류는 치과 내 미백, 자가 미백, 급속 미백, 생화치 미백, 실활치 미백, 치은 미백이 있다.

[표 6-2] **미백의 종류**

| 종 류 | |
|---|---|
| 치과 내 미백 | 고농도의 미백제를 치과에서 도포하고 이를 촉진시키기 위해 광원 등을 조사하기도 한다. |
| 자가 미백 | 집에서 저농도의 미백제를 트레이에 장착한다. |
| 급속 미백 | 단시간에 미백 효과를 얻기 위해 고농도와 한 번에 장시간 미백제를 도포한다. |
| 생활치 미백 | 일반적으로 시행하는 미백을 말한다. |
| 실활치 미백 | 충격 등으로 치수가 괴사(신경이 죽어서)되어 변색이 일어난 경우 신경관내 미백제를 넣어 미백의 치료를 한다. |
| 치은 미백 | 잇몸의 멜라닌 색소의 과다 침착으로 잇몸이 검은 경우 레이저 등을 이용하여 핑크빛 잇몸을 만드는 식이다. |

② 적응증 및 금기증

외인적 요인으로 담배, 커피, 차 등으로 착색된 치아, 내인성 변색인 stain으로 yellowich, gray staining 된 치아의 경우 및 전신적인 원인에 의한 치아 변색으로 심한 황달을 앓은 어린이, 불소침착이 심하게 된 경우에는 미백치료를 한다.

그러나 아주 심한 변색치, 극단적인 기대치를 가지고 있거나 법랑질 형성 부전증 및 형성 부전증과 알레르기 반응을 보이는 사람, 임산부나 수유중인 여성은 금지한다.

**미백의 주의사항**

- 시린 증상이 심한 경우 미백을 중단한다.
- 잇몸이 붉거나 상처가 난 경우 미백을 중단한다.
- 미백제에서 수은이 유리될 수 있으므로 아말감에 닿지 않도록 한다.
- 레진 충전이 필요한 경우 치아 표면의 변화로 2주 후에 할 것을 권한다.
- 치아 미백 후 미백제가 입 안에 남아 있지 않도록 이를 잘 닦는다.
- 미백제 활성화를 위해 광원 조사 시 너무 뜨거우면 열이 발생할 수 있으므로 주의해야 한다.
- 음식물 섭취는 1시간 경과 후 가능하고 색소가 진한 음식은 당분간 피하는 것이 좋다.
- 어린이가 미백제를 삼킨 경우 즉시 응급실로 이송한다.
- 자가 미백의 경우 삼키는 것에 주의한다.

HOSPITAL COORDINATOR



## (3) 치과 교정

얼굴의 형태에 따라 치아의 배열을 가지런히 해주어 윗, 아랫니가 잘 맞물리게 하여 음식물을 잘 씹을 수 있도록 한다. 또한 치아 기능과 발음을 명료하게 해주며, 충치나 치주질환을 예방하여 구강 건강을 더욱 증진시킨다.

[표 6-3] **치과 교정의 분류**

| 분 류 | |
|---|---|
| 예방 교정 | 영구치열이 모두 자리 잡기 전에 문제를 해결해 줌으로써 나중에 장기간 치료의 부담을 줄여주는 것으로 예방적인 조치를 해주는 치료이다. |
| 성인 교정 | 영구치가 맹출한 후 본격적으로 잡는 교정 치료이다. |
| 차단 교정 | 경미한 부정교합이 발생되어 있을 때 더 심화되지 않도록 차단하는 교정 치료이다. |

### 1) 교정 치료의 목적과 필요성

교정치료는 치아 우식증을 예방하고, 치주 질환을 예방한다. 또한 치아의 위치를 개선하고 발음의 장애와 치열의 상, 하악 관계 및 저작의 장애를 개선한다. 악안면 이상이나 악관절의 기능을 개선하여 미적 만족감을 상승시켜서 심리적 안정감을 주는 것을 목적으로 한다.

### 2) 부정 교합 원인

부정교합이 생기는 이유는 치아 크기나 턱의 크기가 부조화를 이루거나, 아래턱의 크기나 형태가 부조화를 이루기 때문이다. 또한 치아 수의 이상과 유치의 조기 상실, 유년기의 좋지 않은 습관, 선천성 기형, 외상에 의한 턱뼈 손상이 그 원인이 된다.

### 3) 부정 교합 진단(교정 진단)

부정교합은 임상 검사, 방사선 사진 검사, 구강 내 얼굴 사진 검사 및 턱 관절 검사를 통해 진단이 가능하다.

임상검사는 환자의 문제점을 육안으로 검사하고 기록하는 과정으로 성별, 나이, 직업, 가족력, 병력, 습관 등을 통해 진단한다. 한편 방사선 사진 검사는 정모, 측모, 두부방사선 사진, 파노라마 사진, 치근단(전치부) 사진 등을 위하여 X-RAY 사진 촬영을 시행하여 숨어 있는 환자의 문제점을 발견하고 분석하는 과정이다.

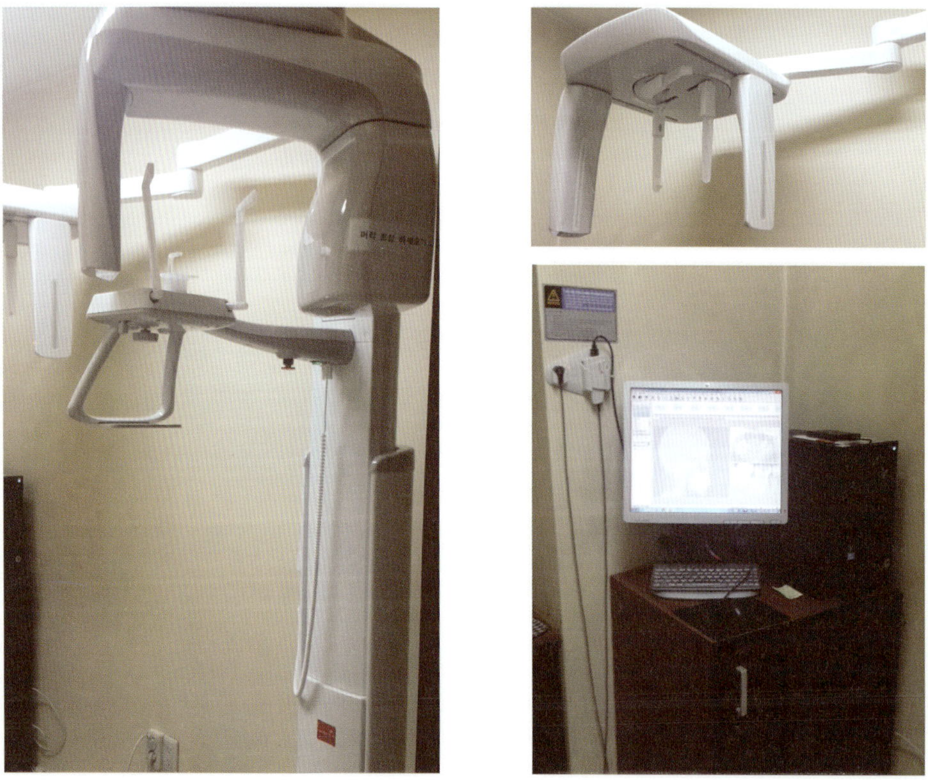

[그림 6-7] 부정 교합 진단을 위한 검사 기계

모형채득은 환자의 구강 내 치열 및 연조직 상태를 그대로 재연하는 석고모형을 채득하여 보다 정확한 진단 도구로 이용하게 된다. 한편 구강 내 얼굴 사진 검사는 육안검사 내용을 보강하기 위한 카메라 촬영 검사가 필요하며 교정 전, 후 사진이 필수적이다.

**교정 치료 순서**

- 상담 (간이 검사)
- 교정 치료를 위한 정밀 검사
- 진단 분석 및 치료 계획 수립
- 치료계획에 대한 상담 후 교정 동의서 작성
- 교정 장치 상착
- 정기적인 내원 및 치료
- 교정치료 종료 및 교정 장치 제거와 유지 장치 제공

HOSPITAL COORDINATOR



### 4) 교정 Bracket 재료의 종류와 특징

① 금속 브래킷

금속 브래킷의 장점은 bracket과 교정용 철사 사이에 마찰이 적고, 장치 접착력이 우수하다. 치태 접착이 다른 장치보다 적고, 작게 제작이 가능해서 이물감이 상대적으로 적지만 장치의 노출이 가장 심하다는 단점이 있다.

② 레진 브래킷

레진 브래킷은 금속 장치보다는 노출이 적지만 변식 및 장치의 마모 정도가 심하고, 치태의 접착이 다른 당치보다 비교적 높다. 치아와 장치의 점착력이 다른 장치보다 약하다는 단점이 있다.

③ 세라믹 브래킷

세라믹 브래킷은 장치의 노출이 적고, 레진보다 마모와 변색 정도가 적다는 장점이 있으나 장치의 크기가 커서 이물감이 많고, 모든 치아에 쓸 수 없다. 또한 치료 중 장치의 탈락이나 파손이 많다는 단점이 있다.

④ 설측 교정

설측 교정은 장치의 노출이 없지만 입안의 장치로 불편감이 크고 치료 중 약간의 발음이 이상할 수 있고, 비용이 많이 든다는 단점이 있다.

⑤ 투명교정

투명 레진(특수 강화 플라스틱)으로 된 틀을 이용하여 치열을 교정하는 시술로 노출이 적고 환자가 직접 장착해 뺄 수 있다는 장점이 있지만 단점은 덧니가 심하고 부정교합이 심한 경우에는 해당되지 않는다. 치아를 한번에 0.15~0.2mm씩 움직이며 총 3~8개의 장치를 사용해야하고, 환자는 보통 2~3주에 한 번씩 장치를 갈아 끼워야 한다.

**투명 교정의 시술 방법**

- 치아의 사진 촬영과 방사선 촬영을 한다.
- 검사 후 치료계획을 세운 후 인상(치아의 본)을 뜬다.
- 본을 뜬 모델을 기초로 컴퓨터 단층 촬영 한 후, 컴퓨터를 통해 단계별 치아의 움직임을 모의실험(Simulation) 하여 치료계획을 세우고 확정한다.
- 확정된 치료 계획에 따라 각각의 치료 단계별로 움직이는 치아 모형을 만들어 낸다.
- 각 단계별로 여러 개의 투명 교정 장치를 제작하고, 2주마다 투명 교정 장치를 갈아 끼우면 된다.

HOSPITAL COORDINATOR

## (4) 발 치

치아를 살릴 수 없을 경우에 실시하는 치과 치료 중 마지막 단계라고 할 수 있다. 발치는 교정치료를 위해 발치하는 경우도 있다. 단순 발치는 보통의 전치, 구치를 정상적으로 방치한 경우에 실시하며 치아의 형태나 식립 상태의 이상으로 정상적인 발치법으로 발치를 못하는 경우에 실시한다. 한편 교정 발치는 치아의 공간을 확보하기 위한 교정 목적으로 14, 24, 34, 44번 치아를 발거한다.

허혈성 심장질환, 심장판막증, 심내막염, 고혈압 등 순화기 질환을 보유한 환자의 발치를 금지한다. 그 외에도 빈혈, 백혈병, 혈소판 감소증, 혈우병, 당뇨병, 신장질환자, 임신 등 환자의 발치도 피하는 것이 좋다.

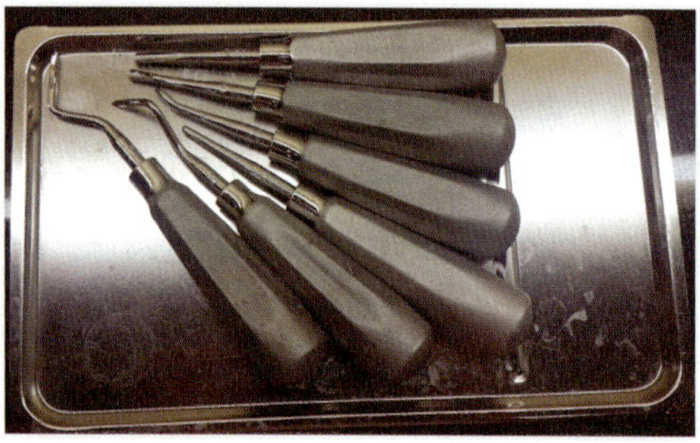

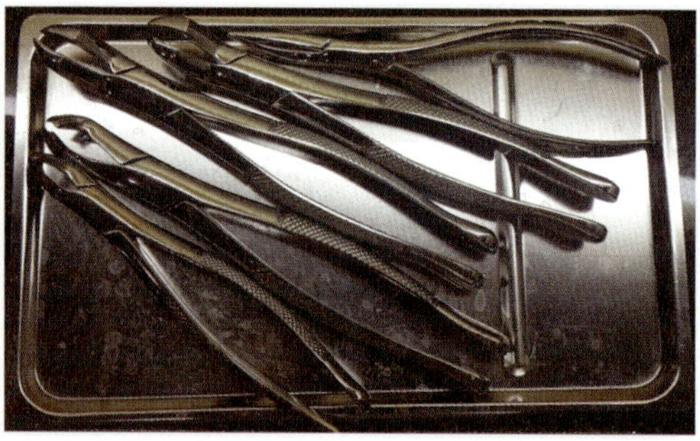

[그림 6-8] **발치 기구**

**발치 전 주의사항**

- 환자에게 사전에 복용해야 하는 약을 복용했는지 여부를 확인한다.
- 환자의 활력 증후 검사, 컨디션 c-up 확인한다.
- 타 병원의 협의진료 여부에 따라 내용을 확인한다.

HOSPITAL COORDINATOR

### 발치 후 주의사항

- 물린 거즈는 약 1~2시간 후에 빼도록 한다.
- 물고 있는 동안에 피와 침은 반드시 삼키도록 한다.
- 거즈를 물고 있는 동안 말씀은 되도록 피한다.
- 종창을 줄이기 위하여 냉습포를 한다.(얼음을 비닐에 담아 얇은 수건에 싼 다음 10~20분 대고, 10~20분 쉬는 방법으로 2일간 계속 해주세요.)
- 약은 지시된 용량을 정확한 시간에 복용해야 한다.
- 음료수나 유동식을 가능한 많이 먹고, 단, 24시간 동안은 빨대로 음료수를 마시지 않는다.
- 밤에 출혈이 심한 통증이 있으면 병원관계자에게 전화하실 수 있도록 알려드린다.(응급실 내원 가능)
- 거친 음식이나 자극적인 음식은 피한다.
- 양치질은 하되, 발치 부위는 구강세척제를 사용한다.
- 이 뽑은 삼일 후에 갑자기 더 아프거나 뽑은 부위의 볼 주변에서 열이 나거나 더 붓는 경우엔 지체 없이 치과에 내원한다.
- 담배, 술은 1~2주 동안은 금물이다.
- 사우나, 찜질방 금물, 격렬한 운동 금물이다.
- 충분한 휴식은 빠른 회복에 큰 도움이 된다.
- 발치를 한 자리에 밥알이 낀다고 후벼 파지 않는다.
- 발치 후 48시간이 경과 후부터는 뜨거운 찜질을 한다.

HOSPITAL COORDINATOR

## (5) 치주 질환

치아를 둘러싸고 있는 주위조직을 치료하는 것으로 잇몸병과 치아 주위 조직에 발생하는 질병을 진단, 치료를 목적으로 한다.

### 1) 치주질환 호소 증상 / 자가 진단

[표 6-4] 자가 진단 체크

| 항 목 | 예 | 아니요 |
|---|---|---|
| 1. 잇몸이 붓고 붉게 변한다. | | |
| 2. 칫솔질이나 사과를 베어 물 때 잇몸에서 피가 난다. | | |
| 3. 입안에서 고약한 냄새가 난다. | | |
| 4. 이가 흔들린다. | | |
| 5. 잇몸에서 고름이 나온다. | | |
| 6. 잇몸이 내려가서 이가 길어 보인다. | | |
| 7. 딱딱한 음식을 먹을 때 피가 난다. | | |
| 8. 이가 맞물리는 느낌이 변한 것 같다. | | |

### 2) 정상치은과 병적 치은의 특징

정상 치은과 병적 치은은 색, 외형, 견고도, 표면질감, 출혈의 차이를 보인다. 자세한 내용은 [표 6-5]를 통해 확인한다.

[표 6-5] 정상치은과 병적치은의 비교

| 특 징 | 정상치은 | 병적 치은 |
|---|---|---|
| 색 | 연한 분홍색 / 산호 빛 핑크 | • 밝은 붉은색(급성)<br>• 푸르무레한 붉은색 (만성) |
| 외 형 | 치아 사이에 칼날 모양, 피라미드 모양 | 둥글고 무딘 형태 |
| 견고도 | 견고하게 탄력성 있게 부착 | • 부드러운 스펀지<br>• 탐침 시 움푹 들어감 |
| 표면질감 | 유리치은 - 매끄러움 | 점몰의 소실, 미끈해 진다 |
| 출 혈 | 자발적인 출혈 없음 | 자발적인 출혈 있음 |

### 3) 치주 질환

① 치은염

치은과 구강점막의 다른 부위에 동시에 존재하는 구내염과 달리, 치아를 둘러싸고 있는 잇몸 주위에 생기는 염증을 말한다.

② 치주염

치은염이 진행된 결과로서 치아로써 치조골 파괴를 동반하는 보다 광범위한 질환으로 흔히 "풍치"라고 한다. 심해지면 이가 흔들리게 되고 결국 치아를 잃게 될 수 있다.

### 4) 치주염의 원인

① 숙주 원인

국소적으로 불량 충전과 보철물, 치아 총생, 치아 기능부전, 치아 상실, 치간 음식물 삽입, 잘못된 칫솔질이 원인이 되고, 전신적인 영양 장애, 대사 장애, 내분비 장애 등도 숙주의 원인이 된다.

② 환경 요인

구강 내의 위생적인 요인과 구강 외의 경제, 사회 문과, 직업, 지역적 특성이 원인이 된다.

③ 병원체 요인

세균, 치태, 치석, 물리적, 화학적 자극의 요인이 원인이 된다.

## (6) 임플란트

치과용 임플란트(인공치아) 치료란 잃어버린 치아의 자리에 티이타늄으로 만들어진 제2의 영구치, 즉 작은 인공치아를 심는 것을 말한다. 지금까지는 치아를 삭제하고 치료하거나 틀니를 끼우는 것이 일반적인 방법이었다. 그러나 잘 맞는 않는 틀니는 착용감이 좋지 않고, 씹을 때 통증을 느끼기도 하며 틀니와 잇몸 사이에 음식물 찌꺼기가 남아 냄새가 나는 등 불편한 점이 많았다.

임플란트 치료는 이러한 불편한 점을 없애주는 획기적인 치료법으로 자신감을 가지고 불편함 없이 웃을 수 있고, 딱딱한 음식을 먹을 수 있게 된다. 또한 자신의 원래 치아처럼 편안하게 사용할 수 있는 점이 임플란트의 큰 장점이다.

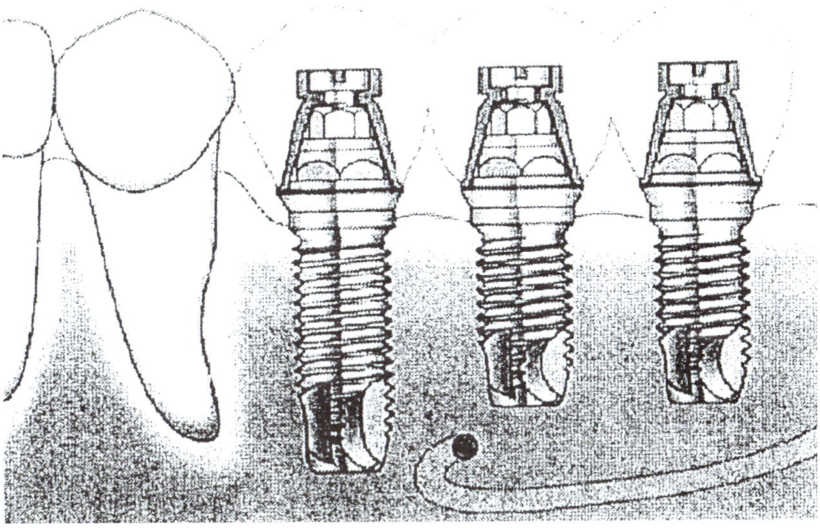

[그림 6-9] 임플란트의 식립 형태

### 1) Implant 식립 시기에 따른 분류

발치 즉시 시술을 하는 즉시 식립법, 발치 후 6~10주 사이에 수술을 하는 자연 즉시 식립법 및 발치 3~6개월 후 수술을 하는 후기 식립법이 있다.

### 2) Implat 형태에 따른 분류

임플란트 고정체에 나사산이 있어서 초기 고정력이 커지고 뼈와의 접촉 면적이 커서 임플란트 안정성에 유리하다. 현재 가장 선호되는 나선형 임플란드의 형태와 안정성을 임플란트 고정체의 표면에서도 얻고 턱뼈와 임플란트 직경의 구조적 차이에서 발생하는 유지로도 얻게 되는 원통형 임플란트가 있다.

### 3) Implant 실패 이유

임플란트 시술 시 만성 치주염을 일으키는 세균과 동일한 세균에 감염되거나 저작 시 지나치게 힘(교합성 외상)을 받도록 되어있어서 임플란트가 실패할 수 있다. 임플란트가 과부화를 받게 되거나 수술 시 지나친 열 발생, 과도한 외상 등이 있을 때 실패할 수 있다. 한편 수술 시 문제가 없음에도 불구하고 나이, 유전, 전신 건강, 담배, 치유 능력 등의 요인은 임플란트 융합이 안 되게 하는 환자의 골 반응으로 인해 실패하기도 한다.

**Implant 주의사항**

- 수술 후 일주일간은 심한 운동이나 음주, 흡연은 절대 삼가한다.
- 수술 후 즉시 지혈을 위해 거즈를 물고 있는다.
- 물고 있는 거즈는 약 1시간 후에 뱉고, 처방된 약을 시간에 맞추어 복용한다.
- 침을 뱉으면 안 되고 빨대를 이용하여 음료수를 마시지 않는다.
- 수술 후 코피가 날 수 있으며 그럴 경우 코를 풀지 않는다.
- 수술 부위의 통증을 줄이고 부종을 감소시키기 위해서 의사의 지도하에 냉찜질을 한다.
- 수술 후 심한 통증이나 출혈이 있는 경우 병원에 연락하고 내원한다.
- 수술 후 2~3일은 수술한 반대 부위로 유동식을 드시고, 베개도 평소보다 높게 사용한다.
- 수술한 부위가 닿지 않도록 조심스럽게 칫솔질을 하고 입안은 소독액으로 가글 한다.

HOSPITAL COORDINATOR

## 4 치과의 코디네이터 업무 역할

### (1) 업 무

병원에서 환자와 의료진의 중간 매개체로서 서로의 의견을 종합하여 진행하는 조정자의 역할을 한다. 환자와 의료진 뿐 아니라 병원 내 직원들과의 화합과 친목을 도모하고, 병원의 의료 서비스에 대하여 점검하고 진단한다. 병원에 내원한 고객을 응대하며 진료 상담을 진행하면서 병원을 홍보하는 마케팅 업무까지 총괄 담당하는 역할을 한다.

### (2) 진료의 절차

고객에게는 친절과 상냥함으로 편안하게 대하며 맞이한다. 고객의 접수를 위해 고객의 주민번호 또는 접수증으로 신환과 구환을 구별하며 문진을 위해 고객에게 내원 이유, 가장 불편한 증세에 대하여 상담일지에 기록한다. 고객이 병원에 만족하며 편안함을 느끼도록 대기 시간을 정확하게 알려드린다. 코디네이터는 진료 전에 치과 의자에서 기본기구의 상태를 파악하며 진료의 정확도를 높이기 위해서 구강 내 X-ray를 촬영한다. 시진과 검사 결과를 통하여 고객에게 진료에 대한 치료법을 설명하고, 고객이 동의한 내용에 대하여 치료 계획을 세운다. 치료의 시작은 가장 불편한 곳부터 예방, 치료 순서로 진료를 한다. 마지막으로 코디네이터는 진료의 다음 일정을 설명하면서 불편한 점은 없으셨는지를 체크하며 좋은 인상이 남도록 배웅하는 것으로 마무리 한다.

### 진료의 순서

- 고객 환영 및 고객 응대
- 진료 스케줄 관리
- 진료 후 정기 방문 확인
- 병원 경영 진단
- 고객 관리
- 약속 및 고객 방문 여부 사전 확인
- 보험 청구 안내

HOSPITAL COORDINATOR

# 참고문헌

## 이론편

### 국내문헌

강창렬, 원무관리, 현문사, 2004. 병원경영분석, 현문사, 2004.
금한나, 이미지와 국제매너, 한올출판사, 2004.
권오정, 맨주먹 서비스로 성공하라, 예가, 2005.
김경미 외, 병원코디네이터 직무분석, 한국직업능력개발원, 2004.
김영한, 고객을 순간에 만족시켜라, 도서출판 성림, 2000.
김성환, 중소병원 현황과 대응방안, 병원신문, 9월 29일, 2003.
김장욱, 명강사의 조건, 21세기 북스, 1999.
김종인, 병원관리학원론, 계축문화사, 2001.
김진배, 웃기는 리더가 성공한다, 뜨인돌 출판사, 2003.
김진익, 생명을 살리는 친절도우미 감동 교육 비결, 예사랑, 1998.
김창희 외 2인, 치과의료 종사자의 의료서비스 교육이 의료서비스에 미치는 영향, 한국치위생 학회지, 1(1), pp.59~65, 2001.
김한권, 성공하는 직장인의 53가지 예절, 조선일보사, 1996.
김학찬, 치과병(의)원 경영전략 사례, 경희대학교 경영대학원 석사학위논문,
류규수, 병원경영학, 계축문화사, 2002.
래리 킹 / 강서일 옮김, 래리 킹 대화의 법칙, 청년정신, 2002.
마리오위츠 / 김수진 옮김, 대중 앞에서 말을 잘하는 5가지 법칙, 아라크네,
민동석, WTO 도하개발아젠다 협상의 출범과 서비스 협상 대응방안, 대한병원협회지, 5~6월호, pp. 22-31, 2002.
박경미, 병원의 의료외적 서비스의 만족도에 관한 연구, 동아대학교 정책과학대학원 석사학위논문, 2000.
박선재 외 1 인, “병원코디네이터, YES or NO?”, “BIZ & ISSUE Medical”, 36, 8월 22일 pp. 10-14, 2003.
박성수, 죽은 CRM 다시 살리기, 시대의 창출, 2001.
박인학, 교사를 위한 교수, 학습방법론, 현문사, 1995.
박인출, 병원을 경영하라, 몸과 마음. 2001.
박주희, 의료마케팅, 현문사, 1998.
외 2인, 의료기관 CRM, 대학서림, 2005. 의료경영론, 현문사, 1999.
박종선 외 4인, 의료정보학 이해, 진영사, 2005.
외 5인, 의료정보통신, 현문사, 2005.
외 8인, 병원행정학 이해, 현문사, 2006.
외 7인, 병원코디네이터, 현문사, 2008.
외 8인, 의료정보학개론, 보문각, 2008.

박충환 외 2인, 시장 지향적 마케팅관리 전정판, 박영사, 2002.

병원전략경영개발원 편저, 병원경영학, 신광출판사, 2002.

병원코디네이터 연구회, 병원코디네이터 이해, 현문사, 2005.

삼성에버랜드서비스아카데미, CS강사양성과정, 방문사, 2001.

서명선, 매너와 21C 신지식인, 백산출판사, 2001.

손태용, 병원의 구조적인 특성과 의료의 질, 연세대학교 박사학위논문, 1995.

안광호 외 2인 , 패션마케팅, 수학사, 1999.

이유재, 울고 웃는 고객, 연암사, 2002.

이선희 외 1인, 글로벌시대의 국제매너와 에티켓, 한올출판사, 1999.

야하타히로시 / 나상억 옮김, 프리젠테이션 박사, 21세기 북스, 2002.

오문길, 병원의 성공시대 - 나만의 색깔을 가져라, 한경비즈니스, 322,2월 4일, 8,2002.

애나존스 / 김희진 옮김, 우먼이미지메이킹, 북라인, 2000.

예절마당, http : //www.ye365.or.kr/

예치과, 우리들의 10년이야기, 예치과, 2002.

윤미례, 의료서비스의 고객만족 및 재이용의도에 대한 영향요인 연구, 숙명여대 경영대학원 석사학위 논문, 2000.

윤혜상, 의료 환경에서의 의사소통 및 인간관계, 청구문화사, 2000.

윤영아 외 4인, 병원서비스 코디네이터, 현문사, 2003.

원융희 외 1인, 병원서비스 코디네이터(이론과 실무), 대학서림, 2004.

최신 병원서비스론, 대학서림, 2002.

임숙자 외 3인, 패션마케팅과 소비자행동, 교문사, 2001.

임종원 외 3인, 소비자행동론 제2판, 경문사, 1999.

임혜경 외 1인 병원서비스 코디네이터 길라잡이, 새로운 사람들, 2003.

이선희, 병원 고객 만족도 개념과 필요성, 한국의료QA학회 봄 학술대회, 한국의료QA학회, pp. 1-39, 2000.

이유재 외 2인, "서비스산업의 현황에 대한 실증연구", 소비자학연구, 7(2), 한국소비자학회, 1996.

이현경, 의료기술외적 병원서비스가 병원이용태도에 미치는 영향, 예방의학회지, 21(2), pp. 442-450, 1998.

이후승, 치과 의료시장 개방에 따른 치과개원의 대처방안연구, 서울대학교 보건대학원 석사학위논문, 1996.

조영식 외 4인, 치과병의원관리, 고문사, 2003, 치과 환자만족도 측정도구의 개발과 평가, 가톨릭대학교대학원 박사학위 논문, 2004.

B. L. Finkbeiner, 정상주 역, Practice Management for the dental Team : 치과의원 경 영 및 팀 매니지먼트, 나래출판사, 2001.

조 현, 잘되는 병원에는 이유가 있다, HANEON.COM, 2004.

잘되는 병원에는 행복문화가 있다. 웅진윙스.

최종학 외 1인, 고객만족을 위한 실천기법 21C, 한올출판사, 2002.

최호 외 4인, 의료서비스 마케팅(이론과 실제), 아카데미아, 2008.

전형주, 알기쉬운 피부미용과 영양, 도서출판 효일, 2012

김준호, 고객만족경영, 무역경영사, 2007

이상환 외, 서비스마케팅, 삼영사, 2006
임종만 외, 고객만족을 위한 서비스 경영론, 2003
권금택, 전략적 고객관계관리, 대명, 2005
권정신 외, 병원코디네이터 실무, 한국보건의료교육센터, 2007
윤영아 외, 병원서비스 코디네이터, 현문사, 2003
매경이코노미, 2008
이동희 외, 매너와 이미지메이킹, 형설출판사, 2005
김정아 외, 전문가로 우뚝 선다! 병원코디네이터, 군자출판사, 2006
김정미, 감성으로 다가서는 병원서비스, 현문사, 2006
박종선 외, 병원코디네이터, 현문사, 2008
원융희, 병원인적자원관리, 대학서림, 2002
데일카네기, 인간관계론, 씨앗을뿌리는사람, 2004
한준기, 평생 커리어 성공 전략, 국일미디어, 2007
카렌O. 도우드, 나만의 커리어를 디자인 하라, 시아출판사, 2004
최영임, 병의원 서비스교육이 내부고객만족과 내부마케팅에 미치는 영향, 2007
조경배, 한방병원고객의 e-CRM 서비스 중요도 인식이 고객만족에 미치는 영향, 2006
박종진, 고객만족을 위한 내부마케팅 연구, 2006
고선희, 서비스교육훈련이 교육성과와 서비스품질에 미치는 영향, 2008
전신일 외 8인, 병원코디네이터, 포너판사, 2014
조안나 외1인, 병원서비스 코디네이터이론과 실무, 계축문화사, 2013
박정민, 병원코디네이터, 정림사, 2009

http : //blog.naver.com/williamws4?Redirect = Log&logNo = 130170344273
http : //ko.wikipedia.org/wiki/%EC%B9%98%EA%B3%BC%EC%9D%98_%EC%97%AD%EC
http : //health.naver.com/medical/specialty/detail.nhn?subjectNumber = 431823&move = con
http : //health.naver.com/medical/specialty/detail.nhn?subjectNumber = 431800&move = con
http : //health.naver.com/medical/specialty/detail.nhn?subjectNumber = 431800&move = con
http : //health.naver.com/medical/specialty/detail.nhn?subjectNumber = 431811&move = con
http : //terms.naver.com/entry.nhn?docId = 2117550&cid = 44416&categoryId = 44416
http : //k.daum.net/qna/item/view.html?svcorgid = _SDB&sobid = h_dise&itemid = H002250
http : //blog.naver.com/dlrlgk9820?Redirect = Log&logNo = 90153983897
http : //terms.naver.com/entry.nhn?docId = 2109544&cid = 51038&categoryId = 51038
http : //www.ajunews.com/view/20140521134655745
http : //www.kns.or.kr/
http : //blog.naver.com/gurfjqmtmfrl?Redirect = Log&logNo = 120134477014
http : //blog.naver.com/yejimiin
http : //blog.naver.com/dsh311

http : //blog.naver.com/sthenosp

http : //blog.naver.com/kafps?Redirect = Log&logNo = 220024238640

http : //www.sm100.co.kr/kor/clinic/clinic_nose_1.html

http : //terms.naver.com/entry.nhn?docId = 938778&cid = 51006&categoryId = 51006

http : //cafe.daum.net/cleanclinic

http : //health.naver.com/medical/disease/detail.nhn?selectedTab = detail&disease SymptomTypeCode = AA&diseaseSymptomCode = AA000259&cpId = ja2&move = con

## 국외문헌

Kornilau, R. McElroy, F. : Communication for the safety Professional,

Chicago : National Safety Council, 1975.

Knowles, M. s. : The Modern Practice of Adult Education : From Pedagogy to Andragogy (revised and Updated). Englewood Cliffs, N. J. :

Cambridge Adult Education, 1980.

Aleamoni, L. M. : Student ratings of instruction. In J. Millnam(Ed.).

Handbook of Teacher. NY : Longman, 1981.

Gronroos, C. :、"A service Quality Model and Ils Marketing Implications", European Jouianl of Marketing, Vol. 18, No. 4' pp. 36-44,1984.

Parasurman, A. ; Zeithanl, Valarie A. : Berry, Leonard L., A Conceptual Model of Service Quality and Its Implications for Future Resesarch. Journal of Marketing, Vol. 49, No .4, pp.4 1-50, 1985.

Zeithaml, Valarie A : Berry, Leonard L. : Parasuraman, A. : Communication and control processes in the delivery of service quality, Journal of Marketing, Vol. 52, No. 2, pp. 35-48, 1988.

Knowles, M. s. : The Adult Learner, Houston : Gulf Publishing, 1990.

Parasurman, A. : Zeithami, Valarie A. : Berry, Leonard L., "Refinement and Reassessment of the SERVQUAL Scale", Journal of Retailing, Vol. 67, No. 4, pp. 420-450, 1991.

Wooside A. G. : "What is Quality and How Much Does It Really Matter?" Journal of Health Care Marketing, pp. 57-61,1991.

J. Joseph Cronin, Jr. & Steven A. Taylor, "Measuring Servixe Quality : A Reexamination Extension", Journal of Marketing, Vol. 56, No. 3, pp. 55-67, 1992.

Parasurman, A. ; Zeithami, Valarie A. ; Berry, Leonard L. ; "Reassessment of expectations as a comparison standard in measuring service quality : implications for further research", Journal of Marketing, Jouranl of Marketing, Vol. 58, No.1, P. 111-124, 1994.

Pike, B. : Creative training techniques for educators. Paper presented at the Seminar of Korean Leadership, 2001.

## 실무편

### 국내문헌

알기쉬운 피부미용과 영양, 전형주, 도서출판 효일
고객만족경영, 김준호, 무역경영사, 2007
서비스마케팅, 이상환 외, 삼영사, 2006
고객만족을 위한 서비스 경영론, 임종만 외, 2003
전략적 고객관계관리, 권금택, 대명, 2005
병원코디네이터 실무, 권정신 외, 한국보건의료교육센터, 2007
병원서비스 코디네이터, 윤영아 외, 현문사, 2003
매경이코노미, 2008
매너와 이미지메이킹, 이동희 외, 형설출판사, 2005
전문가로 우뚝 선다! 병원코디네이터, 김정아 외, 군자출판사, 2006
감성으로 다가서는 병원서비스, 김정미, 현문사, 2006
병원코디네이터, 박종선 외, 현문사, 2008
병원인적자원관리, 원융희, 대학서림, 2002
인간관계론, 데일카네기, 씨앗을뿌리는사람, 2004
평생 커리어 성공 전략, 한준기, 국일미디어, 2007
나만의 커리어를 디자인 하라, 카렌.도움, 시아출판사, 2004
병의원 서비스교육이 내부고객만족과 내부마케팅에 미치는 영향, 최영임, 2007
한방병원고객의 e-CRM 서비스 중요도 인식이 고객만족에 미치는 영향, 조경배, 2006
고객만족을 위한 내부마케팅 연구, 박종진, 2006
서비스교육훈련이 교육성과와 서비스품질에 미치는 영향, 고선희, 2008

http : //blog.naver.com/williamws4?Redirect = Log&logNo = 130170344273
http : //ko.wikipedia.org/wiki/%EC%B9%98%EA%B3%BC%EC%9D%98_%EC%97%AD%EC%82%AC
http : //health.naver.com/medical/specialty/detail.nhn?subjectNumber = 431823&move = con
http : //health.naver.com/medical/specialty/detail.nhn?subjectNumber = 431800&move = con
http : //health.naver.com/medical/specialty/detail.nhn?subjectNumber = 431800&move = con
http : //health.naver.com/medical/specialty/detail.nhn?subjectNumber = 431811&move = con
http : //terms.naver.com/entry.nhn?docId = 2117550&cid = 44416&categoryId = 44416
http : //k.daum.net/qna/item/view.html?svcorgid = _SDB&sobid = h_dise&itemid = H002250
http : //blog.naver.com/dlrlgk9820?Redirect = Log&logNo = 90153983897
http : //terms.naver.com/entry.nhn?docId = 2109544&cid = 51038&categoryId = 51038
http : //www.ajunews.com/view/20140521134655745
http : //www.kns.or.kr/

http : //blog.naver.com/gurfjqmtmfrl?Redirect = Log&logNo = 120134477014

http : //blog.naver.com/yejimiin,

http : //blog.naver.com/dsh311

http : //blog.naver.com/sthenosp

http : //blog.naver.com/kafps?Redirect = Log&logNo = 220024238640

http : //www.sm100.co.kr/kor/clinic/clinic_nose_1.html

http : //terms.naver.com/entry.nhn?docId = 938778&cid = 51006&categoryId = 51006

http : //cafe.daum.net/cleanclinic

http : //health.naver.com/medical/disease/detail.nhn?selectedTab = detail&disease SymptomTypeCode = AA&diseaseSymptomCode = AA000259&cpId = ja2&move = con

## 저자 약력

**전형주**

(현) 장안대학교 식품영양과 교수
연세대학교 학사, 석사, 이학박사
이코노믹 리뷰지, 아시아경제신문 컬럼니스트
(전) 미사랑 피부비만클리닉 부원장

**조옥희**

(현) 동남보건대학교 식품영양과 겸임교수
명지대학교 이학박사
용인정신병원 이사
경희대학교 글로벌 교육원 교수

**신규옥**

(현) 을지대학교 미용화장품과학과 교수
숙명여자대학교 학사, 원광대학교 미용학박사
한국 미용학회 이사
(전) 원주 MBC 아나운서

# 병원코디네이터

**초판 인쇄** | 2015년 3월 2일
**초판 발행** | 2015년 3월 5일

지 은 이 | 전형주 · 조옥희 · 신규옥
발 행 인 | 조규백
발 행 처 | **도서출판 구민사**
(150-034)
서울특별시 영등포구 문래로 187, 604(영등포동4가, 동서빌딩)
전　　화 | (02) 701-7421(~2)
팩　　스 | (02) 3273-9642
홈페이지 | www.kuhminsa.co.kr

등　　록 | 제14-29호 (1980년 2월 4일)
I S B N | 979-11-86176-87-0 (13510)

값 25,000원